执业医师资格考试实践技能实战模考密卷丛书

中西医结合执业医师资格考试实践技能实战模考密卷

主　编　徐　雅　杜庆红
副主编　李卫红　禄　颖　陈子杰
编　委　李　雪　薛贝珊　田　甜　汤轶波
　　　　许筱颖　韩　琳　李　悦　张　凡
　　　　胡艳红　穆　岩　杜烨君　王宇同
　　　　吴子彧　宋楚玉　唐博杰　穆　青
　　　　穆千祥　穆志超　张明霞　张国亮
　　　　徐强强　范德会　张春艳　韩宁宁
　　　　李　爽　许建德　李　刚　郭轩轩

中国中医药出版社
·北京·

图书在版编目（CIP）数据

中西医结合执业医师资格考试实践技能实战模考密卷/徐雅，杜庆红主编.—北京：中国中医药出版社，2021.1

（执业医师资格考试实践技能实战模考密卷丛书）

ISBN 978 - 7 - 5132 - 6541 - 6

Ⅰ.①中…　Ⅱ.①徐…②杜…　Ⅲ.①中西医结合—资格考试—习题集
Ⅳ.① R2-031

中国版本图书馆 CIP 数据核字（2020）第 230500 号

中国中医药出版社出版
北京经济技术开发区科创十三街 31 号院二区 8 号楼
邮政编码　100176
传真　010-64405721
保定市西城胶印有限公司印刷
各地新华书店经销

开本 787×1092　1/16　印张 18.75　字数 384 千字
2021 年 1 月第 1 版　2021 年 1 月第 1 次印刷
书号　ISBN 978 - 7 - 5132 - 6541 - 6

定价　78.00 元
网址　www.cptcm.com

社 长 热 线　010-64405720
购 书 热 线　010-89535836
维 权 打 假　010-64405753

微信服务号　zgzyycbs
微商城网址　https://kdt.im/LIdUGr
官 方 微 博　http://e.weibo.com/cptcm
天猫旗舰店网址　https://zgzyycbs.tmall.com

如有印装质量问题请与本社出版部联系（010-64405510）
版权专有　侵权必究

编写说明

医师实践技能考试作为国家执业医师资格考试的首场考试，其成败直接决定考生能否参加之后的医学综合笔试，因此历来被广大考生所重视。而医师实践技能考试三站如何设置，每一站具体考查什么内容，在历年考试大纲中均没有明确规定。因此，为了帮助全国考生更好地了解实践技能考试的考试形式、考试内容、考试重点、答题技巧和评分标准等，使考生能够在准备实践技能考试的时候有的放矢、事半功倍，中国中医药出版社特组织在国家执业医师考试培训一线的著名专家编写了本书。

本书严格按照国家中医药管理局中医师资格认证中心中医类别医师资格考试专家委员会根据 2020 年最新颁布的《中西医结合执业医师资格考试实践技能考试大纲（2020年版）》和《中西医结合执业医师资格考试实践技能指导用书》进行编写。编者在对 2010 年至 2020 年全国各地实践技能考试真题大数据分析的基础上，针对考试的广度和深度，总结出近十年考试涉及的高频考点，编写了一定数量的模拟题，内容涵盖考试热点和难点，体现考试形式和特点。

本书分两部分。第一部分是应试技巧，主要为读者讲解实践技能考试的形式，分析实践技能考试三站的内容和特点，以及每一站的具体要求和评分标准，以便读者更全面地了解实践技能考试，更好地适应考试，更有目的地准备考试。第二部分是模拟试题，完全模拟实践技能考试中三站的内容和出题形式，每一站分别设计了 60 号模拟题，这些试题均是在对历年考试真题大数据分析的基础上，从高频考点中抽取的，并且每一题后面由权威专家给出答案解析，供广大考生应试使用。本书的特别之处在于，重点突出了 2020 年实践技能考试各站的最新变化，如：第一站由以往的 60 分钟调整为 50 分钟，第二站和第三站部分内容进行了调整换位，其所占分值和考试时间也有所调整。

本书内容翔实，紧贴最新考试大纲，权威性强，适合参加国家执业医师资格考试的考生复习备考使用。

编　者
2020 年 11 月

目 录

第一部分　应试技巧…………1

　第一站　病案分析　………3

　第二站　中医临证　………6

　第三站　西医临床　………9

第二部分　模拟试题…………11

　第一站　病案分析　……13

　第二站　中医临证　……137

　第三站　西医临床　……222

第一部分

应试技巧

第一站 病案分析

一、考试形式和分值分布

中西医结合实践技能考试的第一站是病案（例）分析，主要考查考生运用中西医思维进行中西医诊断及辨证论治的能力。

本站每年设置60号题，每号题设置2个病例，其中一个病例是中西医结合内科病案，另一个病例是中西医结合外科、妇科、儿科中的任意一个。要求考生分别根据题目提供的两个病例的临床表现、体格检查及辅助检查结果等临床资料，以笔答形式完成中医疾病诊断，中医证候诊断，西医诊断，西医诊断依据，中医治法，方剂名称，药物组成、剂量及煎服法和西医治疗措施的书写。第一站设置项目及评分细则标准见表1和表2。

表1 第一站考试项目设置及有关内容一览表

站次	项目	中西医结合执业医师			
		考试内容	考试分数	考试方法	考试时间
第一站 病案分析	1	病案分析	20	纸笔作答（以后逐渐改为机考）	50分钟
	2	病案分析	20		

表2 第一站考试项目及评分细则

考试项目	分值
中医疾病诊断	2
中医证候诊断	2
西医诊断	2
西医诊断依据	4
中医治法	2
方剂名称	2
药物组成、剂量及煎服法	2

考试项目	分值
西医治疗措施	4
合计20分，西医内容10分	
题量合计2题，总计40分	

二、试题举例

【病案（例）摘要1】

李某，男，63岁，已婚，工人。2020年2月18日初诊。

患者2天前早晨起床后发现左侧肢体无力，活动不利，在本单位医务室就诊，经输液治疗（用药不详），效果不明显，今日左侧肢体无力加重来诊。症见：左侧肢体瘫痪，头晕，耳鸣，目眩，口干，腰膝酸软，二便调，夜寐安。既往有高血压病史5年，平素性情急躁，嗜烟。

查体：T 36.7℃，P 80次/分，R 18次/分，BP 160/95mmHg。神志清楚，口角歪斜，流涎，主动脉瓣听诊区第二心音亢进。左上肢肌力0级，左下肢肌力1级，左巴氏征阳性。舌红，苔黄腻，脉弦细。

辅助检查：头颅CT示右侧脑梗死。

【病案（例）摘要2】

宋某，女，25岁，已婚，职员。2020年8月21日初诊。

患者停经2个月，阴道少量出血伴小腹下坠1周，既往子宫肌瘤4年。末次月经2020年6月21日。停经后无明显不适，近1周少量阴道出血，色暗红，质黏稠，小腹疼痛拒按。

查体：T 36.4℃，P 76次/分，R 18次/分，BP 100/80mmHg。舌暗红，舌边有瘀斑，脉弦滑。

辅助检查：B超示宫内妊娠，胚胎存在，子宫肌瘤（4.2cm×3.6cm）。

【答题要求】

根据上述摘要，在答题卡上完成书面分析。

时间：50分钟。

【答案解析1】

中医疾病诊断：中风（中经络）；**中医证候诊断**：阴虚风动证。

西医诊断：动脉硬化性脑梗死。

西医诊断依据：

1. 老年男性，高血压病史5年。

2. 休息时起病，左侧肢体瘫痪，伴口角歪斜。查体左上肢肌力0级，左下肢肌力1级，左巴氏征（+）。

3. 头颅CT示：右侧脑梗死。

中医治法：滋阴潜阳，镇肝息风。

方剂：镇肝熄风汤加减。

药物组成、剂量及煎服法：

怀牛膝30g，生赭石30g（先煎），生龙骨20g（先煎），生牡蛎20g（先煎），生龟甲20g（先煎），生杭芍20g，玄参20g，天冬20g，川楝子6g，生麦芽6g，茵陈6g，甘草6g。

五剂，水煎服。每日一剂，早晚分服。

西医治疗措施：

1. 卧床休息，吸氧。

2. 脱水降颅压，促进水肿吸收。

3. 溶栓，抗凝，合理控制血压。

4. 对症治疗。

【答案解析2】

中医疾病诊断：胎动不安；**中医证候诊断**：血瘀证。

西医诊断：先兆流产。

西医诊断依据：

1. 有停经史2个月。

2. 阴道流血或伴腹痛。

3. B超示：宫内妊娠，胚胎存在，子宫肌瘤（4.2cm×3.6cm）。

中医治法：祛瘀消癥，固冲安胎。

方剂：桂枝茯苓丸合寿胎丸加减。

药物组成、剂量及煎服法：

桂枝12g，茯苓20g，桃仁12g，赤芍20g，丹皮20g，菟丝子30g，续断20g，桑寄生20g，党参20g，当归20g，熟地黄20g，黄芪30g，阿胶12g（烊化）。

五剂，水煎服。每日一剂，早晚分服。

西医治疗措施：

1. 卧床休息，减少活动，禁止性生活，避免不必要的阴道检查。

2. 黄体功能不全的患者，黄体酮肌注，每日或隔日1次，每次10～20mg；绒毛膜促性腺激素肌内注射，隔日1次，每次3000U，也可口服维生素E保胎治疗。

3. 甲状腺功能低下者，可口服小剂量甲状腺片。

4. 经治疗症状不缓解或反而加重者，应进行B超及血HCG测定，根据情况给予相应处理。

第二站 中医临证

一、考试形式和分值分布

第二考站中医临证,主要考查考生中医四诊信息采集能力、中医临床实际操作能力及中医临床思辨能力,包括中医操作、中医答辩。中医操作在被操作者或医用模具上进行,考查考生对中医望诊、切诊、闻诊,腧穴定位、针刺、艾灸、推拿、拔罐等中医技术的掌握情况,考生须根据要求动手操作,并回答考官提问。中医答辩是通过对考生临床接诊后围绕病情的问诊及特定临床问题辨析回答,分析其中医基础知识的扎实度、逻辑的严密性、语言的流畅度、反应的灵敏度等,判断其中医思辨能力水平。总体要求,本站是综合模拟中医临床全过程,考查考生的综合运用及思考能力。

本站每年出60号考题,要求考生从中抽取一号考题,采取的是实际操作和现场口述的形式。考试时间为20分钟。本站所占分值是35分。每一号考题包括不同的4个问题,分别是:中医操作2题,病史采集1题,中医临床答辩1题。具体的考试项目及评分标准见表3。

表3 第二站考试项目及评分标准

中西医结合执业医师			
考试内容	考试分数	考试方法	考试时间
中医操作	10	实际操作	20分钟
中医操作	10	实际操作	
病史采集	10	现场口述	
中医临床答辩	5	现场口述	

二、试题举例

【题干】
1. 脉诊的选指、布指、运指。
2. 列缺、风池定位，风池单手进针法。
3. 腰痛问诊。
4. 针灸起针后出现血肿的处理。

【答题要求】
根据你所抽题目的要求，边操作边口述或现场答辩，时间20分钟。

【答案解析】

1. 脉诊的选指、布指、运指

（1）选指：医生用左手或右手的食指、中指和无名指三个手指指目诊察，指目是指尖和指腹交界棱起之处，是手指触觉较灵敏的部位。诊脉者的手指指端要平齐，即三指平齐，手指略呈弓形，与受诊者体表约呈45°为宜，这样的角度可以使指目紧贴于脉搏搏动处。

（2）布指：中指定关，医生先以中指按在掌后高骨内侧动脉处，然后食指按在关前（腕侧）定寸，无名指按在关后（肘侧）定尺。布指的疏密要与患者手臂长短与医生手指粗细相适应，如病人的手臂长或医者手指较细，布指宜疏，反之宜密。定寸时可选取太渊穴所在位置（腕横纹上），定尺时可考虑按寸到关的距离确定关到尺的长度以明确尺的位置。寸关尺不是一个点，而是一段脉管的诊察范围。

（3）运指：医生运用指力的轻重、挪移及布指变化以体察脉象。常用的指法有举、按、寻、循、总按和单诊等，注意诊察患者的脉位（浮沉、长短）、脉次（至数与均匀度）、脉形（大小、软硬、紧张度等）、脉势（强弱与流利度等）及左右手寸关尺各部表现。

2. 列缺、风池定位，风池单手进针法

列缺：在前臂，腕掌侧远端横纹上1.5寸，拇短伸肌腱与拇长展肌腱之间，拇长展肌腱沟的凹陷中。简便取穴法：两手虎口自然平直交叉，一手食指按在另一手桡骨茎突上，指尖下凹陷中是穴。

风池：在颈后区枕骨之下胸锁乳突肌上端与斜方肌上端之间的凹陷中。

单手进针法：患者取俯卧位，①消毒：腧穴皮肤、医生双手常规消毒。②持针：用拇、食指持针，中指指腹抵住针身下段，使中指指端比针尖略长出或齐平。③指抵皮肤：对准穴位，中指指端紧抵腧穴皮肤。④刺入：拇、食指向下用力按压刺入，中指随之屈曲，快速将针刺入，向鼻尖方向斜刺0.8～1.2寸，刺入时应保持针身直而不弯。

3. 腰痛问诊

（1）现病史

1）主症的时间、程度：腰痛持续的时间、性质、有无规律，寒冷和阴雨天是否加重？

2）伴随症状：疼痛时是否伴有酸软无力，缠绵不愈，心烦少寐，口燥咽干，面色潮红，手足心热，或者局部发凉，喜温喜按，遇劳更甚，卧则减轻？

3）诊疗经过：是否进行过腰部 X 片检查？是否确诊？是否治疗，怎样治疗，效果如何？

（2）其他病史：既往史：有无异常？个人史：有无异常？家族史：有无异常？过敏史：有无异常？

4. 针灸起针后出现血肿的处理

（1）微量的皮下出血，局部小块青紫时，一般不必处理，可待其自行消退。

（2）局部肿胀疼痛较剧，青紫面积大而且影响功能活动时，可先做冷敷止血，再做热敷或在局部轻轻揉按，以促使瘀血消散吸收。

第三站 西医临床

一、考试形式和分值分布

第三考站西医临床，包括体格检查和西医操作、西医答辩。主要考查考生进行体格检查、西医操作的能力，以及针对西医临床问题的思辨能力、对辅助检查结果的判断分析能力等。体格检查要求考生直接在被检者身上或模具上进行查体操作，并根据提问回答相应问题。西医操作在医用模拟人或医用模具上进行。西医答辩是根据要求回答问题或针对辅助检查结果进行判读分析。总体要求，本站是考查考生的综合运用及思考能力。

本站每年出60号考题，要求考生从中抽取一号考题，采取的是实际操作和现场口述的形式进行。中西医结合执业医师本站所占分值是25分。时间是20分钟。每一号考题包括不同的3个问题：体格检查；西医操作；西医临床答辩（含辅助检查结果判读分析）。考试项目及评分标准见表4。

表 4 第三站考试项目及评分标准

中西医结合执业医师			
考试内容	考试分数	考试方法	考试时间
体格检查	10	实际操作	20分钟
西医操作	10	实际操作	
西医临床答辩（含辅助检查结果判读分析）	5	现场口述	

二、试题举例

【题干】

1. 甲状腺触诊。
2. 人工呼吸。

3. 脑出血 CT 表现。

【答题要求】

根据你所抽题目的要求，边操作边口述或现场答辩，时间 20 分钟。

【答案解析】

1. 甲状腺触诊

[检查方法] 包括甲状腺峡部和甲状腺侧叶的检查。

（1）甲状腺峡部：甲状腺峡部位于环状软骨下方第二至第四气管环前面。站于受检者前面用拇指或站于受检者后面用食指从胸骨上切迹向上触摸，可感到气管前软组织，判断有无增厚，配合吞咽动作，判断有无增大和肿块。

（2）甲状腺侧叶：①前面触诊：一手拇指施压于一侧甲状软骨，将气管推向对侧，另一手食、中指在对侧胸锁乳突肌后缘向前推挤甲状腺侧叶，拇指在胸锁乳突肌前缘触诊，配合吞咽动作，重复检查，用同样方法检查另一侧甲状腺。②后面触诊：一手食、中指施压于一侧甲状软骨，将气管推向对侧，另一手拇指在对侧胸锁乳突肌后缘向前推挤甲状腺，食、中指在其前缘触诊甲状腺，配合吞咽动作重复检查，用同样方法检查另一侧甲状腺。③注意肿大甲状腺的大小，是否对称，硬度如何，有无压痛，是否光滑，有无结节、震颤。

[临床意义] 甲状腺肿大分为三度，不能看出肿大但能触及者为Ⅰ度，既可看出肿大又能触及，但在胸锁乳突肌以内区域者为Ⅱ度，肿大超出胸锁乳突肌外缘者为Ⅲ度。

2. 人工呼吸

口对口人工呼吸是现场复苏最快捷有效的通气方法，有条件亦可采取简易呼吸器进行人工呼吸，对口唇受伤或牙关紧闭者及婴幼儿多采取口对鼻人工呼吸。

（1）口对口人工呼吸：施救者一只手的拇指和食指捏住患者鼻翼，用小鱼际肌按患者前额，另一只手固定患者下颌，开启口腔，施救者双唇严密包住患者口唇，平静状态下吹气，吹气时观察胸廓是否隆起，吹气时间每次不少于 1 秒，每次送气量 500～600mL，以胸廓抬起为有效，吹气完毕，松开患者口鼻，使患者的肺和胸廓自然回缩，将气体排出。重复吹气一次，与心脏按压交替进行，吹气按压比为 2∶30。

（2）口对鼻人工呼吸：施救者稍用力抬患者下颏，使口闭合，先深吸一口气，将口罩住患者鼻孔，将气体吹入患者鼻内，吹气时观察胸廓是否隆起。

3. 脑出血 CT 表现

急性期血肿呈边界清晰的肾形、类圆形或不规则形均匀高密度影，周围水肿带宽窄不一，局部脑室受压移位，中线结构可移位，破入脑室内见高密度积血，吸收期始于出血后 3～7 天，可见血肿缩小并密度减低，血肿周边变模糊，水肿带增宽，囊变期为出血 2 个月后，较大血肿吸收后常遗留大小不等的裂隙状囊腔，伴有不同程度的脑萎缩。

第二部分

模拟试题

第一站 病案分析

001 号题

【病案（例）摘要1】

李某，男，63岁，已婚，工人。2019年2月18日初诊。

患者2天前早晨起床后发现左侧肢体无力，活动不利，在本单位医务室就诊，经输液治疗（用药不详），效果不明显，今日左侧肢体无力加重来诊。症见：左侧肢体瘫痪，头晕，耳鸣，目眩，口干，腰膝酸软，二便调，夜寐安。

其他病史：既往有高血压病史5年，平素性情急躁，嗜烟。

查体：T 36.7℃，P 80次/分，R 18次/分，BP 160/95mmHg。神志清楚，口角歪斜，流涎，主动脉瓣听诊区第二心音亢进。左上肢肌力0级，左下肢肌力1级，左巴宾斯基征阳性。舌红，苔黄腻，脉弦细。

辅助检查：头颅CT示右侧脑低密度梗死灶。

【病案（例）摘要2】

宋某，女，25岁，已婚，职员。2019年8月21日初诊。

患者停经2个月，阴道少量出血伴小腹下坠1周，既往子宫肌瘤4年。末次月经2019年6月21日。停经后无明显不适，近1周少量阴道出血，色暗红，质黏稠，小腹疼痛拒按。

查体：T 36.4℃，P 76次/分，R 18次/分，BP 100/80mmHg。舌暗红，舌边有瘀斑，脉弦滑。

辅助检查：B超示宫内妊娠，胚胎存在，子宫肌瘤（4.2cm×3.6cm）。

【答题要求】

根据上述摘要，在答题卡上完成书面分析。

时间：50分钟。

【答案解析1】

中医疾病诊断：中风（中经络）；**中医证候诊断**：阴虚风动证。

西医诊断：动脉硬化性脑梗死。

西医诊断依据：

1. 老年男性，高血压病史5年。

2. 休息时起病，左侧肢体瘫痪，伴口角歪斜。查体左侧上肢肌力0级，左下肢肌力1级，左侧巴氏征（+）。

3. 头颅CT示：右侧脑低密度梗死灶。

中医治法：滋阴潜阳，镇肝息风。

方剂：镇肝熄风汤加减。

药物组成、剂量及煎服法：

怀牛膝30g，生赭石30g（先煎），生龙骨20g（先煎），生牡蛎20g（先煎），生龟甲20g（先煎），生杭芍20g，玄参20g，天冬20g，川楝子6g，生麦芽6g，茵陈6g，甘草6g。

五剂，水煎服。每日一剂，早晚分服。

西医治疗措施：

1. 卧床休息，吸氧。

2. 脱水降颅压，促进水肿吸收。

3. 溶栓，抗凝，合理控制血压。

4. 脑保护治疗、降纤治疗。

5. 抗血小板聚集治疗。

6. 手术和介入治疗。

7. 高压氧治疗。

8. 康复治疗。

【答案解析2】

中医疾病诊断：胎动不安；**中医证候诊断**：血瘀证。

西医诊断：先兆流产。

西医诊断依据：

1. 有停经史2个月。

2. 阴道流血或伴腹痛。

3. B超示：宫内妊娠，胚胎存在，子宫肌瘤（4.2cm×3.6cm）。

中医治法：祛瘀消癥，固冲安胎。

方剂：桂枝茯苓丸合寿胎丸加减。

药物组成、剂量及煎服法：

桂枝12g，茯苓20g，桃仁12g，赤芍20g，丹皮20g，菟丝子30g，续断20g，桑寄生 20g，党参 20g，当归 20g，熟地黄 20g，黄芪 30g，阿胶 12g（烊化）。

五剂，水煎服。每日一剂，早晚分服。

西医治疗措施：

1. 卧床休息，减少活动，禁止性生活，避免不必要的阴道检查。

2. 黄体功能不全的患者，黄体酮肌注每日或隔日 1 次，每次 10～20mg；绒毛膜促性腺激素肌内注射，隔日 1 次，每次 3000U，也可口服维生素 E 保胎治疗。

3. 甲状腺功能低下者，可口服小剂量甲状腺片。

4. 经治疗症状不缓解或反而加重者，应进行 B 超及血 HCG 测定，根据情况给予相应处理。

002 号题

【病案（例）摘要1】

张某，女，33 岁，已婚，干部。2019 年 6 月 24 日初诊。

患者于 1 个月前分娩后，出现大便干结，4～5 天一行，虽经服用"蜜水""菜汁""香油"仍效果不显，因在哺乳期，未曾服用"泻药"，希望寻求中医治疗，故来就诊。现症见：大便已 4 日未下，面色无华，头晕目眩，心悸气短，口唇色淡，眼睑结膜苍白，食少纳呆，小便正常，无发热恶寒及异常汗出。

其他病史：追问病史，此女属首次分娩，产程较长，失血较多。既往体健，无肝炎、结核病病史及药物过敏史。

查体：T 36.5℃，P 70 次/分，R 16 次/分，BP 100/70mmHg。营养欠佳，表情疲惫。舌质淡，苔薄白，脉细。睑结膜苍白，肠鸣音正常，为每分钟 4 次，余未见异常。

辅助检查：血常规 WBC 5.5×10^9/L，Hb 100g/L，RBC 3×10^{12}/L，N 62%，L 37%，E 1%。尿常规：未见异常。大便常规：未见异常。肝、胆、脾、胰、双肾、膀胱、子宫 B 超未见异常。心电图正常。

【病案（例）摘要2】

刘某，女，23 岁，未婚，职员。2020 年 1 月 24 日初诊。

患者 12 岁月经初潮，周期 26～31 天，经期 5～6 天，量中。6 个月前暴怒后突然月经停闭，精神抑郁，烦躁易怒，胸胁胀满，少腹胀痛拒按。

查体：T 36.4℃，P 76 次/分，R 18 次/分，BP 112/80mmHg。营养良好，第二性征正常。舌边紫暗有瘀点，脉沉弦而涩。

辅助检查：内分泌六项正常。超声提示子宫及双侧附件正常。尿妊娠实验阴性。

【答题要求】

根据上述摘要，在答题卡上完成书面分析。

时间：50 分钟。

【答案解析1】

中医疾病诊断：便秘；**中医证候诊断：**血虚证。

西医诊断：①功能性便秘。②失血性贫血。

西医诊断依据：

1. 患者分娩时产程较长，失血较多。

2. 临床症状：大便干结，面色无华，头晕目眩，心悸气短，口唇色淡。

3. 查体：睑结膜苍白，肠鸣音正常，每分钟4次。

4. 血常规：RBC 3×10^{12}/L，Hb 100g/L 均低于正常值。

中医治法：养血润燥。

方剂：润肠丸加减。

药物组成、剂量及煎服法：

当归20g，生地黄10g，麻仁20g，桃仁9g，枳壳9g，生首乌20g。

七剂，水煎服。每日一剂，早晚分服。

西医治疗措施：

1. 营养支持，鼓励多渣饮食，适当食用富含纤维素食物，鼓励适度运动。

2. 促进胃肠动力药物。

3. 纠正贫血。

【答案解析2】

中医疾病诊断：闭经；**中医证候诊断：**气滞血瘀证。

西医诊断：闭经。

西医诊断依据：

1. 已建立月经周期后，停经已达6个月以上。

2. 辅助检查：内分泌六项正常。

3. 超声提示：子宫及双侧附件正常。

4. 尿妊娠实验：阴性。

中医治法：理气活血，祛瘀通经。

方剂：血府逐瘀汤加减。

药物组成、剂量及煎服法：

当归20g，川芎12g，生地黄20g，赤芍20g，桃仁20g，红花20g，柴胡9g，枳壳12g，甘草20g，桔梗20g，牛膝6g。

七剂，水煎服。每日一剂，早晚分服。

西医治疗措施：

1. 积极治疗全身性疾病，提高机体体质，供给足够营养，保持标准体重，同时对于应激或精神因素所致的闭经应耐心进行心理治疗。

2. 激素治疗，促排卵，使用溴隐亭等。

3. 辅助生殖技术。

4. 手术治疗，针对病因采用相应手术治疗。

003 号题

【病案（例）摘要 1】

田某，女，54 岁。2020 年 3 月 23 日初诊。

患者高血压病史 21 年，长期服用降压药，反复头痛 2 年，头痛时多伴有血压升高，近 1 周来因工作劳累，睡眠较少，头痛又发，伴眩晕耳鸣，腰膝酸软，形寒肢冷，心悸气短，夜尿频多，大便溏薄。

查体：T 37℃，P 66 次/分，R 20 次/分，BP 150/96mmHg。两肺呼吸音清，未及干湿啰音，心界饱满，$A_2 > P_2$，心律齐，各瓣膜区未闻及杂音，腹部无异常。舌淡胖，苔白滑，脉沉弱。

辅助检查：P-R 间期 0.23s，左室高电压，伴劳损，逆时针转位，超声心动图示左室后壁厚 12mm，室间隔 13mm，查电解质示血 K^+ 4.2mmol/L。

【病案（例）摘要 2】

张某，女，29 岁，已婚，职员。2019 年 7 月 14 日初诊。

患者 20 天前行剖宫产手术，3 天前出现高热寒战，小腹疼痛拒按，恶露量多，色紫暗如败酱，有臭气，心烦口渴，尿少色黄，大便燥结。

查体：T 38.3℃，P 96 次/分，R 24 次/分，BP 112/80mmHg。痛苦面容，下腹部压痛（+）。舌红，苔黄而干，脉数有力。

辅助检查：血常规：WBC $10.5×10^9$/L，N 86%。超声提示子宫正常。

【答题要求】

根据上述摘要，在答题卡上完成书面分析。

时间：50 分钟。

【答案解析 1】

中医疾病诊断：头痛；**中医证候诊断**：肾虚头痛。

西医诊断：①原发性高血压 1 级。②高血压心脏病。③一度房室传导阻滞。

西医诊断依据：

1. 反复头痛 2 年，加重 1 周。

2. BP 150/96mmHg 为血压增高。心界饱满，$A_2 > P_2$，心律齐，各瓣膜区未闻及杂音。

3. 心电图显示 P-R 间期 0.23s，提示 P-R 间期延长。

4. 左室高电压，伴劳损，逆时针转位，超声心动图示左室后壁厚 12mm，室间隔

13mm。

中医治法：补肾填精。

方剂：大补元煎加减。

药物组成、剂量及煎服法：

人参 10g（另煎），炒山药 30g，熟地黄 20g，杜仲 9g，枸杞子 10g，当归 10g，山茱萸 10g，炙甘草 6g。

五剂，水煎服。日一剂，早晚分服。

西医治疗措施：

1. 一般治疗：减轻体重，低盐低脂饮食、戒烟戒酒等。

2. 对症治疗：氯沙坦钾、氨氯地平等降压药的应用。

【答案解析2】

中医疾病诊断：产后发热；**中医证候诊断**：感染邪毒证。

西医诊断：产褥感染。

西医诊断依据：

1. 有剖宫产手术史。

2. 高热寒战，小腹疼痛拒按，恶露量多，色紫暗如败酱，有臭气，心烦口渴，尿少色黄，大便燥结。

3. 查体下腹部压痛（+），舌红，苔黄而干，脉数有力。

4. 血常规：WBC $10.5×10^9$/L，N 86%。

5. 超声提示：子宫正常。

中医治法：清热解毒，凉血化瘀。

方剂：五味消毒饮合失笑散加味。

药物组成、剂量及煎服法：

金银花 20g，野菊花 12g，蒲公英 12g，紫花地丁 12g，紫背天葵 12g，蒲黄 15g(包煎)，五灵脂 12g。

五剂，水煎服。每日一剂，早晚分服。

西医治疗措施：

1. 支持疗法：加强营养，增强抵抗力，纠正贫血与电解质紊乱。

2. 处理感染灶：清除宫腔残留物，脓肿切开引流，采取半卧位以利于引流。

3. 应用抗生素：按药敏试验选用广谱高效抗生素。中毒症状严重者，可短期加用肾上腺糖皮质激素，提高机体应激能力。

4. 手术治疗：子宫感染严重，药物治疗无效，炎症继续扩散时，应及时行子宫全切术，清除感染源，抢救患者生命。

004 号题

【病案（例）摘要1】

王某，男，19岁，工人。2019年3月10日就诊。

下腹疼痛1天，加重3小时。患者1天前无明显诱因出现下腹隐痛，脐周为主，纳差，无发热寒战，无恶心呕吐，无腹胀腹泻，未治疗。3小时前症状加重，右下腹持续性疼痛，进行性加重，伴恶心纳差，发热，遂来诊。

查体：T 37.5℃，P 76次/分，R 20次/分，BP 110/70mmHg。神志清，下腹压痛，右下腹伴明显反跳痛，轻度肌紧张，未及明显结节及包块。墨菲征（–），肠鸣音正常。舌红苔黄腻，脉弦滑。

辅助检查：血常规 WBC $14.7×10^9$/L，N 78%，尿常规正常。

【病案（例）摘要2】

李某，女，28岁，职员。2019年4月25日初诊。

患者平素月经正常，现停经53天，阴道不规则出血3天。末次月经2019年3月3日，停经后有明显早孕反应，3天前阴道有少量出血，色淡红，质稀薄，曾服安络血效果不佳。现症：停经53天，阴道少量出血，小腹空坠隐痛，腰酸，神疲肢倦，心悸气短。

查体：T 36.6℃，P 86次/分，R 21次/分，BP 122/80mmHg。面色白，舌淡苔白，脉细滑无力。

辅助检查：尿妊娠试验阳性。B超示：宫内妊娠，胚胎存活。

【答题要求】

根据上述摘要，在答题卡上完成书面分析。

时间：50分钟。

【答案解析1】

中医疾病诊断：肠痈；**中医证候诊断**：瘀滞证。

西医诊断：急性阑尾炎。

西医诊断依据：

1. 青年男性，急性起病。

2. 转移性右下腹痛。

3. 查体下腹压痛，右下腹伴明显反跳痛，轻度肌紧张。

4. 辅助检查血常规：WBC $14.7×10^9$/L（升高），N 78%（升高），尿常规正常。

中医治法：行气活血，通腑泄热。

方剂：大黄牡丹汤合红藤煎剂加减。

药物组成、剂量及煎服法：

大黄 6g（后下），牡丹皮 15g，桃仁 15g，红藤 15g，紫花地丁 20g，青皮 10g，枳实 10g，厚朴 10g，丹参 10g，赤芍 20g。

五剂，水煎服。日一剂，早晚服用。

西医治疗措施：

1. 诊断明确的急性阑尾炎，一般主张及早手术治疗。主要方法为阑尾切除术。

2. 腹腔渗液严重，或腹腔已有脓液的急性化脓性或坏疽性阑尾炎，应同时行腹腔引流。

3. 阑尾周围脓肿如有扩散趋势，可行脓肿切开引流。

4. 较大和脓液多的阑尾周围脓肿，除药物治疗外，可进行脓肿穿刺抽脓，或在合适的位置放入引流管，以减少脓肿的张力，改善血液循环，并能进行冲洗或局部应用抗生素，利于脓肿的消散吸收。

【答案解析2】

中医疾病诊断： 胎动不安；**中医证候诊断：** 气血虚弱证。

西医诊断： 先兆流产。

西医诊断依据：

1. 有停经史 53 天。

2. 有早孕反应，阴道流血或伴小腹空坠隐痛，腰酸。

3. 尿妊娠试验阳性，B 超检查胚胎存活。

中医治法： 益气养血，固肾安胎。

方剂： 胎元饮加减。

药物组成、剂量及煎服法：

人参 9g（另煎兑服），当归 6g，杜仲 6g，白芍 6g，熟地黄 9g，白术 45g，陈皮 3g，阿胶 3g（烊化）。

五剂，水煎服。日一剂，早晚分服。

西医治疗措施：

1. 卧床休息，减少活动，禁止性生活，避免不必要的阴道检查。

2. 黄体功能不全的患者，黄体酮肌注每日或隔日 1 次，每次 10～20mg；绒毛膜促性腺激素肌内注射，隔日 1 次，每次 3000U，也可口服维生素 E 保胎治疗。

3. 甲状腺功能低下者，可口服小剂量甲状腺片。

4. 经治疗症状不缓解或反而加重者，应进行 B 超及血 HCG 测定，根据情况给予相应处理。

005 号题

【案（例）摘要1】

白某，男，58岁，已婚，工人。2018年3月24日初诊。

患者平素急躁易怒，头晕目眩。昨日晨起有左侧肢体活动不利，今日下午加重而被家人送到医院。现症：左侧半身不遂伴感觉麻木，口眼歪斜，舌强语謇，躁动不安，头晕目眩。

查体：T 37.7℃，P 92次/分，R 18次/分，BP 135/85mmHg。意识模糊，躁动不安，语言不利，面色红赤，双瞳孔等大等圆，对光反射存在，左鼻唇沟变浅，口角右偏，双肺呼吸音粗，腹平软。左侧肢体肌力2级，皮肤痛觉减弱，左侧巴氏征（+）。舌质红，苔黄，脉弦。

辅助检查：急查颅脑CT示右侧内囊见低密度灶。心电图：正常心电图。

【病案（例）摘要2】

杨某，男，77岁，退休干部。2019年10月24日就诊。

患者自诉半年前受凉后右足趾末端出现发凉、怕冷、麻木，继之感疼痛，初时未予诊治。不久，出现间歇性跛行，休息后症状消失，曾到某医院门诊，考虑"脉管炎"，予中药治疗后，上症稍有缓解。但20天前突感右足趾疼痛加剧，夜间尤甚，难以入寐，小趾末节皮肤迅速变黑，伴有发热、恶寒。

查体：T 37.8℃，P 92次/分，R 21次/分，BP 140/90mmHg。形体适中，平卧位，全身皮肤干燥，浅表淋巴结不肿大。双肺呼吸音清晰，心界不大，心率92次/分，律齐，各瓣膜听诊区未闻及病理性杂音。肝脾（-），双肾区无叩击痛。双小腿肌肉萎缩，趾甲增厚变形，右足小趾末节皮肤发黑，干瘪，足趾、足背皮温降低，右足背动脉搏动消失。左足皮温稍低，左足背动脉搏动减弱。舌质红绛，舌苔黄腻，脉滑数。

辅助检查：①血脂：TG 2.9mmol/L，LDH-C 4.8mmol/L。②空腹血糖：4.6mmol/L。③心电图：ST-T段下移。④眼底检查：眼底动脉硬化。⑤右下肢动脉血管造影：股动脉、腘动脉壁有虫蚀样改变，足背动脉管腔狭窄。

【答题要求】

根据上述摘要，在答题卡上完成书面分析。

时间：50分钟。

【答案解析1】

中医疾病诊断：中风；**中医证候诊断**：肝阳暴亢，风火上扰证。

西医诊断：动脉硬化性脑梗死。

西医诊断依据：

1. 起病较急，于安静状态下发病。

2. 无头痛、呕吐、昏迷等全脑症状。

3. 有左侧肢体活动不利，并逐渐加重。

4. 查体左鼻唇沟变浅，口角右偏，双肺呼吸音粗，腹平软。左侧肢体肌力2级，皮肤痛觉减弱，左侧巴氏征（+）。

5. 头颅CT：右侧内囊见低密度灶（梗死灶）。

中医治法： 平肝潜阳，活血通络。

方剂： 天麻钩藤饮加减。

药物组成、剂量及煎服法：

天麻20g，钩藤20g（后下），生石决明30g（先煎），川牛膝9g，桑寄生20g，杜仲20g，山栀12g，黄芩9g。

五剂，水煎服。日一剂，早晚分服。

西医治疗措施：

1. 一般治疗：包括维持生命功能、处理并发症等基础治疗。

（1）卧床休息，监测生命体征。

（2）维持呼吸道通畅及控制感染。

（3）进行心电监护。

（4）脑水肿高峰期适当选用脱水剂。

2. 抗凝治疗：可使用肝素100mg，溶于5%葡萄糖溶液或生理盐水500mL，静脉滴注。

3. 脑保护治疗。

4. 降纤治疗。

5. 抗血小板聚集治疗。

6. 手术治疗和介入治疗。

7. 高压氧治疗。

8. 康复治疗。

9. 预防性治疗。

【答案解析2】

中医疾病诊断： 脱疽；**中医证候诊断：** 热毒蕴结证。

西医诊断： 下肢动脉硬化性闭塞症。

西医诊断依据：

1. 病人为79岁老年人。

2. 既往有冠心病、高脂血症病史。

3. 右下肢有发凉、麻木、怕冷、间歇性跛行、干性坏疽等缺血性表现。

4. 查体：双足皮温降低，右足背动脉搏动消失，左足背动脉搏动减弱。

5. 实验室检查：血脂：TG 2.9mmol/L，LDH-C 4.8mmol/L。眼底检查：眼底动脉硬化。

6. 血管造影检查可见股动脉、腘动脉壁有虫蚀样改变，足背动脉管腔狭窄。

中医治法： 清热解毒，利湿通络。

方剂： 四妙勇安汤加减。

药物组成、剂量及煎服法：

金银花30g，玄参30g，当归20g，甘草20g，川柏20g，苍术20g，知母20g，泽泻9g。

五剂，水煎服。每日一剂，早晚分服。

西医治疗措施：

1. 药物治疗：可应用降血脂、降血压、抗血小板聚集、血管扩张药物。

2. 手术处理：如单纯坏死组织切除术、趾部分切除缝合术、截肢术等。

3. 支持治疗和应用抗生素。

4. 对合并高血压、冠心病、脑血管意外及糖尿病等疾病者同时进行相关疾病的治疗。

006号题

【病案（例）摘要1】

齐某，男，69岁，已婚，退休工人。2019年11月6日初诊。

患者反复眩晕5年，平素急躁易怒，曾多次测血压达145～150/95～100mmHg，未系统诊疗。现症见：头痛头晕，口苦口干，面红目赤，烦躁易怒，大便秘结，小便黄赤。

查体：T 37.2℃，P 88次/分，R 18次/分，BP 160/110mmHg。神清，两肺呼吸音清，心界不大，心率88次/分，律齐。腹软，肝脾肋下未及。双下肢无水肿。舌红，苔薄黄，脉弦细有力。

辅助检查：尿常规正常。双肾上腺超声未见异常。血钾正常。心电图示：左室高电压。

【病案（例）摘要2】

曾某，女，10个月。2019年9月4日初诊。

患儿腹泻3天，大便日行10余次，为稀水样便，啼哭少泪，口渴多饮，无发热，无呕吐，乳食差，小便短少，口唇干。

查体：T 36.2℃，P 134次/分，R 32次/分。神志清，精神稍差，皮肤弹性差。目眶及前囟凹陷，心率134次/分，律齐。两肺未及啰音，腹软，无压痛，四肢尚温。舌红少津，苔少，指纹淡滞。

辅助检查：血常规：WBC $7.9×10^9$/L，N 31%，L 61%。大便常规：镜检未见异常。

【答题要求】

根据上述摘要，在答题卡上完成书面分析。

时间：50分钟。

【答案解析1】

中医疾病诊断： 眩晕；**中医证候诊断：** 肝阳上亢证。

西医诊断： 原发性高血压。

西医诊断依据：

1. 平素头痛头晕。

2. 多次测血压达 145～150/95～100mmHg。

3. 心电图示：左室高电压。

中医治法： 平肝潜阳。

方剂： 天麻钩藤饮加减。

药物组成、剂量及煎服法：

天麻9g，钩藤9g（后下），生石决明20g（先煎），川牛膝9g，桑寄生20g，杜仲20g，山栀20g，黄芩20g。

西医治疗措施：

1. 改善生活行为。

2. 降压药物的应用。

（1）利尿剂：有噻嗪类、袢利尿剂和保钾利尿剂三类。

（2）钙通道阻滞剂：钙拮抗剂分为二氢吡啶类和非二氢吡啶类。

（3）血管紧张素转化酶抑制剂：常用的有卡托普利、依那普利、贝那普利等。

（4）血管紧张素Ⅱ受体拮抗剂：常用的有氯沙坦、缬沙坦、伊贝沙坦等。

（5）β受体阻滞剂：倍他乐克等。

（6）$α_1$受体阻滞剂。

【答案解析2】

中医疾病诊断： 小儿泄泻；**中医证候诊断：** 气阴两伤证。

西医诊断： 小儿腹泻病。

西医诊断依据：

1. 患儿以腹泻，大便日行10余次，为稀水样便为主要临床表现。

2. 血常规：WBC $7.9×10^9$/L，N 31%，L 61%。

3. 大便常规：镜检未见异常。

中医治法： 健脾益气，酸甘敛阴。

方剂： 人参乌梅汤加减。

药物组成、剂量及煎服法：

人参 10g（另煎），炙甘草 3g，乌梅 8g，木瓜 10g，莲子 8g，山药 10g。

西医治疗措施：

1. 饮食疗法：腹泻时应注意进行饮食调整，减轻胃肠道负担。
2. 液体疗法：口服给液，静脉补液。
3. 药物治疗：抗病毒治疗、微生态治疗、肠黏膜保护剂治疗、补锌治疗。

007 号题

【病案（例）摘要1】

白某，男，34岁，已婚，工人。2019年4月8日就诊。

患者昨日午餐过食辛辣厚味，并饮白酒半瓶，出现上腹部疼痛，并持续性加重，今日下午起用吗丁啉无效，遂来就诊。现症见：上腹绞痛，牵引肩背，脘腹胀满拒按，常有口苦口干，恶心呕吐，不欲进食，身目发黄，尿色黄，大便秘结或不畅。

查体：T 37.7℃，P 100次/分，R 18次/分，BP 120/80mmHg。面色红，腹部平软，上腹部压痛，无肌紧张及反跳痛，墨菲征（-），肝脾肋下未及。舌质红，苔黄腻，脉滑数。

辅助检查：白细胞 $13.5×10^9$/L，中性粒细胞百分比 78%。血淀粉酶 800U/L，尿淀粉酶 2000U/L，血糖 5.0mmol/L。B超检查示：胰腺肿大。

【病案（例）摘要2】

孙某，女，45岁，已婚，干部。2019年9月18日初诊。

患者既往有右上腹反复疼痛病史。2天前又出现右上腹疼痛，逐渐加重，今晨起出现畏寒发热而前来就诊。现症：右上腹硬满灼痛，痛而拒按，不能进食，大便干燥，小便黄赤，四肢厥冷。

查体：T 39.5℃，P 108次/分，R 25次/分，BP 110/60mmHg。神情淡漠，巩膜及皮肤黄染，上腹饱满，右上腹压痛拒按，可触及肿大的胆囊，墨菲征阳性。舌质红绛，苔黄燥，脉弦数。

辅助检查：血常规：白细胞 $21×10^9$/L，中性粒细胞百分比 90%。肝功能：血清总胆红素 86μmol/L，间接胆红素 36μmol/L，直接胆红素 50μmol/L。B超：提示胆囊增大，胆囊壁增厚，不光滑，胆囊内多个强回声光团伴声影，胆总管扩张，远端梗阻。

【答题要求】

根据上述摘要，在答题卡上完成书面分析。

时间：50分钟。

【答案解析1】

中医疾病诊断：腹痛；**中医证候诊断**：肝胆湿热证。

西医诊断： 急性胰腺炎。

西医诊断依据：

1. 过食辛辣厚味及饮酒后出现上腹部持续绞痛。

2. 查体：T 37.7℃，为升高，腹部平软，上腹部压痛。

3. 辅助检查：白细胞 $13.5×10^9$/L，为升高，中性粒细胞百分比 78%，为升高。

4. 血淀粉酶 800U/L，为升高，尿淀粉酶 2000U/L，为升高。

5. B超检查示：胰腺肿大。

中医治法： 清热化湿，疏肝利胆。

方剂： 大柴胡汤加减。

药物组成、剂量及煎服法：

柴胡 20g，黄芩 9g，芍药 9g，半夏 9g，枳实 9g，大黄 6g（后下），大枣 4枚，生姜 20g。

五剂，水煎服。每日一剂，早晚分服。

西医治疗措施：

1. 轻症急性胰腺炎的治疗

（1）低脂流质食物：开始宜少量进食，如无不适可稍许逐渐增加。病情较重、腹痛胀甚者应禁食并可进行胃肠减压，以减少胰液分泌，腹痛等症状缓解后可试进少量低脂流食。

（2）止痛药物：腹痛较剧者可予哌替啶。

（3）静脉输液：积极补充血容量，维持水、电解质和酸碱平衡，注意维持热能供应。

（4）抗生素：我国急性胰腺炎发生多与胆道疾病有关，故临床上习惯应用抗生素，如疑合并感染，则必须应用。

（5）抑酸治疗：应用 H_2 受体拮抗剂或质子泵抑制剂静脉给药。

2. 重症胰腺炎的治疗

（1）内科治疗

1）监护：如有条件应转入ICU。针对器官衰竭及代谢紊乱采取相应的措施。

2）维持水、电解质平衡，保持血容量：应积极补充液体及电解质（如钠、钾、钙、镁等离子），维持有效血容量。重症者常伴休克，应予白蛋白、新鲜血浆或血浆代用品。

3）营养支持：在禁食、胃肠减压的同时首先给予全胃肠外营养，如无肠梗阻，应尽早进行空肠插管，过渡到肠内营养。

4）抗菌药物：应常规应用抗生素，应遵循"降阶梯"策略，选择针对革兰阴性菌和厌氧菌为主、脂溶性强、可有效通过血胰屏障的药物，以喹诺酮或亚胺培南为佳，并联合应用对厌氧菌有效的药物，病程后期应注意真菌感染，必要时行经验型抗真菌感染。

5）抑制胰酶分泌：目前多选用生长抑素。

6）抑制胰酶活性。

（2）内镜下 Oddi 括约肌切除术：适应于胆源性胰腺炎合并胆道梗阻或胆道感染者。

（3）外科治疗

1）腹膜灌洗：用以清除腹腔内的大量渗液，其中含有胰蛋白酶及多种有毒物质，以减少这些物质进入血循环。

2）手术适应证：①胰腺坏死合并感染。②胰腺囊肿。③胰腺假性囊肿。④胆道梗阻或感染。⑤诊断未明确。

【答案解析2】

中医疾病诊断：黄疸；**中医证候诊断：**肝胆脓毒证。

西医诊断：胆石症。

西医诊断依据：

1. 右上腹反复疼痛病史。

2. 查体：T 39.5℃，巩膜及皮肤黄染，上腹饱满，右上腹压痛拒按，可触及肿大的胆囊，墨菲征阳性。

3. 辅助检查：白细胞 21×10^9/L，中性粒细胞百分比 90%。

4. 肝功：血清总胆红素 86μmol/L，间接胆红素 36μmol/L，直接胆红素 50μmol/L，均升高。

5. B 超：提示胆囊增大，胆囊壁增厚，不光滑，胆囊内多个强回声光团伴声影，胆总管扩张，远端梗阻。

中医治法：泻火解毒，养阴利胆。

方剂：茵陈蒿汤合黄连解毒汤加减。

药物组成、剂量及煎服法：

茵陈 20g，栀子 20g，大黄 9g（后下），黄连 6g，黄芩 20g，黄柏 20g，玄参 20g，麦冬 20g，石斛 20g，人参 9g（另煎），附子 12g（先煎），龙骨 30g（先煎），牡蛎 30g（先煎）。

五剂，水煎服。每日一剂，早晚分服。

西医治疗措施：

1. 胆囊结石

（1）手术治疗：胆囊切除术适用于有症状和/或有并发症的胆囊结石，腹腔镜胆囊切除术（LC）为其首选。没有腹腔镜条件的，也可小切口胆囊切除或常规胆囊切除术。对于静止性结石，一般不需积极手术治疗，可观察和随诊。但对于胆囊结石较大（≥3cm），伴有胆囊息肉（>1cm）、胆囊壁增厚明显、钙化或瓷性胆囊和胆囊结石时间较长（>10年）等，易引起恶变，或失去胆囊功能等，都可考虑手术治疗。

（2）非手术治疗：主要适用于胆囊结石伴有急性期炎症、胆囊内结石较小（<0.5cm）或全身基础病不能耐受手术等。主要措施包括解痉，止痛，消炎利胆，应用抗生素，纠正水、电解质紊乱及酸碱平衡失调等。

2. 肝外胆管结石：手术治疗是肝外胆管结石的主要方法。手术尽量取尽结石，解除梗阻，术后保持胆汁引流通畅。

（1）非手术治疗：适用于肝内外胆管结石直径<1cm，或合并有严重心、肺、脑等疾病不能耐受手术者，也可作为手术前的准备治疗。具体治疗措施同胆囊结石非手术治疗。

（2）手术治疗

1）胆总管切开取石、T管引流术：方法有开腹或腹腔镜手术。适用于单纯胆总管结石、胆道上下端通畅无狭窄或其他病变者。若伴有胆囊结石和胆囊炎，可同时行胆囊切除术。

2）胆肠吻合术：适用于胆总管远端炎症狭窄造成的梗阻无法解除、胆总管扩张、胆胰汇合部异常，胰液直接流入胆管或胆管病变切除后无法再吻合时，常用Roux-en-Y吻合术式。

（3）其他治疗：对于手术后残留结石，可经T管窦道胆道镜取石，也可经皮经肝穿刺胆道（PTCS）及经十二指肠镜Oddi括约肌切开取石（EST）等。对于较大结石，也可经上述途径导入激光、超声波、电力液压碎石探头直接接触胆石粉碎。

3. 肝内胆管结石：手术为主要治疗方法，治疗原则同肝外胆管结石。手术治疗包括胆管切开取石、胆肠吻合术和肝脏切除术。肝内胆管结石术后，最常见的为残留结石，有20%～40%，因此对残留结石的后续治疗极为重要。治疗措施包括术后经引流管窦道胆道镜取石，激光、超声、微爆破碎石，经引流管溶石，体外震波碎石和中药排石等方法。

008号题

【病案（例）摘要1】

赵某，男，41岁，已婚，工人。2019年10月2日初诊。

患者于3天前出现发热，头痛，鼻塞，流涕，自服清热解毒口服液治疗，效果不明显。现症：身热较著，微恶风寒，汗出不畅，头胀痛，目胀，鼻塞，流浊涕，口干而渴，咳嗽，痰黄黏稠，咽喉肿痛。

查体：T 38.6℃，P 86次/分，R 20次/分，BP 120/70mmHg。咽部充血，两肺呼吸音清，舌苔薄白微黄，边尖红，脉浮数。

辅助检查：血常规：白细胞$10.2×10^9$/L，中性粒细胞百分比79%。胸部X线片：

未见异常。

【病案（例）摘要 2】

钱某，男，12 岁，学生，未婚。2018 年 8 月 8 日初诊。

因外出途中感寒，回家后周身不适，发热恶寒，咽喉疼痛。7 天后发现眼睑浮肿，继则颜面四肢浮肿，小便红赤，请中医诊治。症见：发热，微恶风寒，肢体酸楚，无汗，咽痛，周身浮肿，尿少色赤。

查体：T 38.2℃，P 100 次 / 分，R 19 次 / 分，BP 130/80mmHg。神志清，精神不振，面色略红，咽部充血，双侧扁桃体 Ⅱ 度肿大。苔薄白，脉浮。

辅助检查：尿常规：尿蛋白（++），红细胞（++），颗粒管型 0～1 个 / 高倍视野。24 小时尿蛋白定量 20g/L。血常规无异常。尿红细胞位相显微镜检查：多形型占 80%，均一型占 20%。肾功能：尿素氮 60mmol/L，血肌酐 130μmol/L。

【答题要求】

根据上述摘要，在答题卡上完成书面分析。

时间：50 分钟。

【答案解析 1】

中医疾病诊断：感冒；**中医证候诊断**：风热感冒证。

西医诊断：急性上呼吸道感染。

西医诊断依据：

1. 具有发热，头痛，鼻塞，流涕等典型临床表现。

2. 查体：T 38.6℃，咽部充血，两肺呼吸音清。

3. 辅助检查：白细胞 $10.2×10^9$/L，中性粒细胞百分比 79%。

4. 胸部 X 线片示：未见异常。

中医治法：辛凉解表。

方剂：银翘散加减。

药物组成、剂量及煎服法：

金银花 9g，连翘 6g，荆芥 6g，桔梗 10g，芦根 6g，豆豉 10g，薄荷 10g（后下），牛蒡子 6g，生甘草 10g。

五剂，水煎服。日一剂，早晚分服。

西医治疗措施：

1 使用抗生素治疗。

2 对症治疗。高热者服用解热镇痛药。咽痛充血的，可用草珊瑚含片、西瓜霜润喉片。

【答案解析 2】

中医疾病诊断：水肿；**中医证候诊断**：风水相搏证。

西医诊断：急性肾小球肾炎。

西医诊断依据：

1. 前驱有急性上呼吸道感染史。

2. 有眼睑、颜面及全身浮肿，血尿等症状、体征。

3. 尿蛋白（++），红细胞（++），颗粒管型 0～1 个 / 高倍视野。24 小时尿蛋白定量为 20g/L；尿红细胞位相显微镜检查示：多形型占 80%，均一型占 20%。

4. 肾功能：尿素氮、血肌酐均升高，提示肾功能受损。

中医治法：疏风清热，宣肺利水。

方剂：麻黄连翘赤小豆汤合五苓散加减。

药物组成、剂量及煎服法：

麻黄 6g，连翘 9g，杏仁 6g（后下），茯苓皮 9g，大腹皮 9g，生姜皮 6g，白术 6g，泽泻 6g，赤小豆 6g，浮萍 6g，小蓟 10g，白茅根 9g，桑白皮 6g，甘草 3g。

五剂，水煎服。每日一剂，早晚分服。

西医治疗措施：

1. 休息，低盐优质蛋白饮食。

2. 抗感染，利尿消肿，降压。

3. 对症支持治疗。

4. 防治并发症。

009 号题

【病案（例）摘要 1】

王某，女，48 岁，退休工人。2018 年 7 月 8 日初诊。

患者 8 天前无明显诱因出现尿频、尿急、尿痛，小腹下坠胀满，伴腰膝酸软，尿灼热，自觉乏力，纳少，口干苦，多饮，无发热等症状，大便正常，遂来院就诊。

体检：T 36.4℃，P 90 次 / 分，R 19 次 / 分，BP 125/75mmHg。膀胱区、双肋腰点、肋脊点压痛，双肾区叩击痛，舌质淡红，苔黄腻，脉弦数。余无异常。

实验室及其他检查：尿常规：红细胞（++），白细胞（+++），脓细胞（++），上皮细胞少许。血常规：WBC $6.9×10^9$/L，RBC $4.50×10^{12}$/L，Hb 110g/L。便常规（-）。

【病案（例）摘要 2】

张某，女，45 岁，干部。2019 年 3 月 18 日初诊。

患者有腹腔镜手术史。2 天前因过食辛辣厚味，开始腹痛腹胀，恶心呕吐，呕出物为胃内容物，口渴，小便黄赤，严重时谵语，无排气排便。月经史无异常。

查体：T 39.2℃，P 100 次 / 分，R 25 次 / 分，BP 100/75mmHg。痛苦面容，心肺（-）。腹部稍膨隆，未及包块，肝脾肋下未及。脐周压痛，拒按。舌质红，苔黄燥，脉洪数。

辅助检查：血常规：白细胞$12×10^9$/L，中性粒细胞百分比82%。X线检查：肠管积气，有大小不等的阶梯状气液平面。

【答题要求】

根据上述摘要，在答题卡上完成书面分析。

时间：50分钟。

【答案解析1】

中医疾病诊断：淋证；**中医证候诊断**：膀胱湿热证。

西医诊断：尿路感染（急性肾盂肾炎）。

西医诊断依据：

1. 临床表现为尿频、尿急、尿痛，腰酸疼痛，尿灼热。
2. 查体：膀胱区压痛，双肋脊点、肋腰点压痛阳性，双肾区叩击痛。
3. 尿常规：红细胞（++），白细胞（+++），脓细胞（++），上皮细胞少许。
4. 血常规：WBC $6.9×10^9$/L，RBC $4.50×10^{12}$/L，Hb110g/L。

中医治法：清热利湿通淋。

方剂：八正散加减。

药物组成、剂量及煎服法：

瞿麦10g，通草6g，甘草6g，萹蓄9g，灯心草6g，熟大黄6g，滑石20g（包煎），车前子24g（包煎），石韦10g。

五剂，水煎服。日一剂，早晚分服。

西医治疗措施：

1. 一般治疗：休息，多饮水，勤排尿。
2. 对症治疗：可用碳酸氢钠口服以碱化尿液。
3. 急性肾盂肾炎，病情较轻者，可在门诊以口服药物治疗，疗程10～14天。常用药物有喹诺酮类如氧氟沙星、环丙沙星，半合成青霉素类如阿莫西林、头孢菌素类如头孢呋辛等。治疗14天后，通常90%可治愈。如尿菌仍阳性，应参考药敏试验选用有效抗生素继续治疗4～6周。严重感染全身中毒症状明显者需住院治疗，应静脉给药。常用药物如氨苄西林、头孢噻肟钠、头孢曲松钠、左氧氟沙星等，必要时联合用药。氨基糖苷类抗生素肾毒性大，应慎用。

【答案解析2】

中医疾病诊断：肠结；**中医证候诊断**：肠腑热结证。

西医诊断：肠梗阻。

西医诊断依据：

1. 患者有腹腔镜手术史。
2. 具备典型肠梗阻的痛、呕、胀、闭四大症状。

3. 腹部膨隆。

4. 血常规：白细胞 12×10^9/L，中性粒细胞百分比82%。

5. X线检查：肠管内积气，有大小不等的阶梯状气液平面。

中医治法：活血清热，通里攻下。

方剂：复方大承气汤加减。

药物组成、剂量及煎服法：

厚朴20g，炒莱菔子30g，枳壳20g，桃仁9g，赤芍20g，大黄9g（后下），芒硝20g（冲服）。

五剂，水煎服。日一剂，早晚分服。

西医治疗措施：

1. 非手术治疗

（1）适应证：①单纯性粘连性肠梗阻。②动力性肠梗阻。③蛔虫团、粪便或食物团堵塞所致的肠梗阻。④肠结核等炎症引起的不完全性肠梗阻、肠套叠早期。

（2）方法：①禁食与胃肠减压。②纠正水、电解质和酸碱平衡紊乱。③防治感染和毒血症。④灌肠疗法。⑤颠簸疗法。⑥其他：如穴位注射阿托品，嵌顿疝的手法复位回纳，腹部推拿按摩等。

2. 手术治疗

（1）适应证：①绞窄性肠梗阻。②有腹膜刺激征或弥漫性腹膜炎征象的各型肠梗阻。③应用非手术疗法后，经6～8小时观察，病情不见好转，或腹痛、腹胀加重，肠鸣音减弱。

（2）方法：①解除梗阻病因。②切除病变肠管行肠吻合术。③短路手术。④肠造口术或肠外置术。

010号题

【病案（例）摘要1】

李某，女，19岁，学生。2020年10月7日初诊。

患者1个月前主因学习紧张、压力过重而致睡眠不佳，多梦易醒，白天精神不集中，记忆力明显下降，头晕，四肢倦怠，口淡乏味，不思饮食，故来院就诊。现症见：夜间入睡困难，一般一夜睡4～5小时，白天精神不集中，记忆力明显下降，头晕，面色少华，口淡乏味，不思饮食，四肢倦怠。既往体健，14岁月经初潮，经量少，经色淡，无药物过敏史。

查体：T 36.5℃，P 84次/分，R 20次/分，BP 116/70mmHg。其他及实验室检查均未见异常。舌淡苔薄白，脉细无力。

【病案（例）摘要2】

王某，男，35岁，干部。2019年3月18日初诊。

患者有暴饮暴食史，后腹痛阵阵加剧，肠鸣辘辘有声，腹胀拒按，恶心呕吐，口渴不欲饮，无排气排便，尿少。

查体：T 39.2℃，P 100次/分，R 25次/分，BP 100/75mmHg。痛苦面容，心肺（−）。腹部稍膨隆，未及包块，肝脾肋下未及。脐周压痛，拒按。舌质淡红，苔白腻，脉弦缓。

辅助检查：血常规：白细胞$13×10^9$/L，中性粒细胞百分比82%。X线检查：肠管内积气，有大小不等的阶梯状气液平面。

【答题要求】

根据上述摘要，在答题卡上完成书面分析。

时间：50分钟。

【答案解析1】

中医疾病诊断：不寐；**中医证候诊断**：心脾两虚证。

西医诊断：神经官能症。

西医诊断依据：

1. 睡眠不佳，多梦易醒，白天精神不集中，记忆力明显下降，头晕等。

2. 生命体征平稳无异常，营养稍差，精神疲倦。

3. 实验室检查：未见异常。

中医治法：补益心脾，养血安神。

方剂：归脾汤加减。

药物组成、剂量及煎服法：

人参6g（另煎），白术10g，黄芪20g，当归12g，甘草6g，远志10g，酸枣仁30g，龙眼肉12g，生姜3片，大枣5枚，茯神10g，木香10g。

五剂，水煎服。日一剂，早晚分服。

西医治疗措施：

1. 保持良好生活习惯，适度运动，心理疏导。

2. 夜间辅助催眠药物。

【答案解析2】

中医疾病诊断：肠结；**中医证候诊断**：水结湿阻证。

西医诊断：肠梗阻。

西医诊断依据：

1. 患者有暴饮暴食史。

2. 具备典型肠梗阻的痛、呕、胀、闭四大症状。

3. 腹部膨隆，脐周压痛，拒按。

4. 血常规：白细胞 $13×10^9$/L，中性粒细胞百分比82%。

5. X线检查：肠管内积气，有大小不等的阶梯状气液平面。

中医治法：理气通下，攻逐水饮。

方剂：甘遂通结汤加减。

药物组成、剂量及煎服法：

甘遂末1g（冲服），桃仁9g，木香9g，生牛膝9g，川朴20g，赤芍20g，大黄20g（后下）。

五剂，水煎服。日一剂，早晚分服。

西医治疗措施：

1. 非手术治疗

（1）适应证：①单纯性粘连性肠梗阻。②动力性肠梗阻。③蛔虫团、粪便或食物团堵塞所致的肠梗阻。④肠结核等炎症引起的不完全性肠梗阻、肠套叠早期。

（2）方法：①禁食与胃肠减压。②纠正水、电解质和酸碱平衡紊乱。③防治感染和毒血症。④灌肠疗法。⑤颠簸疗法。⑥其他：如穴位注射阿托品，嵌顿疝的手法复位回纳，腹部推拿按摩等。

2. 手术治疗

（1）适应证：①绞窄性肠梗阻。②有腹膜刺激征或弥漫性腹膜炎征象的各型肠梗阻。③应用非手术疗法后，经6～8小时观察，病情不见好转，或腹痛、腹胀加重，肠鸣音减弱。

（2）方法：①解除梗阻病因。②切除病变肠管行肠吻合术。③短路手术。④肠造口术或肠外置术。

011号题

【病案（例）摘要1】

贾某，男，49岁，已婚，工人。2016年4月17日初诊。

患者3年来常感肝区疼痛不适。1周前因饮酒而肝区疼痛加重。遂来初诊。现症：右胁胀痛，脘腹满闷，恶心厌食，小便黄赤，大便黏滞臭秽。

查体：T 36.8℃，P 78次/分，R 16次/分，BP 120/70mmHg。腹平软。肝肋下2.5cm，质中，压痛（+）。舌苔黄腻，脉弦滑数。

辅助检查：肝功能：丙氨酸氨基转移酶（ALT）67U/L，天门冬氨酸氨基转移酶（AST）89U/L，总胆红素43μmol/L，HBsAg（+），抗-HBe（+），抗-HBc（+）。B超：肝大，肝区光点增粗。脾稍大。

【病案（例）摘要2】

崔某，女，31岁，已婚，教师。2016年1月28日初诊。

患者平素月经正常，喜食辛辣。末次月经2015年11月20日，停经后早孕反应明显，自测尿妊娠试验阳性。近1周少量阴道出血，色深红，腰腹部坠胀作痛，不喜温按，心烦少寐，渴喜冷饮，手足心热，便秘溲赤。

查体：T 36.2℃，P 80次/分，R 21次/分，BP 112/84mmHg。舌红苔黄，脉滑数。

辅助检查：B超示宫内妊娠，胚胎存活。

【答题要求】

根据上述摘要，在答题卡上完成书面分析。

时间：50分钟。

【答案解析1】

中医疾病诊断：鼓胀；**中医证候诊断**：湿热蕴脾证。

西医诊断：①肝硬化。②病毒性肝炎（乙肝小三阳）。

西医诊断依据：

1. 有病毒性肝炎病史。

2. 临床表现：右胁胀痛，肝肋下25cm，质中，压痛（+）。

3. 肝功能试验异常：丙氨酸氨基转移酶67U/L，天门冬氨酸氨基转移酶89U/L，总胆红素43μmol/L，均升高。

4. 乙肝五项检查HBsAg（+），抗-HBe（+），抗-HBc（+），提示小三阳。

5. B超：肝大，肝区光点增粗。脾稍大。

中医治法：清利湿热，凉血解毒。

方剂：茵陈蒿汤合中满分消丸加减。

药物组成、剂量及煎服法：

厚朴20g，枳实20g，黄连6g，黄芩20g，知母20g，半夏12g，陈皮20g，茯苓20g，猪苓12g，茵陈蒿12g，栀子12g，大黄9g（后下）。

西医治疗措施：

1. 一般治疗

（1）休息：代偿期宜适当减少活动，可参加轻工作，失代偿期应卧床休息。

（2）饮食：食用高热量、高蛋白、富含维生素、易消化食物，禁酒，避免食用粗糙、坚硬食物。肝功能严重损坏或有肝性脑病先兆者应限制或禁食蛋白。慎用巴比妥类镇静药，禁用损害肝脏药物。腹水者应少盐或无盐饮食。

（3）支持治疗。

2. 药物治疗

（1）保护肝细胞的药物水飞蓟素等。

（2）维生素类药物。

（3）抗纤维化药物，可酌情使用 D- 青霉胺、秋水仙碱。

3. 防治并发症。

【答案解析2】

中医疾病诊断：胎动不安；**中医证候诊断**：血热证。

西医诊断：先兆流产。

西医诊断依据：

1. 有停经史2个月余。

2. 阴道流血或伴腰腹部坠胀作痛。

3. 尿妊娠试验阳性。

4. B超示宫内妊娠，胚胎存活。

中医治法：滋阴清热，养血安胎。

方剂：保阴煎加味。

药物组成、剂量及煎服法：

生地黄20g，熟地黄20g，黄芩12g，黄柏12g，白芍20g，山药20g，续断20g，甘草9g，桑寄生20g，苎麻根20g。

五剂，水煎服。每日一剂，早晚分服。

西医治疗措施：

1. 卧床休息，减少活动，禁止性生活，避免不必要的阴道检查。

2. 黄体功能不全的患者，黄体酮肌注每日或隔日1次，每次10～20mg；绒毛膜促性腺激素肌内注射，隔日1次，每次3000U，也可口服维生素E保胎治疗。

3. 甲状腺功能低下者，可口服小剂量甲状腺片。

4. 经治疗症状不缓解或反而加重者，应进行B超及血HCG测定，根据情况给予相应处理。

012号题

【病案（例）摘要1】

朱某，男，28岁，已婚，农民。2019年1月14日初诊。

患者反复发作喉中哮喘8年，3天前因气温骤降，喘息又作并逐渐加重，喉中痰鸣，胸膈满闷如塞，形寒肢冷，痰少稀白，面色晦滞带青，口不渴。

查体：T 37℃，P 120次/分，R 28次/分，BP 120/80mmHg。呼吸急促，双肺叩诊呈过清音，听诊满布哮鸣音，呼气延长，舌苔白腻，脉弦紧。

辅助检查：血常规：白细胞$7.9×10^9$/L，中性粒细胞百分比65%。胸部X线片：双肺透亮度增加。呼吸功能检查：支气管舒张试验阳性。

【病案（例）摘要2】

王某，女，42岁。2020年8月12日初诊。

患者6个月前出现月经过多症状，经B超检查，确诊子宫肌瘤，此后月经过多逐渐加重，每次月经时间都在半月以上，开始一周血量大，有血块，不甚疼痛，之后便淋漓不断，需要用止血药来停止月经，这个月用止血药意外无效，遂来求中药治疗。现月经量多，经来有块，伴有精神抑郁，经前乳房胀痛，胸胁胀痛，心烦易怒，小腹胀痛。

查体：T 36.8℃，P 82次/分，R 16次/分，BP 110/80mmHg。精神不振，神志清晰，面色略苍白，心肺（-），腹软，肝脾未及，神经系统检查（-）。舌苔薄，舌边有瘀点，脉弦。

辅助检查：妇科双合诊检查示子宫增大，表面不规则，可触及多个结节。B超提示子宫多发性肌瘤。

【答题要求】

根据上述摘要，在答题卡上完成书面分析。

时间：50分钟。

【答案解析1】

中医疾病诊断：哮病；**中医证候诊断：**寒哮证。

西医诊断：支气管哮喘。

西医诊断依据：

1. 反复发作喉中哮喘8年，与气温骤降有关。

2. 发作时听诊双肺满布哮鸣音，伴有呼气延长。

3. 呼吸功能检查：支气管舒张试验阳性。

4. 血常规：白细胞 $7.9×10^9$/L，中性粒细胞百分比65%。胸部X线片：双肺透亮度增加。

中医治法：温肺散寒，化痰平喘。

方剂：射干麻黄汤加减。

药物组成、剂量及煎服法：

射干9g，麻黄12g，生姜12g，细辛9g，紫菀9g，款冬花9g，五味子3g，大枣7枚，半夏9g。

五剂，水煎服。每日一剂，早晚分服。

西医治疗措施：

1. 急性发作的处理，取决于发作的严重程度以及对治疗的反应。治疗目的在于尽快缓解症状、解除气流受限和低氧血症。

2. 长期治疗方案，哮喘的治疗应以患者的病情严重程度为基础，根据其控制水平类别选择适当的治疗方案，本患者哮喘症状明显，直接选用第3级，如无效可以考虑升级。

第 3 级方案包括：哮喘教育、环境控制；按需使用短效 β_2 受体激动剂；控制药物选用一种，低剂量 ICS（吸入糖皮质激素）加 LABA、中高剂量 ICS、低剂量 ICS 加白三烯调节剂、低剂量 ICS 加缓释茶碱。

【答案解析2】

中医疾病诊断：癥瘕；**中医证候诊断：**气滞血瘀证。

西医诊断：子宫肌瘤。

西医诊断依据：

1. 女性，42岁，月经量多，经来有块。

2. 妇科双合诊检查：子宫增大，表面不规则，可触及多个结节。

3. B超提示子宫多发性肌瘤。

中医治法：行气活血，化瘀消癥。

方剂：膈下逐瘀汤加减。

药物组成、剂量及煎服法：

当归 20g，川芎 12g，赤芍 20g，桃仁 20g，红花 20g，枳壳 20g，元胡 20g，五灵脂 20g，丹皮 20g，乌药 20g，香附 9g，甘草 12g。

五剂，水煎服。每日一剂，早晚分服。

西医治疗措施：

1. 药物治疗：主要用药有雄激素、促性腺激素释放激素类似物、米非司酮。适用于增大子宫似妊娠子宫 2 个月大小以内，症状不明显或较轻，近绝经年龄及全身情况不能适应手术者。

2. 介入治疗。

3. 手术治疗：适用于肌瘤大于孕 10 周大小子宫或症状明显致继发性贫血者。有两种术式：肌瘤摘除术和子宫切除术。

013 号题

【病案（例）摘要1】

苏某，男，40岁，已婚，工人。2019年6月17日初诊。

患者昨晚与朋友聚会饮酒后出现上腹部疼痛伴恶心、呕吐，呕吐物为胃内容物，自服药物未效，今日来诊。现症：上腹近两胁处胀痛、窜痛持续不断、阵阵加剧，按之痛重，恶心呕吐，大便不畅，发热，口苦纳呆。

查体：T 37.7℃，P 92次/分，R 18次/分，BP 130/80mmHg。神清，痛苦面容，心率92次/分，律齐，未闻及杂音，上腹压痛，无肌紧张及反跳痛，肝脾未触及，墨菲征（－）。舌质淡红，苔薄，脉弦。

辅助检查：白细胞 $14.5×10^9$/L，中性粒细胞百分比 82%，血清淀粉酶 800U/L，尿淀粉酶 1800U/L。

【病案（例）摘要2】

患儿，女，10个月。2019年12月13初诊。

患儿2天前进食较杂，夜卧不安，凌晨突然呕吐一次，为胃内容物，继而腹泻，大便多为水样，泻下急迫，至就诊时4小时已大便6次，量多，气味秽臭，无脓血，小便色黄，量少，大便前后哭闹。既往体健，无药物过敏史。

查体：T 37.8℃，P 132次/分，R 36次/分。神清，精神可，皮肤弹性可，前囟未闭 1.0cm×0.6cm。心肺听诊无异常，腹软，无压痛。舌质红，苔黄腻，指纹紫滞，现于风关。

辅助检查：血常规：WBC $7.9×10^9$/L，N 39%，L 61%。大便常规：水样便，镜检见脂肪球（++）。

【答题要求】

根据上述摘要，在答题卡上完成书面分析。

时间：50分钟。

【答案解析1】

中医疾病诊断：腹痛；**中医证候诊断**：肝郁气滞证。

西医诊断：急性胰腺炎。

西医诊断依据：

1. 过食辛辣厚味及饮酒后出现上腹部持续绞痛。

2. 查体：体温升高，腹部平软，上腹部压痛。

3. 辅助检查：白细胞 $14.5×10^9$/L，为升高，中性粒细胞百分比 82%，为升高。

4. 血淀粉酶 800U/L，为升高，尿淀粉酶 1800U/L，为升高。

中医治法：疏肝利胆解郁。

方剂：柴胡疏肝散合清胰汤加减。

药物组成、剂量及煎服法：

柴胡9g，枳壳20g，香附6g，郁金20g，白芍20g，甘草9g，黄芩12g，黄连6g，元胡20g，芒硝9g（冲服），生大黄9g（后下）。

五剂，水煎服。每日一剂，早晚分服。

西医治疗措施：

1. 一般治疗：补液，解痉镇痛。

2. 减少胰腺分泌：禁食（必要时胃肠减压）；抑制胃酸分泌，可用 H_2 受体拮抗剂、质子泵抑制剂；应用生长抑素及其类似物。

3. 抑制胰酶活性：应用抑肽酶。

4. 抗感染，维持水、电解质平衡，抗休克，抗心律失常。

【答案解析2】

中医疾病诊断：泄泻；**中医证候诊断**：湿热泻。

西医诊断：小儿腹泻病。

西医诊断依据：

1. 泻下水样便4小时，量多，气味秽臭，无脓血。
2. 体温升高，全身皮肤弹性正常，无皮疹，前囟未闭1.0cm×0.6cm，无塌陷。
3. 实验室检查：血WBC升高，分类淋巴细胞增多。大便常规：水样便，镜检见脂肪球（++）。

中医治法：清热利湿。

方剂：葛根芩连汤加减。

药物组成、剂量及煎服法：

葛根5g，黄芩5g，黄连3g，厚朴5g，芦根3g，砂仁1g（后下），麦芽5g。

五剂，水煎服。每日一剂，早晚分服。

西医治疗措施：

1. 饮食疗法：腹泻时应注意进行饮食调整，减轻胃肠道负担。
2. 液体疗法：根据病情及脱水和电解质丢失情况，适当补充。
3. 微生态疗法。

014号题

【病案（例）摘要1】

孙某，男，52岁，职员，已婚。2020年3月22日初诊。

患者发现HBsAg阳性史10年，因无不适症状，故未行进一步检查。1个月前因与邻居吵架出现肝区隐痛，悠悠不休，遇劳加重，未予诊治。近1周来上述症状加重，自觉倦怠乏力，口干咽燥，烦热，头晕目眩，遂来诊。

查体：T 36.5℃，P 72次/分，R 18次/分，BP 120/70mmHg。神志清，中等体形，舌质红，苔少，脉弦细。肝区叩痛（+），未见其他阳性体征。

辅助检查：肝功能：谷丙转氨酶52U/L，谷草转氨酶128U/L，总胆红素16μmol/L。乙肝病原学检查：HBsAg（+），HBeAg（+），抗-HBc抗体（+）。

【病案（例）摘要2】

张某，女，50岁，已婚，职员。2020年1月12日初诊。

患者9个月前经期淋雨涉水后，连月来出现月经紊乱，经期5～20天，经量多少不一，经闭3个月后于2020年1月1日经血骤然而下，淋漓不断，色暗质稠，夹有血块，小腹刺痛，血块得下则小腹痛减。

查体：T 36.8℃，P 90次/分，R 18次/分，BP 120/80mmHg。舌紫暗，苔薄白，脉涩。

妇科检查：宫颈光滑，宫腔内流出暗红色血液，子宫及双侧附件正常。

辅助检查：血常规：血红蛋白93g/L。B超检查：子宫附件未见明显异常。经前子宫内膜诊刮病理：子宫内膜简单型增生过长。

【答题要求】

根据上述摘要，在答题卡上完成书面分析。

时间：50分钟。

【答案解析1】

中医疾病诊断：胁痛；**中医证候诊断**：肝肾阴虚证。

西医诊断：慢性病毒性肝炎（乙型）。

西医诊断依据：

1. 发现HBsAg阳性史10年。

2. 胁痛，乏力，头晕目眩，心烦，口干咽燥。

3. 肝功能：谷丙转氨酶、谷草转氨酶升高，总胆红素16μmol/L正常。

4. 乙肝病原学检查：HBsAg（+），HBeAg（+），抗-HBc抗体（+）。

中医治法：养血柔肝，滋阴补肾。

方剂：一贯煎加减。

药物组成、剂量及煎服法：

生地黄20g，枸杞子20g，北沙参20g，麦冬9g，川楝子12g，山栀子9g，当归9g。

七剂，水煎服。日一剂，早晚分服。

西医治疗措施：

1. 一般治疗：适当休息，合理饮食，心理平衡。

2. 病原治疗：目的是抑制病毒复制，减少传染性；改善肝功能；减轻肝组织病变；提高生活质量；减少或延缓肝硬化和肝细胞癌的发生，可以使用干扰素、拉米夫定；免疫调节治疗。

3. 对症支持治疗。

【答案解析2】

中医疾病诊断：崩漏；**中医证候诊断**：血瘀证。

西医诊断：排卵障碍性异常子宫出血（无排卵型）。

西医诊断依据：

1. 既往月经紊乱病史。

2. 月经周期异常、行经期异常、经量多少不一。

3. **妇科检查**：宫颈光滑，宫腔内流出暗红色血液。

4. **辅助检查**：血红蛋白93g/L。

5. **B超检查**：子宫附件未见明显异常。经前子宫内膜诊刮病理：子宫内膜简单型增生过长。

中医治法：活血化瘀，止血调经。

方剂：逐瘀止血汤。

药物组成、剂量及煎服法：

生地30g（酒炒），大黄9g，赤芍9g，丹皮6g，当归尾15g，枳壳15g，龟甲9g（醋炙），桃仁10g。

五剂，水煎服。日一剂，早晚分服。

西医治疗措施：

1. 治疗原则：止血、调整周期。绝经过渡期患者以止血、调整周期、减少经量、防止子宫内膜病变为原则。

2. 一般治疗：患者贫血应补充铁剂、维生素C、蛋白质。

3. 药物治疗是功血的一线治疗。常采用性激素止血和调整月经周期。出血期可辅用促进凝血和抗纤溶药物，促进止血。止血可以使用雄激素。调整月经周期：雌、孕激素联合法。

4. 手术治疗：①刮宫术。②子宫内膜切除术。③子宫切除术。

015号题

【病案（例）摘要1】

汪某，女，20岁，学生。2019年2月18日初诊。

患者近3个月来，无明显原因出现活动后心悸、头晕，静卧则消失。同时伴有记忆力减退，夜晚失眠多梦。自以为学习紧张，进食补品2个月余，上症未减，现自觉乏力，纳可。平素月经量多。来本院就诊。

体检：T 36.4℃，P 80次/分，R 16次/分，BP 120/75mmHg。面色不华，睑结膜苍白，口唇色淡。舌质淡，苔薄白，脉细。余无异常。

辅助检查：血常规：血红蛋白95g/L，红细胞平均体积75fL，平均血红蛋白浓度29%，白细胞5.1×10^9/L，血小板121×10^9/L。血清铁蛋白10μg/L。心电图：正常。

【病案（例）摘要2】

徐某，女，46岁，已婚，教师。2019年10月22日初诊。

患者既往月经正常，2年前从外地移居本地后月经紊乱，周期20～90天，经期5～20天，经量多。末次月经：2019年10月15日，量多，色鲜红，质黏稠，口渴烦热，小便黄，大便干燥。

查体：T 36.6℃，P 72次/分，R 18次/分，BP 110/78mmHg。舌红，苔黄，脉洪数。

辅助检查：血常规：血红蛋白 112g/L。B 超检查：子宫附件未见明显异常。经前子宫内膜诊刮病理：子宫内膜简单型增生过长。

【答题要求】

根据上述摘要，在答题卡上完成书面分析。

时间：50 分钟。

【答案解析 1】

中医疾病诊断：虚劳（血虚）；**中医证候诊断**：心脾两虚证。

西医诊断：缺铁性贫血。

西医诊断依据：

1. 活动后心悸、头晕 3 个月，平素月经量多。
2. 心悸、头晕，活动后尤甚，静卧则减；健忘，失眠多梦，面色不华，乏力。
3. 面色无华，睑结膜苍白，口唇色淡。
4. 血常规：血红蛋白 95g/L，红细胞平均体积 75fL，平均血红蛋白浓度 29%，白细胞 $5.1×10^9$/L，血小板 $121×10^9$/L，血清铁蛋白 10μg/L。心电图：正常。

中医治法：补益心脾，益气养血。

方剂：归脾汤加减。

药物组成、剂量及煎服法：

黄芪 18g，人参 9g（另煎），白术 20g，当归 12g，熟地黄 12g，龙眼肉 12g，茯苓 20g，远志 9g，酸枣仁 20g，木香 9g，炙甘草 30g。

五剂，水煎服。日一剂，早晚分服。

西医治疗措施：

1. 病因治疗。
2. 铁剂治疗：常用的有琥珀酸亚铁和富马酸亚铁等。
3. 辅助治疗：铁剂疗效不显著者，加用维生素 E。
4. 适当补充高蛋白及含铁丰富的饮食。

【答案解析 2】

中医疾病诊断：崩漏；**中医证候诊断**：血热证（实热证）。

西医诊断：排卵障碍性异常子宫出血（无排卵型）。

西医诊断依据：

1. 既往月经紊乱病史 2 年。
2. 月经周期异常、行经期异常、出血量多。
3. 血常规：血红蛋白 112g/L。
4. B 超检查：子宫附件未见明显异常。

5.经前子宫内膜诊刮病理：子宫内膜简单型增生过长。

中医治法：清热凉血，止血调经。

方剂：清热固经汤。

药物组成、剂量及煎服法：

黄芩20g，焦栀子20g，生地黄20g，地骨皮12g，地榆20g，生藕节20g，阿胶12g（烊化），陈棕炭12g，龟甲30g（先煎），牡蛎30g（先煎），生甘草9g。

五剂，水煎服。日一剂，早晚分服。

西医治疗措施：

1.治疗原则：止血、调整周期。绝经过渡期患者以止血、调整周期、减少经量、防止子宫内膜病变为原则。

2.一般治疗：患者贫血应补充铁剂、维生素C、蛋白质。

3.药物治疗是功血的一线治疗。常采用性激素止血和调整月经周期。出血期可辅用促进凝血和抗纤溶药物，促进止血。止血常使用雄激素，调整月经周期使用雌、孕激素联合法。

4.手术治疗：①刮宫术。②子宫内膜切除术。③子宫切除术。

016号题

【病案（例）摘要1】

乔某，女，28岁。2019年3月18日就诊。

昨日晨起受凉后发热，微恶寒，汗出，头痛，咽痛，喷嚏，流黄涕，轻咳无痰，口渴。未经治疗，遂来就诊。

查体：T 38.9℃，P 82次/分，R 20次/分，BP 110/70mmHg。发育正常，急性病容，咽部充血，双侧扁桃体无肿大，双肺呼吸音清，未闻及干湿啰音。舌尖红，苔薄黄，脉浮数。

辅助检查：白细胞4.5×10^9/L，中性粒细胞百分比42%，淋巴细胞百分比56%。胸部X线片示：未见异常。

【病案（例）摘要2】

张某，女，48岁，已婚，工程师。2014年6月22日初诊。

患者既往月经正常，近期因工作压力大而导致月经紊乱，周期20～90天，经期5～20天，经量多。末次月经2014年6月10日，血色鲜红而质稠，烦躁，潮热，小便黄少，大便干结。

查体：T 36.6℃，P 72次/分，R 18次/分，BP 110/78mmHg。苔薄黄，脉细数。

辅助检查：血常规：血红蛋白92g/L。B超检查：子宫附件未见明显异常。经前子宫内膜诊刮病理：子宫内膜简单型增生过长。

【答题要求】

根据上述摘要，在答题卡上完成书面分析。

时间：50分钟。

【答案解析1】

中医疾病诊断： 感冒；**中医证候诊断：** 风热犯表证。

西医诊断： 急性上呼吸道感染。

西医诊断依据：

1. 发热伴头痛，咽痛1天。

2. 体温升高，急性病容，咽部充血，双侧扁桃体无肿大。

3. 中性粒细胞百分比42%，淋巴细胞百分比56%。

中医治法： 辛凉解表。

方剂： 银翘散加减。

药物组成、剂量及煎服法：

金银花20g，连翘20g，豆豉20g，荆芥20g，薄荷10g（后下），桔梗10g，牛蒡子20g，甘草6g，竹叶10g，芦根10g。

五剂，水煎服。每日一剂，早晚分服。

西医治疗措施：

1. 一般治疗：休息、戒烟、多饮水、保持室内空气流通。

2. 对症治疗：对乙酰氨基酚、银翘解毒片等。

3. 抗病毒药物治疗：利巴韦林、奥司他韦等。

【答案解析2】

中医疾病诊断： 崩漏；**中医证候诊断：** 血热证（虚热证）。

西医诊断： 排卵障碍性异常子宫出血（无排卵型）。

西医诊断依据：

1. 既往月经紊乱病史2年。

2. 月经周期异常、行经期异常、出血量多。

3. 血常规：血红蛋白92g/L。

4. B超检查：子宫附件未见明显异常。

5. 经前子宫内膜诊刮病理：子宫内膜简单型增生过长。

中医治法： 滋阴清热，止血调经。

方剂： 保阴煎合生脉散加阿胶。

药物组成、剂量及煎服法：

生地黄15g，熟地黄15g，芍药15g，山药15g，续断15g，黄芩12g，黄柏12g，生甘草9g，人参9g（另煎），麦冬20g，五味子12g，阿胶12g（烊化）。

五剂，水煎服。每日一剂，早晚分服。

017 号题

【病案（例）摘要 1】

杨某，男，50岁，已婚，农民。2020年2月13日初诊。

患者平素嗜酒。胃脘部疼痛20年，每因劳累、饮食不调发作或加重。先后服用吗丁啉、雷尼替丁、逍遥丸、三九胃泰等中西药治疗，效果不明显。7天前因劳累出现胃脘部隐痛，伴口燥咽干，五心烦热，大便干结，空腹时疼痛加重，进餐后疼痛消失或减轻，遂来诊。

查体：T 36.7℃，P 74次/分，R 18次/分，BP 120/75mmHg。神志清，体态偏瘦，舌质红，苔少，脉细。剑突下压痛。

辅助检查：胃镜示十二指肠球部发现一处0.3cm×0.8cm溃疡灶。

【病案（例）摘要 2】

赵某，女，39岁，已婚，农民。2020年1月14日初诊。

患者于2个月前行人流术，术后出现发热，带下增多，两侧少腹部痛，时作时止。近1个月下腹部胀痛及肛门坠胀发作加重，遂来就诊。现症：带下量多，少腹胀痛，拒按，经行腹痛，情志抑郁，经前乳胀发作加重，喜太息。末次月经2020年1月4日，持续6天，经来夹血块，血块得下则腹痛减。

查体：T 36.5℃，P 74次/分，R 20次/分，BP 100/70mmHg。下腹部无压痛，舌暗滞，有瘀点，苔薄，脉弦。

妇科检查：外阴发育正常，宫颈举痛，阴道可见脓性臭味分泌物。

【答题要求】

根据上述摘要，在答题卡上完成书面分析。

时间：50分钟。

【答案解析 1】

中医疾病诊断：胃痛；**中医证候诊断**：胃阴不足证。

西医诊断：消化性溃疡（十二指肠球部溃疡）。

西医诊断依据：

1. 有胃脘部隐痛症状，空腹时疼痛加重，进餐后疼痛消失或减轻。

2. 体格检查有剑突下压痛。

3. 胃镜：十二指肠球部发现一处0.3cm×0.8cm溃疡灶。

中医治法：健脾养阴，益胃止痛。

方剂：益胃汤加减。

药物组成、剂量及煎服法：

北沙参 10g，玉竹 15g，麦冬 10g，当归 10g，生地黄 30g，枸杞子 12g，芍药 30g，甘草 9g。

五剂，水煎服。每日一剂，早晚分服。

西医治疗措施：

1. 完善相关检查，规律饮食，忌食刺激性食物，戒酒，休息。
2. HP（+）者行根除 HP 治疗。
3. 抑制胃酸，保护胃黏膜，避免用引起溃疡的药物，如 NSAIDs。
4. 必要时手术治疗。

【答案解析 2】

中医疾病诊断：带下病或妇人腹痛；**中医证候诊断：**气滞血瘀证。

西医诊断：盆腔炎性疾病后遗症。

西医诊断依据：

1. 2 个月前有人流术病史。
2. 典型临床表现：腹痛、带下量多异常。
3. 妇科检查：外阴发育正常，宫颈举痛，阴道可见脓性臭味分泌物。

中医治法：理气活血，消癥散结。

方剂：膈下逐瘀汤加减。

药物组成、剂量及煎服法：

五灵脂 6g（炒），当归 9g，川芎 6g，桃仁 9g（研泥），丹皮 6g，赤芍 6g，乌药 6g，元胡 3g，甘草 9g，香附 5g，红花 5g，枳壳 5g。

五剂，水煎服。每日一剂，早晚分服。

西医治疗措施：

1. 药物治疗联合足量应用敏感抗生素。
2. 手术：有脓肿形成，用药物 3 天以上热不退，中毒症状加重。
3. 物理疗法：炎症后期，可用短波、超短波、离子透入、蜡疗等。

018 号题

【病案（例）摘要 1】

周某，女，47 岁，干部。2020 年 4 月 18 日就诊。

患者于 2 年前因卧室潮湿，发现双腕、指关节及踝足关节肿胀、疼痛，未治疗。1 年后出现四肢小关节畸形并僵硬，肌肉萎缩，关节活动受限，曾用激素治疗 3 个月无明显疗效，且病情逐渐加重，生活不能自理，关节疼痛剧烈，夜不安眠。近 2 个月来又恶风、自汗加重，故来诊。患者既往健康，否认肝炎、结核等传染病病史及密切接触史，无先天性心脏病、外伤手术史及食物过敏史。否认药物过敏史及长期服药史。无家族遗传染病及传染病史。

查体：T 36.5℃，P 80次/分，R 16次/分，BP 120/75mmHg。一般情况可，皮肤黏膜无黄染，未发现风湿结节。舌质淡，苔薄白，脉沉弱。四肢大小关节不同程度肿胀，双腕关节已强直，功能丧失，双手指关节呈梭状畸形，膝关节呈鹤膝样，四肢肌肉萎缩。余无明显阳性体征。

辅助检查：血沉50mm/h，抗链"O"700U，类风湿因子（+）。X线示双手关节纤维性和骨性强直。

【病（案）例摘要2】

刘某，女，30岁，已婚，演员。2019年3月16日初诊。

患者1年前人流手术后，逐渐出现白带增多，伴下腹痛，未经治疗。末次月经2019年3月4日，持续6天。现症：带下量多，下腹疼痛，痛连腰骶，经行加重，经量多，有块，精神不振，疲乏无力，食少纳呆。

查体：T 36.5℃，P 79次/分，R 18次/分，BP 120/80mmHg。下腹压痛，无肌紧张及反跳痛。舌体暗红，有瘀点，苔白，脉弦涩无力。

妇科检查：阴道分泌物量多，色白，子宫后倾，有压痛，活动不良，两侧附件增厚，压痛，子宫骶骨韧带压痛。

辅助检查：子宫两侧可见包块。

【答题要求】

根据上述摘要，在答题卡上完成书面分析。

时间：50分钟。

【答案解析1】

中医疾病诊断：痹证；**中医证候诊断**：肝肾亏损，邪痹筋骨证。

西医诊断：类风湿关节炎。

西医诊断依据：

1. 双腕、指关节及踝足关节肿胀疼痛2年余，四肢小关节畸形而僵硬，肌肉萎缩，关节活动受限1年，恶风、自汗加重2个月。

2. 四肢大小关节不同程度肿胀，双腕关节已强直，功能丧失；双手指关节呈梭状畸形，膝关节呈鹤膝样，四肢肌肉萎缩。

3. 血沉50mm增快，抗链"O"700U升高，类风湿因子（+）。

4. X线示双手关节纤维性和骨性强直。

中医治法：益肝肾，补气血，祛风湿，通经络。

方剂：独活寄生汤加减。

药物组成、剂量及煎服法：

独活 9g，桑寄生 6g，杜仲 6g，牛膝 6g，细辛 3g，秦艽 6g，茯苓 6g，肉桂 6g，防风 6g，川芎 6g，人参 6g（另煎），甘草 6g，当归 6g，芍药 6g，干地黄 6g。

七服，水煎服。每日一剂，早晚分服。

西医治疗措施：

1. 非甾体抗炎剂（NSAIDs）：常用的有阿司匹林、消炎痛、丙酸衍生物、吡罗昔康及肾上腺皮质激素。

2. 慢作用药物（SAARDs）：包括改善病情药（DMARDs）、细胞毒性药及雷公藤制剂。

3. 糖皮质激素。

4. 必要时行外科手术。

【答案解析2】

中医疾病诊断：带下病或妇人腹痛；**中医证候诊断：**气虚血瘀证。

西医诊断：盆腔炎性疾病后遗症。

西医诊断依据：

1. 1年前有人流术史。

2. 典型临床表现：腹痛连及腰骶部、带下量多异常。查体下腹压痛，无肌紧张及反跳痛。

3. 妇科检查：阴道分泌物量多，色白，子宫后倾，有压痛，活动不良，两侧附件增厚、压痛，子宫骶骨韧带压痛。

4. 辅助检查：子宫两侧可见包块。

中医治法：益气健脾，化瘀散结。

方剂：理冲汤加减。

药物组成、剂量及煎服法：

熟地黄 9g，白芍 9g，川芎 6g，人参 9g（另煎），当归 20g，生黄芪 20g，党参 6g，莪术 9g，三棱 9g。

西医治疗措施：

1. 药物治疗联合足量应用敏感抗生素。

2. 手术：有脓肿形成，用药物 3 天以上热不退，中毒症状加重。

3. 物理疗法：炎症后期，可用短波、超短波、离子透入、蜡疗等。

019 号题

【病案（例）摘要1】

郭某，男，44岁，已婚，干部。2020年8月31日初诊。

患者 2 天前劳累后出现恶心、呕吐，呕吐物为胃内容物，无咖啡样物，呕吐为非喷射状，伴胸闷腹胀，神疲畏寒，并出现全身皮肤及双眼黄染，遂前来就诊。现症见：全身皮肤及巩膜黄染，神疲乏力，伴恶心、呕吐，小便呈浓茶色，无腹痛、腹泻，无陶土便与黑便。既往体健，无肝炎、结核病病史及药物过敏史。

查体：T 37.2℃，P 85 次 / 分，R 20 次 / 分，BP130/85mmHg。舌红，舌苔厚腻微黄，脉象濡数。右上腹轻压痛，无反跳痛。

辅助检查：血常规：WBC 5.5×10^9/L，N 55.8%，L 44.2%，RBC 5.5×10^{12}/L，Hb167g/L。肝功能：ALT 587U/L，TBIL 192.1μmol/L。

【病案（例）摘要 2】

庞某，女，29 岁，已婚，干部。2019 年 12 月 31 日初诊。

患者平素月经正常，曾经多次流产，并有输卵管炎病史，素体虚弱。末次月经 2019 年 11 月 18 日。5 天前阴道少量出血，较平日月经量明显减少，色暗红，淋漓至今，自觉恶心欲呕，1 天劳累后出现右侧腹部隐痛。

查体：T 36.6℃，P 84 次 / 分，BP 110/80mmHg。右侧下腹部压痛（+），脉弦滑无力。

妇科检查：阴道可见暗红色分泌物，子宫体软、稍大，右侧附件区可触及软性包块，压痛（+）。

辅助检查：血 HCG 1790U/L。B 超：宫腔内未见孕囊，右侧附件区可见一大小约 3cm×3cm 包块。

【答题要求】

根据上述摘要，在答题卡上完成书面分析。

时间：50 分钟。

【答案解析1】

中医疾病诊断：黄疸；**中医证候诊断**：阳黄。

西医诊断：病毒性肝炎（急性黄疸型）。

西医诊断依据：

1. 年轻男性，急性起病。

2. 全身皮肤及巩膜黄染，小便呈浓茶色，神疲乏力，伴恶心、呕吐。

3. 查体：T 37.2℃，全身皮肤及巩膜黄染，右上腹轻微压痛，无反跳痛。

4. 血常规：WBC 5.5×10^9/L，N 55.8%，L 44.2%，RBC 5.5×10^{12}/L，Hb167g/L。肝功能：ALT 587U/L，TBIL 192.1μmol/L。

中医治法：清热解毒，利湿退黄。

方剂：茵陈蒿汤合甘露消毒丹加减。

药物组成、剂量及煎服法：

飞滑石 30g（包煎），淡黄芩 15g，茵陈 30g，藿香 12g，连翘 12g，石菖蒲 18g，白蔻 12g，薄荷 12g，木通 15g，射干 12g，川贝母 15g，茵陈蒿 12g，大黄 12g，炒栀子 12g。

五剂，水煎服。日一剂，早晚分服。

西医治疗措施：

1. 休息，营养支持。
2. 抗病毒，保肝利胆。
3. 抗感染，抗炎。
4. 调节免疫。
5. 对症治疗。

【答案解析 2】

中医疾病诊断： 癥瘕；**中医证候诊断：** 未破损期。

西医诊断： 异位妊娠。

西医诊断依据：

1. 曾经多次流产，并有输卵管炎病史。
2. 典型临床表现：停经、腹痛，阴道出血。
3. 妇科检查：阴道可见暗红色分泌物，子宫体软、稍大，右侧附件区可触及软性包块，压痛（+）。
4. 辅助检查：血 HCG 1790U/L。
5. B 超：宫腔内未见孕囊，右侧附件区可见一大小约 3cm×3cm 包块。

中医治法： 活血化瘀，消癥杀胚。

方剂： 宫外孕Ⅱ号方。

药物组成、剂量及煎服法：

丹参 20g，赤芍 20g，桃仁 9g，三棱 6g，莪术 6g，紫草 12g，蜈蚣 2 条，水蛭 12g，天花粉 15g。

西医治疗措施：

1. 药物治疗：主要适用于早期输卵管妊娠、要求保留生育能力的年轻患者。可采用化学药物治疗或米非司酮治疗、中医中药治疗。若药物治疗后病情无改善甚至加重，应改用手术治疗。
2. 手术治疗：适用于已破裂期（腹腔内大量出血、出现休克），或不稳定型，或药物治疗失败者。

020 号题

【病案（例）摘要1】

丁某，女，49 岁，已婚，农民。2019 年 12 月 17 日初诊。

患者反复突发意识不清，伴四肢抽搐1年，发作时口中有声，口吐白沫，每次约5分钟意识恢复。近1个月发作频繁，收住院进一步治疗。现症：突发意识不清伴四肢抽搐时有发生。平时头晕目眩，两目干涩，心烦失眠，腰膝酸软。

查体：T 36℃，P 90次/分，R 20次/分，BP 110/70mmHg。发作时查体见意识不清，四肢抽搐，面唇发绀，瞳孔散大，对光反射消失，呼吸时有中断，双肺闻及痰鸣音，深、浅反射消失。舌红少苔，脉细数。

辅助检查：脑电图可见棘波、尖波。头颅CT：未见异常。

【病案（例）摘要2】

傅某，女，3岁。2012年12月10日初诊。

患儿5天前无明显诱因出现发热、咳嗽，经服"感冒药"治疗效果不明显。现患儿发热，咳嗽喘促，面赤气粗，口渴，鼻扇，唇红而干，喉间痰鸣，痰多而稠，舌质红，苔黄而腻，脉滑数。既往体健。

查体：T 39℃，急性病容，面色赤，神清，呼吸急促，唇红而干，精神欠佳，胸部对称，无畸形，两肺呼吸音粗，右下肺有少量细湿啰音，心尖冲动位置及心浊音界正常，P 135次/分，心律齐，未闻及明显杂音，腹部平软，无压痛、反跳痛及包块。

辅助检查：X线检查示肺纹理增多、紊乱，肺部透亮度增强，可见小片状、斑片状阴影。血常规：WBC 7.5×10^9/L，N 60.6%。

【答题要求】

根据上述摘要，在答题卡上完成书面分析。

时间：50分钟。

【答案解析1】

中医疾病诊断：痫证；**中医证候诊断**：肝肾阴虚证。

西医诊断：癫痫。

西医诊断依据：

1. 反复突发意识不清，伴四肢抽搐，发作时口中有声，口吐白沫，醒后如常。

2. 查体：深、浅反射消失。

3. 辅助检查：脑电图可见棘波、尖波。

中医治法：补益肝肾，育阴息风。

方剂：左归丸加减。

药物组成、剂量及煎服法：

熟地黄24g，山药12g（炒），枸杞子12g，山茱萸12g，川牛膝12g（酒洗，蒸熟），制菟丝子12g，鹿胶12g（敲碎，炒珠，烊化），龟胶12g（切碎，炒珠，烊化）。

七剂，水煎服。每日一剂，早晚分服。

西医治疗措施：

1. 药物治疗

（1）GTCS 首选药物为苯妥英钠、卡马西平，次选丙戊酸钠。

（2）典型失神发作及肌阵挛发作首选丙戊酸钠，次选乙琥胺、氯硝西泮；非典型失神发作首选乙琥胺或丙戊酸钠，次选氯硝西泮。

（3）部分性发作和继发全面性发作首选卡马西平，其次为苯妥英钠、丙戊酸钠或苯巴比妥。

（4）儿童肌阵挛发作首选丙戊酸钠，其次为乙琥胺或氯硝西泮。

2. 神经外科治疗

（1）手术治疗的适应证：①难治性癫痫：患病时间较长，并经正规抗痫药治疗 2 年以上无效或痫性发作严重而频繁。②癫痫灶不在脑的主要功能区，且手术易于到达；术后不会遗留严重神经功能障碍。③脑器质性病变所致的癫痫，可经手术切除病变者。

（2）常用方法：前颞叶切除术，选择性杏仁核、海马切除术，癫痫病灶切除术，大脑半球切除术等。脑立体定向毁损术等方法对难治性癫痫有一定的疗效。

【答案解析 2】

中医疾病诊断： 肺炎喘嗽；**中医证候诊断：** 痰热闭肺证。

西医诊断： 小儿肺炎。

西医诊断依据：

1. 3 岁幼儿，急性起病，冬季发病。

2. 以发热、咳嗽、痰多、喘促、鼻扇为主症。

3. 肺部有细湿性啰音。

4. 血常规检查：白细胞计数及中性粒细胞不高，示病毒感染可能性大。

5. X 线检查：肺纹理增多、紊乱，肺部透亮度增强，可见小片状、斑片状阴影。

中医治法： 清热涤痰，开肺定喘。

方剂： 五虎汤合葶苈大枣泻肺汤加减。

药物组成、剂量及煎服法：

炙麻黄 3g，生石膏 20g（先煎），杏仁 6g（后下），前胡 6g，虎杖 6g，黄芩 6g，桑白皮 6g，苏子 6g，葶苈子 6g，制胆南星 5g，细辛 15g，生甘草 3g。

五剂，水煎服。每日一剂，早晚分服。

西医治疗措施：

1. 病因治疗：抗感染治疗，根据检验结果选择敏感抗生素或抗病毒药物。

2. 对症治疗：氧疗。保持呼吸道通畅，使用祛痰剂、支气管解痉剂。低钾血症时补钾。中毒性肠麻痹时，应禁食，胃肠减压，应用酚妥拉明。

3. 有适应证时应用糖皮质激素，可选用琥珀酸氢化可的松或地塞米松。

4. 治疗并发症。

021号题

【病案（例）摘要1】

李某，女，70岁，退休职员。2020年2月18日初诊。

患者1天前不慎摔倒，右手着地，当时即感疼痛，不敢活动，今日来我院就诊。

查体：右手腕部肿胀、压痛，活动度因疼痛无法测得，可见餐叉样畸形，可及骨擦音及骨擦感。舌质暗红，少苔，脉弦数。腕关节侧位X线片：桡骨远端可见一骨折线，骨折远端向背侧分离。

【病案（例）摘要2】

陈某，女，8岁。2020年1月9日初诊。

2天前患儿出现发热，鼻塞流涕，偶咳，自服感冒冲剂效果不佳，1天前出现头面部及胸背部皮疹、瘙痒，部分结痂。

查体：T 38.2℃，P 96次/分，R 24次/分。精神可，面红润，躯干部可见散在红色丘疹及疱疹，疱浆清亮，少许结痂，全身淋巴结无肿大，咽充血，双侧扁桃体Ⅰ度肿大，心肺未见异常，腹软，肝脾未触及。舌质淡，苔薄白，脉浮数。

辅助检查：白细胞 $4.6×10^9/L$，中性粒细胞百分比45%，淋巴细胞百分比53%。

【答题要求】

根据上述摘要，在答题卡上完成书面分析。

时间：50分钟。

【答案解析1】

中医疾病诊断：骨折；**中医证候诊断**：气血瘀滞证。

西医诊断：桡骨下端骨折（伸直型）。

西医诊断依据：

1. 患者1天前不慎摔倒，右手着地，当时即感疼痛。

2. 右手腕部肿胀、压痛，活动度因疼痛无法测得，可见餐叉样畸形，可及骨擦音及骨擦感。

3. 腕关节侧位X线片：桡骨远端可见一骨折线，骨折远端向背侧分离。

中医治法：补益气血，活血化瘀。

方剂：补阳还五汤加减。

药物组成、剂量及煎服法：

生黄芪30g，当归20g，川芎12g，桃仁15g，红花15g，赤芍12g，地龙12g，三七3g（冲服），续断15g，血竭9g。

五剂，水煎服。每日一剂，早晚分服。

西医治疗措施：

1. 依据 X 线片行手法整复，夹板固定。

2. 接骨七厘片内服。

3. 定期复查，不适随诊。

【答案解析 2】

中医疾病诊断： 水痘；**中医证候诊断：** 邪郁肺卫证。

西医诊断： 水痘。

西医诊断依据：

1 冬春季发病，有水痘接触史。

2 初起有发热、咳嗽、流涕等上呼吸道感染症状，其后颜面、躯干分批出现斑丘疹、水疱、结痂。

3 周围血白细胞计数正常或稍低，淋巴细胞相对增高。

中医治法： 疏风清热，解毒利湿。

方剂： 银翘散加减。

药物组成、剂量及煎服法：

连翘 20g，金银花 12g，苦桔梗 9g，薄荷 3g（后下），竹叶 9g，生甘草 5g，芥穗 9g，淡豆豉 9g，牛蒡子 9g。

五剂，水煎服。每日一剂，早晚分服。

西医治疗措施：

1. 对症治疗：皮肤瘙痒可应用含 0.25% 冰片的炉甘石洗剂或 5% 碳酸氢钠溶液局部涂擦。

2. 抗病毒治疗：对重症或有并发症或免疫功能受损的患者应及早使用抗病毒药。首选阿昔洛韦。

3. 继发皮肤细菌感染时加用抗菌药物。糖皮质激素对水痘病程有不利影响，可导致病毒播散，应禁用。

022 号题

【病案（例）摘要 1】

孙某，男，40 岁，职员。2020 年 2 月 18 日初诊。

长期从事伏案工作，半年前出现颈项部僵硬疼痛及左上肢放射痛，每于受凉及劳累后加重。半月前因受凉，颈项、左上肢疼痛加重。现颈项部僵硬疼痛，转颈活动受限，左上肢放射痛。遇寒加重，热敷后疼痛减轻，睡眠差，饮食尚可，大小便正常。

查体：臂丛神经牵拉实验阳性，椎间孔挤压试验阳性。颈椎 X 线检查：颈椎生理曲度变直，$C_{4\sim7}$ 椎体边缘增生，椎间隙变窄。舌淡红，苔白，脉弦紧。

【病案（例）摘要2】

张某，女，28岁。2020年11月26日初诊。

患者于3天前感觉左乳房胀满、疼痛，逐渐加重，左乳房外侧红肿、触痛，范围约核桃大小，未予以处理。昨日开始壮热不退，肿块逐渐增大，皮肤焮红灼热，疼痛剧烈，呈持续性搏动性疼痛，患部拒按。伴口渴喜饮，食欲减退。患者为初产妇，产后26天，哺乳中。既往体健，无乳腺疾病病史。

查体：T 39.1℃，P 90次/分，R 20次/分，BP120/80mmHg。发育营养良好，心肺及腹部检查未见异常。乳房检查：左乳房外侧明显红肿，边界不清，范围不清，约4cm×4cm，触痛，波动感（-）。左乳头、皮肤未见明显破损。左腋窝可触及质韧淋巴结1枚，约1.5cm×1cm，轻度触痛。右侧乳房及腋窝未见异常。舌质红，苔黄腻，脉弦数。

实验室检查：Hb 120g/L，WBC $15.8×10^9$/L，N 86%。

【答题要求】

根据上述摘要，在答题卡上完成书面分析。

时间：50分钟。

【答案解析1】

中医疾病诊断：痹证；**中医证候诊断**：风寒湿阻证。

西医诊断：颈椎病（神经根型）。

西医诊断依据：

1. 长期从事伏案工作，半年前出现颈项部僵硬疼痛及左上肢放射痛，每于受凉及劳累后加重。

2. 臂丛神经牵拉实验阳性，椎间孔挤压试验阳性。

3. X线检查：颈椎生理曲度变直，$C_{4\sim7}$椎体边缘增生，椎间隙变窄。

中医治法：祛风除湿，温经通络。

方剂：羌活胜湿汤加减。

药物组成、剂量及煎服法：

羌活10g，独活10g，白芷10g，升麻6g，葛根20g，苍术10g，白术10g，白芍10g，防风10g，川芎6g，蔓荆子10g，藁本12g，甘草9g。

七剂，水煎服。日一剂，早晚分服。

西医治疗措施：

1. 可使用非甾体类抗炎药、肌肉松弛剂及镇静剂对症治疗。

2. 局部有固定且范围较小的压痛时，可局部封闭治疗。

3. 手术治疗。适应证：①各型颈椎病经严格的非手术治疗无效，症状严重者。②神经根与脊髓压迫症状逐渐加重或反复发作者。

常用术式：①前路椎间盘及骨刺切除、椎体间植骨融合术：主要适用于神经根型和脊髓型颈椎病。②侧方减压和椎间融合术：主要适用于椎动脉型和神经根型颈椎病。③颈椎后路减压术或椎管扩大术：适用于经前路手术后效果不佳，多节段椎管狭窄者。

【答案解析2】

中医疾病诊断：乳痈；**中医证候诊断**：热毒炽盛证。

西医诊断：急性乳腺炎。

西医诊断依据：

1. 患者为初产妇，产后26天。

2. 典型临床表现：发热，左乳房肿块红、肿、热、痛。

3. 查体：乳房肿块，伴同侧腋窝淋巴结肿大。

4. 血常规白细胞升高，中性粒细胞增多，提示感染。

中医治法：清热解毒，托里透脓。

方剂：瓜蒌牛蒡汤合透脓散。

药物组成、剂量及煎服法：

瓜蒌仁20g，牛蒡子12g，花粉15g，生栀子12g，连翘12g，皂刺12g，金银花20g，甘草9g，陈皮12g，青皮12g，柴胡9g，生黄芪30g，川芎9g，当归12g，穿山甲12g。

五剂，水煎服。每日一剂，早晚分服。

西医治疗措施：

1. 一般治疗

（1）患乳暂停哺乳，用吸乳器定时吸出乳汁，促使乳汁排出通畅，勿使淤积。

（2）用胸罩托起乳房，患部行湿热敷，每次20～30分钟，每日3～4次。应用淡盐温开水清洁乳头。

2. 西医治疗

（1）应用足量广谱抗菌药物。可选用青霉素、红霉素、头孢类抗生素等。

（2）脓肿形成后，宜及时切开排脓。

023号题

【病案（例）摘要1】

董某，男，45岁，已婚，职员。2020年7月9日初诊。

患者上腹疼痛反复发作2年，未系统治疗。现症：胃脘灼热胀痛，嘈杂，脘腹痞闷，口干口苦，渴不欲饮，不思饮食，身重肢倦，尿黄，大便不爽。

查体：T 36.5℃，P 80次/分，R 15次/分，BP 130/80mmHg。全腹软，剑突下压痛，无肌紧张及反跳痛，墨菲征（-），麦氏点无压痛。舌质红，苔黄腻，脉滑。

辅助检查：腹部B超示未见异常。胃镜示胃窦黏膜充血、水肿，红白相间，黏膜粗糙不平，可见小灶性糜烂，幽门螺杆菌检查（+）。

【病案（例）摘要2】

孙某，女，5岁。2020年1月19日初诊。

患儿4天前受凉后出现喷嚏，流涕，咳嗽，家长未予重视，自服急支糖浆治疗，昨日起患儿咳嗽加重，出现发热、气喘，遂来就诊。现症：发热，咳嗽，气喘，喉间痰鸣，气急鼻扇，涕泪俱无，鼻孔干燥，面赤唇红，烦躁口渴，小便短黄，大便秘结。

查体：T 39.3℃，P 130次/分，R 30次/分。急性病容，口唇轻微发绀，咽部充血，扁桃体肿大Ⅱ度，双肺呼吸音粗，右下肺可闻及湿啰音，心率130次/分，律齐，腹部检查无明显异常。舌红而干，舌苔黄，脉滑数。

辅助检查：血常规：白细胞$16.5×10^9$/L，中性粒细胞百分比78%，淋巴细胞百分比20%。胸部X线片：右下肺可见斑片状阴影。

【答题要求】

根据上述摘要，在答题卡上完成书面分析。

时间：50分钟。

【答案解析1】

中医疾病诊断： 胃痛；**中医证候诊断：** 脾胃湿热证。

西医诊断： 慢性浅表性胃炎。

西医诊断依据：

1. 症状：胃脘灼热胀痛，嘈杂，脘腹痞闷反复发作。

2. 查体：剑突下压痛，无肌紧张及反跳痛，墨菲征（－），麦氏点无压痛。

3. 腹部B超：未见异常。胃镜示胃窦黏膜充血、水肿，红白相间，黏膜粗糙不平，可见小灶性糜烂，幽门螺杆菌检查（+）。

中医治法： 清利湿热，醒脾化浊。

方剂： 三仁汤加减。

药物组成、剂量及煎服法：

杏仁（后下）、白蔻仁、通草、法半夏、竹茹、藿香各10g，厚朴、薏苡仁、滑石（包煎）各20g。

西医治疗措施：

1. 根除幽门螺杆菌：可改善胃黏膜组织学、预防消化性溃疡、可能降低胃癌发生的危险性及消化不良症状。特别适用于：①伴有胃黏膜糜烂、萎缩及肠化生、异常增生。②有明显症状，常规治疗疗效差。③有胃癌家族史。

多主张联合用药，目前推荐方案有三联疗法和四联疗法。四联疗法为质子泵抑制剂与铋剂合用，再加上任两种抗生素。

2. 不良症状的治疗：①饱胀为主要症状者予胃动力药，如胃复安、吗丁啉、西沙必利。②有恶性贫血时，给予维生素 B_{12} 肌注。③胃痛明显可用抑酸分泌药物（H_2 受体拮抗剂，H_2-RA；质子泵抑制剂，PPI）或碱性抗酸药（氢氧化铝等）。

3. 黏膜保护药：适用于有胃黏膜糜烂、出血或症状明显者。药物有胶体次枸橼酸铋、硫糖铝等。

4. 异型增生的治疗：定期随访，预防性手术（内镜下胃黏膜切除术）。

【答案解析2】

中医疾病诊断：肺炎喘嗽；**中医证候诊断：**毒热闭肺证。

西医诊断：小儿肺炎。

西医诊断依据：

1. 根据临床有发热、咳嗽、气促或呼吸困难表现。

2. 双肺呼吸音粗，右下肺可闻及湿啰音。

3. 血常规：白细胞 $16.5×10^9$/L，中性粒细胞百分比 78%，淋巴细胞百分比 20%。

4. 胸部 X 线片：右下肺可见斑片状阴影。

中医治法：清热解毒，泻肺开闭。

方剂：黄连解毒汤合麻杏石甘汤加减。

药物组成、剂量及煎服法：

黄芩 9g，黄连 4.5g，黄柏 9g，炒山栀 6g，蜜炙麻黄 3g，石膏 10g（先煎），杏仁 3g（后下），甘草 6g。

五剂，水煎服。日一剂，早晚分服。

西医治疗措施：

1. 病因治疗：针对病原体选择敏感药物，肺炎球菌首选青霉素；金葡菌使用甲氧西林；流感嗜血杆菌选用阿莫西林加克拉维酸；大肠杆菌选用头孢曲松；肺炎支原体、衣原体选用红霉素、罗红霉素。

2. 对症治疗：氧疗，维持呼吸道通畅，水、电解质平衡。

3. 必要时应用糖皮质激素。

4. 注意治疗并存症和并发症。

024 号题

【病案（例）摘要1】

郭某，女，65岁，已婚，退休工人。2020年11月22日初诊。

患者10余年前于劳累后感觉心悸、胸胁满闷，并逐渐出现夜间卧位则心悸加重，需坐起后得以缓解。近日气温骤降，上述症状加重。症见：夜间不能平卧，心悸气短，倦怠乏力，活动后加重，下肢水肿，尿少，口唇青紫，胁下痞块。

查体：T 37.8℃，P 110次/分，R 26次/分，BP 130/70mmHg。慢性病容，半卧位，颈静脉怒张；两下肺闻及细湿啰音；心尖波动弥散；心浊音界向两侧扩大，以左下为主；心率110次/分，闻及早搏10次/分，各瓣膜听诊区未闻及杂音；肝肋下8cm；肝-颈静脉回流征阳性；下肢凹陷性水肿。舌紫暗，苔薄白，脉细涩。

辅助检查：心电图示窦性心动过速，频发房性早搏，T波低平。

胸部X线片：心影普遍增大，两肺明显淤血征象，肺动脉圆锥突出。

【病案（例）摘要2】

患儿，女，6岁。2020年4月18日初诊。

发热2天，体温高达40℃，发热时无汗，两耳下肿大疼痛，头痛，无咳嗽咳痰，无流涕，口渴，大便日一行，小便微黄，食欲欠佳，吞食则腮痛，昨日鼻衄一次，色鲜红，量多，经外院青霉素、退烧药等治疗，热势如初。

查体：T 40.3℃，P 95次/分，R 22次/分，BP 125/75mmHg。面色红赤，无汗，两腮肿大，约4cm×4cm，压痛明显。舌边尖红，苔白，脉浮数。

辅助检查：血常规：WBC $8.1×10^9$/L，N 40%，L 53%，Hb 119g/L。S抗体76%。

【答题要求】

根据上述摘要，在答题卡上完成书面分析。

时间：50分钟。

【答案解析1】

中医疾病诊断：心悸；**中医证候诊断**：气虚血瘀证。

西医诊断：慢性心力衰竭（全心衰）。

西医诊断依据：

1. 既往有劳累后感觉心悸、胸胁满闷，并逐渐出现夜间卧位则心悸加重，需坐起后得以缓解病史。

2. 典型临床表现：夜间不能平卧，心悸气短，倦怠乏力，活动后加重，下肢水肿，尿少，口唇青紫，胁下痞块。

3. 查体：静脉怒张；两下肺闻及细湿啰音；心尖波动弥散；心浊音界向两侧扩大，以左下为主；心率110次/分，闻及早搏10次/分，各瓣膜听诊区未闻及杂音；肝肋下8cm；肝-颈静脉回流征阳性；下肢凹陷性水肿。

4. 辅助检查：心电图示窦性心动过速，频发房性早搏，T波低平。

5. 胸部X线片：心影普遍增大，两肺明显淤血征象，肺动脉圆锥突出。

中医治法：养心补肺，益气活血。

方剂：保元汤合桃红饮加减。

药物组成、剂量及煎服法：

黄芪30g，人参9g（另煎），甘草6g，官桂1.5g（后下），桃仁9g，红花9g，当归尾 9g，川芎 9g，威灵仙 9g。

西医治疗措施：

1. 一般治疗

（1）去除或缓解基本病因。

（2）去除诱发因素：控制感染，治疗心律失常，纠正贫血、电解质紊乱。

（3）改善生活方式，干预心血管损害的危险因素：控制高血脂、高血压、糖尿病、戒烟、戒酒，肥胖患者减轻体重。饮食宜低盐、低脂。预防感染。

（4）密切观察病情演变及定期随访。

2. 药物治疗：抑制神经内分泌激活，改善血流动力学，其他药物。

3. 非药物治疗：心脏再同步化治疗，埋藏式心律转复除颤器，手术治疗。

【答案解析2】

中医疾病诊断：痄腮；**中医证候诊断：**邪犯少阳证。

西医诊断：流行性腮腺炎。

西医诊断依据：

1. 高热 2 天，两耳下肿大疼痛，头痛，吞食则腮痛。

2. 查体面色红赤，无汗，两腮肿大，约 4cm×4cm，压痛明显。

3. 辅助检查：血常规：WBC $8.1×10^9$/L，N 40%，L 53%，Hb 119g/L。S 抗体 76%。

中医治法：疏风清热，消肿散结。

方剂：柴胡葛根汤加减。

药物组成、剂量及煎服法：

柴胡 6g，葛根 10g，黄芩 6g，牛蒡子 6g，桔梗 6g，金银花 6g，连翘 6g，板蓝根 9g，夏枯草 6g，赤芍 6g，僵蚕 6g。

五剂，水煎服。每日一剂，早晚分服。

西医治疗措施：

1. 对高热患儿可采用物理降温或使用解热药。

2. 严重头痛和并发睾丸炎者可酌情使用止痛药。

3. 合并睾丸炎时，用丁字带托住阴囊。

4. 对并发脑膜脑炎、心肌炎的患儿可短期应用氢化可的松，每日 5mg/kg，静脉滴注。

5. 合并胰腺炎时应禁食，静脉输液加用抗生素，也可使用干扰素。

025 号题

【病案（例）摘要1】

患儿，女，4 岁。2020 年 11 月 5 日初诊。

患儿2周前出现腹泻，每日10余次，呈稀水样，自服止泻药，症状略有缓解，现腹泻，每日3～4次，大便清稀，完谷不化，睡时露睛，胃寒，四肢欠温，小便正常。

查体：T 36.5℃，P 110次/分，R 35次/分。精神略差，面色白，皮肤弹性可，未见异常，舌淡，苔白，脉细弱。

辅助检查：血常规：白细胞 $8.5×10^9$/L，中性粒细胞百分比55%。大便常规正常。

【病案（例）摘要2】

徐某，男，27岁，职员。2020年2月18日初诊。

1年前无明显诱因出现腰腿痛，经针灸、推拿好转。2个月前因受凉腰痛加重，并放射至左小腿外侧及脚背，行走不便，每逢阴雨天气及受凉劳累后加重，热敷后可减轻，饮食尚可，睡眠一般，大小便正常。

检查：左侧腰3～5棘突旁肌肉紧张，压痛明显，并向左下肢放射，左侧直腿抬高试验30°阳性。腰CT示"$L_{3～4}$、$L_{4～5}$椎间盘突出"。舌质淡红，苔白腻，脉沉。

【答题要求】

根据上述摘要，在答题卡上完成书面分析。

时间：50分钟。

【答案解析1】

中医疾病诊断：泄泻。**中医证候诊断**：脾肾阳虚证。

西医诊断：小儿腹泻病。

西医诊断依据：

1. 大便次数增多，日10余次，粪质稀薄。

2. 血常规：白细胞 $8.5×10^9$/L，中性粒细胞百分比55%。大便常规正常。

中医治法：温补脾肾，固涩止泻。

方剂：附子理中汤合四神丸加减。

药物组成、剂量及煎服法：

附子3g（先煎），人参3g（另煎），白术6g，干姜3g，补骨脂6g，五味子6g，肉豆蔻6g，吴茱萸6g，甘草3g。

五剂，水煎服。日一剂，早晚分服。

西医治疗措施：

1. 原则：预防纠正脱水，调整饮食，合理用药，预防并发症。

2. 液体疗法：纠正水、电解质紊乱及酸碱失衡，口服补液盐或静脉补液。

3. 药物治疗：控制感染，微生态疗法，肠黏膜保护剂，补锌。

【答案解析2】

中医疾病诊断：腰痛；**中医证候诊断**：寒湿腰痛。

西医诊断：腰椎间盘突出症（神经根型）。

西医诊断依据：

1. 每逢阴雨天气及受凉劳累后加重，热敷后可减轻。

2. 检查：左侧腰 3～5 棘突旁肌肉紧张，压痛明显，并向左下肢放射，左侧直腿抬高试验 30°阳性。

3. 腰 CT 示"$L_{3\sim4}$、$L_{4\sim5}$ 椎间盘突出"。

中医治法： 散寒行湿，温经通络。

方剂： 大活络丹。

使用剂量及服用方法： 6g，每日 2 次，黄酒送服。

西医治疗措施：

1. 以手法治疗为主，施以理筋手法。

2. 牵引治疗。

3. 针灸治疗。

4. 封闭治疗。

5. 西药治疗。

6. 功能锻炼。

7. 手术治疗。

026 号题

【病案（例）摘要1】

周某，男，68 岁，退休干部。2020 年 2 月 18 日初诊。

病人于 2 年前逐渐出现进行性尿频，以夜间为明显，初时未予重视。后出现排尿迟缓、断续，尿后滴沥，继而尿线变细而无力，射程变短，予"前列康"及中药内服后症状缓解，但有时伴有尿急、尿痛、血尿等症状，经抗感染治疗病情能好转。昨日因饮少量酒后，排尿不畅加重，甚至点滴而下，小腹胀闷，故来就诊。观排尿不畅，点滴而下，尿道涩痛，小腹胀满隐痛，偶有血尿。舌质暗，苔薄白，脉沉弦。既往有冠心病病史。

体格检查：T 36.5℃，P 80 次/分，R 20 次/分，BP 130/85mmHg。形体偏胖，焦虑不安，心肺（-），腹平软，肝脾不大，双肾区无叩击痛，下腹部压痛，膀胱区叩诊呈浊音。直肠指诊：前列腺如鸡蛋大小，表面光滑，边缘清楚，中等硬度有弹性，中央沟消失。

理化检查：血常规正常。尿常规：WBC（0～3）/HP，RBC（+）。前列腺 B 超：前列腺大小约 55mm×42mm×40mm，内部回声均匀。

【病案（例）摘要2】

患儿，女，5 岁。2020 年 12 月 1 日初诊。

患儿 10 天前无明显诱因出现发热，体温 38℃左右，咳嗽，气促，就诊于附近诊所，静脉滴注抗生素8天，仍有咳嗽而来诊。现症见：咳嗽无力，动则汗出，喉中痰鸣，时有低热，食欲不振，大便溏。

查体：T 37.6℃，P 112次/分，R 30次/分。面白少华，左下肺可闻及少许湿啰音，舌质淡，舌苔薄白，脉细无力。

辅助检查：血常规：白细胞$9.6×10^9$/L，中性粒细胞百分比73%。胸部X线片：双肺纹理增粗，左肺内带下都可见散在斑片影。

【答题要求】

根据上述摘要，在答题卡上完成书面分析。

时间：50分钟。

【答案解析1】

中医疾病诊断：癃闭、精癃；**中医证候诊断**：气滞血瘀证。

西医诊断：①急性尿潴留。②良性前列腺增生症。

西医诊断依据：

1.65岁以上老年男性病人。

2.病人有逐渐加重的排尿困难病史，尿闭1天。

3.直肠指检扪及增大的前列腺、中央沟消失，膀胱叩诊呈浊音。

4.B超检查前列腺增大。

中医治法：行气活血，通窍利尿。

方剂：沉香散加减。

药物组成、剂量及煎服法：

沉香6g，石韦10g，滑石20g（包煎），王不留行10g，当归12g，冬葵子10g，橘皮6g，甘草6g，小蓟10g，参三七6g，穿山甲6g。

五剂，水煎服。每日一剂，早晚分服。

西医治疗措施：

1.一般治疗：戒烟禁酒，不吃辛辣刺激性食物，气候变化时避免受凉，预防感染，保持心态平和，适当多饮水，不憋尿。

2.药物治疗：常用α受体阻滞剂（特拉唑嗪等）、5α-还原酶抑制剂（保列治等）、生长因子抑制剂（通尿灵等）。

3.必要时手术治疗：包括开放性手术和非开放性腔内手术。

【答案解析2】

中医疾病诊断：肺炎喘嗽；**中医证候诊断**：肺脾气虚证。

西医诊断：小儿肺炎。

西医诊断依据：

1.5岁幼儿，急性起病，冬季发病。

2. 以低热，咳嗽无力，气促，动则汗出，喉中痰鸣为主症。

3. 左下肺可闻及少许湿啰音。

4. 血常规：白细胞 $9.6×10^9/L$，中性粒细胞百分比 73%。

5 胸部 X 线片：双肺纹理增粗，左肺内带下都可见散在斑片影。

中医治法：补肺健脾，益气化痰。

方剂：人参五味子汤加减。

药物组成、剂量及煎服法：

人参 3g，白术 45g，茯苓 3g，五味子 15g，麦冬 3g，炙甘草 24g。

五剂，水煎服。日一剂，早晚分服。

西医治疗措施：

1. 病因治疗：针对病原体选择敏感药物，肺炎球菌首选青霉素，金葡菌选甲氧西林，流感嗜血杆菌选阿莫西林加克拉维酸，大肠杆菌选头孢曲松，肺炎支原体、衣原体选红霉素、罗红霉素。

2. 对症治疗：氧疗，维持呼吸道通畅、水和电解质平衡、腹胀治疗，肺炎合并心力衰竭的治疗。

3. 糖皮质激素应用。

4. 并存症和并发症的治疗。

027 号题

【病案（例）摘要1】

王某，男，32岁，农民。2020年2月18日初诊。

患者10年前无明显诱因出现双眼睑及双下肢水肿，遂到当地医院就诊。查尿：红细胞（++），尿蛋白（+++），当地医院以"急性肾小球肾炎"收入院治疗30余天。双眼睑及双下肢水肿消失。查尿红细胞（-），尿蛋白（+）。遂出院。10年来，上述症状反复发作，时轻时重，尿蛋白波动在（-～+++）。曾间断服用中西药（药名不详）控制症状。20天前，患者因受凉致上述症状再次加重，并逐渐出现周身浮肿。现症：周身浮肿，腰以下为甚。伴脘腹胀满，面色萎黄，神倦肢冷，纳差，大便溏，小便尚可，舌质淡红，苔白腻，脉沉缓。患者平素体质较弱，经常感冒。否认肝炎、结核等传染病病史。无先天性心脏病及外伤、手术史，无食物、药物过敏史，家族中无传染病病史及遗传病病史。

查体：T 36.6℃，P 78次/分，R 18次/分，BP 130/80mmHg。一般情况可，咽部充血，舌质淡红，苔白腻，舌运动良好。双眼睑明显浮肿。心（-），肺（-），腹（-），双肾区叩击痛，桡动脉（寸口脉）沉缓，双侧对称，无毛细血管搏动征、水冲脉及枪击音。双下肢凹陷性浮肿，余无异常发现。

辅助检查：血常规、大便常规正常。尿蛋白（++），红细胞（−）。血清总胆固醇 11.2mmol/L，血清甘油三酯 4.9mmol/L，血清总蛋白 49.5g/L，白蛋白 24.8g/L，球蛋白 24.7g/L，余结果无异常。

【病案（例）摘要2】

白某，女，19岁，未婚，学生。2020年1月14日初诊。

患者14岁月经初潮，初潮后月经2月一行，经期6天，1年前高考后出现月经紊乱，月经周期20～90天，经期7～20天，经量多。末次月经2020年1月6日，量多，色淡红，质稀，肢倦神疲，气短懒言，面色白，小腹空坠。

查体：T 36.8℃，P 92次/分，BP 100/66mmHg。舌淡，苔薄，脉缓弱。

辅助检查：血红蛋白 86g/L。B超检查：子宫附件未见明显异常。基础体温升高。

【答题要求】

根据上述摘要，在答题卡上完成书面分析。

时间：50分钟。

【答案解析1】

中医疾病诊断： 水肿；**中医证候诊断：** 脾虚湿困证。

西医诊断： 肾病综合征。

西医诊断依据：

1. 青年男性，素体虚弱，经常感冒。

2. 双眼睑及双下肢浮肿反复发作10余年，加重20天；舌质淡红，苔白腻，脉沉缓。

3. 查体 BP130/80mmHg，一般情况可，咽部充血，双眼睑明显水肿，双下肢凹陷性水肿，双肾区叩击痛。

4. 实验室检查：尿蛋白（++），红细胞（−）；血清总胆固醇 11.2mmol/L，为升高，血清甘油三酯 4.9mmol/L，为升高，血清总蛋白 49.5g/L，为降低，白蛋白 24.8g/L，球蛋白 24.7g/L，余结果无异常。

中医治法： 温运脾阳，利水消肿。

方剂： 实脾饮加减。

药物组成、剂量及煎服法：

干姜9g，附子12g（先煎），草果10g，白术30g，茯苓10g，腹皮10g，木瓜10g，木香6g，厚朴10g，甘草9g。

五剂，水煎服。每日一剂，早晚分服。

西医治疗措施：

1. 一般治疗：休息，饮食治疗。

2. 对症治疗：利尿消肿，常用药物有噻嗪类利尿剂（氢氯噻嗪）、保钾利尿剂（氨苯蝶啶)、袢利尿剂(呋塞米)、渗透性利尿剂等;减少尿蛋白,应用血管紧张素转化酶抑制剂、血管紧张素Ⅱ受体拮抗剂、长效二氢吡啶类钙拮抗药等。

3.免疫调节治疗:糖皮质激素、细胞毒药物、环孢素等。

【答案解析2】

中医疾病诊断:月经过多;**中医证候诊断**:肾虚证。

西医诊断:①排卵障碍性异常子宫出血(有排卵型)。②继发性缺铁性贫血。

西医诊断依据:

1.月经紊乱,月经周期20～90天,经期7～20天,经量多。

2.血常规:血红蛋白86g/L。

3.B超检查:子宫附件未见明显异常,基础体温升高。

中医治法:补气升提,固冲止血。

方剂:安冲汤加升麻。

药物组成、剂量及煎服法:

白术12g,生黄芪30g,生龙骨30g(先煎),生牡蛎30g(先煎),生地黄15g,生杭芍12g,海螵蛸12g(先煎),茜草12g,续断15g,升麻6g。

水煎服,每日一剂,早晚分服。

西医治疗措施:

1.治疗原则:止血、调整周期。绝经过渡期患者以止血、调整周期、减少经量、防止子宫内膜病变为原则。

2.一般治疗:患者贫血应补充铁剂、维生素C、蛋白质。

3.药物治疗:有排卵型功血。

(1)黄体功能不全

1)促进卵泡发育:针对其发生原因,促进卵泡发育和排卵。卵泡期使用低剂量雌激素。可于月经第5天起每日服妊马雌酮0.625mg或17β-雌二醇1mg,连续5～7天。氯米芬:可在月经第5天开始口服,50mg,每日1次,共5天。

2)促进LH峰形成:在监测到卵泡成熟时,使用HCG 5000～10000U一次或分两次肌注。

3)黄体功能刺激疗法:在基础体温上升后开始,隔日肌注HCG 1000～2000U,共5次。

4)黄体功能替代疗法:一般选用天然黄体酮制剂,自排卵后开始每日肌内注射黄体酮10mg,共10～14天,以补充孕酮分泌的不足。

5)黄体功能不足合并高泌乳素血症的治疗:使用溴隐亭每日2.5～5.0mg,可以使泌乳素水平下降,并促进垂体分泌促性腺激素及增加卵巢雌、孕激素分泌,从而改善黄体功能。

（2）子宫内膜不规则脱落

1）孕激素：自排卵后第 1～2 日或下次月经前 10～14 天开始，每日口服甲羟孕酮 10mg，连服 10 天。有生育要求者可注射黄体酮注射液。无生育要求者，可单服口服避孕药，从月经周期第 5 天起，每日 1 片，连服 21 天作为一周期。

2）绒促性素：用法同黄体功能不足，HCG 有促进黄体功能的作用。

028 号题

【病案（例）摘要 1】

李某，男，54 岁，已婚，工人。2020 年 6 月 12 日初诊。

患者既往有慢性支气管炎病史，反复发作，气短，咳嗽，吐痰，每到冬季加重，天暖后减轻，近期无明显加重。现症：气短，痰多稀白，胸闷腹胀，倦怠懒言，面色白，食少便溏。

查体：T 36.2℃，P 76 次/分，R 20 次/分，BP 130/80mmHg。桶状胸，触诊双侧语颤减弱，叩诊呈过清音，听诊呼吸音减弱，呼吸延长，两肺底可闻及湿性啰音。舌淡白，脉细弱。

辅助检查：血常规：白细胞 $9.8×10^9/L$，中性粒细胞百分比 62%，淋巴细胞百分比 34%。胸部 X 线片：双肺野透亮度增加，纹理增粗。肺功能检查：吸入支气管舒张剂后 FEV_1/FVC 65%，舒张试验阴性，肺总量和残气量增高。

【病案（例）摘要 2】

刘某，男，46 岁，已婚，教师。2020 年 9 月 28 日初诊。

患者 2 天前无明显诱因出现左下肢疼痛，伴行走困难，未予治疗。今晨小腿肿胀明显，患肢肿胀，皮色紫绀，扪之灼热，小腿部疼痛，固定不移，发热。

查体：T 38.2℃，P 80 次/分，R 19 次/分，BP 112/84mmHg。双侧股动脉、腘动脉及足背动脉搏动良好，左下肢呈轻度非凹陷性水肿。四肢关节活动正常，四肢肌力正常。舌质紫暗，边有瘀斑，苔腻，脉数。

辅助检查：双下肢彩色超声显示左下肢胫后静脉血栓形成，COFI 未探及血流信号。

【答题要求】

根据上述摘要，在答题卡上完成书面分析。

时间：50 分钟。

【答案解析 1】

中医疾病诊断：喘证。**中医证候诊断**：肺脾气虚证。

西医诊断：慢性阻塞性肺疾病。

西医诊断依据：

1. 既往有慢性支气管炎病史。

2. 反复发作，气短，咳嗽，吐痰，每到冬季加重，天暖后减轻。

3. 查体桶状胸，触诊双侧语颤减弱，叩诊呈过清音，听诊呼吸音减弱，呼吸延长，两肺底可闻及湿性啰音。

4. 血常规：白细胞 $9.8×10^9/L$，中性粒细胞百分比62%，淋巴细胞百分比34%。

5. 胸部X线片：双肺野透亮度增加，纹理增粗。

6. 肺功能检查：吸入支气管舒张剂后 FEV_1/FVC 65%，舒张试验阴性，肺总量和残气量增高。

中医治法：补肺健脾，益气平喘。

方剂：四君子汤合补肺汤加减。

药物组成、剂量及煎服法：

党参10g，茯苓10g，白术10g，甘草12g，黄芪30g，桑白皮20g，防风10g。五味子12g，紫菀15g。

五剂，水煎服。每日一剂，早晚分服。

西医治疗措施：

1. 稳定期治疗

（1）教育劝导患者戒烟。使用支气管扩张剂；$β_2$肾上腺素受体激动剂；抗胆碱能药；茶碱类。

（2）祛痰药。

（3）对重度和极重度患者（Ⅲ级和Ⅳ级）及反复加重的患者，长期吸入糖皮质激素与长效$β_2$肾上腺素受体激动剂联合制剂。

2 急性加重期治疗

（1）支气管舒张剂。

（2）低流量吸氧。

（3）控制感染。

（4）糖皮质激素。

（5）祛痰剂。

【答案解析2】

中医疾病诊断：股肿。**中医证候诊断**：湿热蕴阻，气滞血瘀证。

西医诊断：下肢深静脉血栓形成。

西医诊断依据：

1. 发病急骤，患肢胀痛，小腿有明显压痛。

2. 患肢广泛性肿胀，可有广泛性浅静脉怒张。

3. 患肢皮肤可呈暗红色，温度升高。

4. 多普勒肢体血流检查显现静脉回流障碍。

中医治法： 理气活血，清热利湿。

方剂： 桃红四物汤和萆薢渗湿汤加减。

药物组成、剂量及煎服法：

桃仁 12g，红花 12g，当归 20g，熟地 15g，赤芍 15g，川芎 9g，萆薢 12g，苡仁 30g，黄柏 15g，赤苓 12g，丹皮 12g，泽泻 15g，滑石 30g（包煎），通草 9g。

五剂，水煎服。日一剂，早晚分服。

西医治疗措施：

1. 非手术疗法

（1）一般处理：卧床，抬高患肢，适当活动，离床活动时应用弹力袜或弹力绷带保护患肢。

（2）溶栓疗法：病程不超过 72 小时的患者，可给予尿激酶静脉滴注。需监测凝血系列指标，特别是纤维蛋白原测定和优球蛋白溶解时间测定，以此来调整用药量。此外，还可用链激酶等溶栓药物。

（3）抗凝疗法：是治疗本病的一种重要方法。常用药物有肝素和华法林（香豆素衍化物类）。肝素的给药途径采用静脉和皮下或肌内注射。以上药物应用时应注意个体差异，必须进行凝血指标监测。

（4）祛聚疗法：常用的药物有阿司匹林、双嘧达莫（潘生丁）等，作用为稀释血液，降低血液黏稠度，防止血小板凝聚。

（5）祛纤疗法：目的在于祛纤、降低血黏度。常用药物有巴曲酶等。

2. 手术疗法：主要采取 Fogarty 导管取栓术。髂股静脉血栓形成，病程不超过 48 小时者，或出现股青肿时，应选择手术疗法。其方法为将 Fogarty 导管由一侧大隐静脉分支插入至下腔静脉后，充气囊阻断静脉回流，由患肢股静脉再插入另一 Fogarty 导管达血栓近侧后，充盈第二导管气囊，缓缓回拉带出血栓，再拉出第一根导管，使血流恢复。术后要辅用抗凝、祛聚疗法。

029 号题

【病案（例）摘要1】

患者，女，40 岁，职员。2020 年 2 月 18 日初诊。

患者近 2 年来突闻异声后时常心悸，虚烦不寐，触事易惊，终日惕惕，伴气短自汗，倦怠乏力，舌淡，脉弦细，饮食尚可，大小便未见异常。为明确诊断，前来就诊。既往体健。

查体：T 36.5℃，P 80 次/分，R 18 次/分，BP 110/80mmHg。神志清，精神尚可，营养适中，形体偏瘦，心肺检查（−），肝脾肋下未触及，腹平软，无压痛，肠鸣音 4 次/分，周身皮肤无出血点，生理反射未见异常，病理反射未引出，舌淡，脉弦细。

辅助检查：心电图示频发室性早搏。

【病案（例）摘要2】

张某，女，45岁，干部。2020年3月18日初诊。

患者有腹腔镜手术史。2天前因暴饮暴食，开始腹痛阵作，胀满拒按，恶心呕吐，无排气排便。

查体：T 39.2℃，P 100次/分，R 25次/分，BP 100/75mmHg。痛苦面容，心肺（−）。腹部稍膨隆，未及包块，肝脾肋下未及。脐周压痛，拒按。舌质淡红，苔薄白，脉弦涩。

辅助检查：血常规：白细胞 $13.3×10^9$/L，中性粒细胞百分比85%。X线检查：肠管积气，有大小不等的阶梯状气液平面。

【答题要求】

根据上述摘要，在答题卡上完成书面分析。

时间：50分钟。

【答案解析1】

中医疾病诊断：心悸；**中医证候诊断**：心神不宁证。

西医诊断：心律失常（室性早搏）。

西医诊断依据：

1. 心悸，虚烦不寐，触事易惊，终日惕惕，伴气短自汗，倦怠乏力。

2. 实验室检查：心电图显示频发室性早搏。

中医治法：镇惊定志，养心安神。

方药：安神定志丸加减。

远志6g，石菖蒲5g，茯神20g，茯苓20g，朱砂2g（冲服），龙齿25g（先煎），党参9g。

五剂，水煎服。日一剂，早晚分服。

西医治疗措施：

1. 抗心律失常药物治疗：美西律、普罗帕酮等。

2. 非药物治疗：心脏电复律、导管射频消融术。

【答案解析2】

中医疾病诊断：肠结；**中医证候诊断**：气滞血瘀证。

西医诊断：肠梗阻。

西医诊断依据：

1. 患者有腹腔镜手术史。

2. 具备典型肠梗阻的痛、呕、胀、闭四大症状。

3. 腹部膨隆。

4. 血常规：白细胞 13.3×10⁹/L，中性粒细胞百分比 85%。

5. X 线检查：肠管内积气，有大小不等的阶梯状气液平面。

中医治法： 行气活血，通腑攻下。

方剂： 桃仁承气汤加减。

药物组成、剂量及煎服法：

大黄 12g（后下），芒硝 6g（冲服），桃仁 18 粒，当归 6g，芍药 6g，丹皮 6g。

西医治疗措施：

1. 非手术治疗：先行保守对症治疗，输液抗感染。

2. 手术治疗：如出现绞窄性肠梗阻特征，有腹膜刺激征，或保守治疗 6～8 小时，病情不见好转，及时手术。

3. 休息，营养支持。

030 号题

【病案（例）摘要1】

患者，男，40 岁，工人。2020 年 11 月 12 日初诊。

患者近 3 年来，反复发作性胸部疼痛、胸闷不适。昨日因高兴，过量饮食而诱发胸部疼痛，疼痛剧烈，胸闷如窒，痛引肩背，表情焦虑，同时伴有气喘短促，肢体沉重，休息 5 分钟后可缓解。病人形体肥胖，痰多，平素喜食肥甘厚味。

查体：T 36.7℃，P 120 次/分，R 23 次/分，BP 120/80mmHg。舌淡，苔浊腻，脉滑。心电图：Ⅱ、Ⅲ、aVF ST 段下移，T 波倒置。

【病案（例）摘要2】

张某，女，50 岁，已婚，职员。2020 年 1 月 12 日初诊。

患者 6 个月前经期淋雨涉水后，连月来出现月经紊乱，经期 5～20 天，经量多少不一，经闭 3 个月后于 2020 年 1 月 1 日经血非时暴下，继而淋漓不止，色淡，质稀，倦怠懒言，面色白。

查体：T 36.8℃，P 90 次/分，R 18 次/分，BP 120/80mmHg。舌淡，苔白，脉缓无力。

妇科检查：宫颈光滑，宫腔内流出暗红色血液，子宫及双侧附件正常。

辅助检查：血红蛋白 93g/L。B 超检查：子宫附件未见明显异常。经前子宫内膜诊刮病理：子宫内膜简单型增长过长。

【答题要求】

根据上述摘要，在答题卡上完成书面分析。

时间：50 分钟。

【答案解析1】

中医疾病诊断：胸痹；**中医证候诊断**：痰浊内阻证。

西医诊断：冠状动脉粥样硬化性心脏病（心绞痛）。

西医诊断依据：

1. 胸部疼痛反复发作，疼痛剧烈，常放射至肩背，持续时间短。

2. 疼痛可在休息后缓解。

3. 心电图：Ⅱ、Ⅲ、aVF ST段下移，T波倒置。

中医治法：通阳泄浊，豁痰开结。

方剂：瓜蒌薤白半夏汤合涤痰汤加减。

药物组成、剂量及煎服法：

瓜蒌30g，薤白10g，半夏9g，陈皮20g，茯苓20g，胆南星6g，枳实12g（麸炒），黄芩15g，黄连6g，石菖蒲12g，竹茹12g，甘草6g，生姜9g。

五剂，水煎服。日一剂，早晚分服。

西医治疗措施：

1. 发作期治疗

（1）休息：发作时立刻休息，一般患者在停止活动后症状即可消除。

（2）药物治疗：较重的发作，可使用作用较快的硝酸酯制剂，如硝酸甘油或硝酸异山梨酯。

2. 缓解期：可以服用β受体阻滞剂、钙通道阻滞剂、硝酸异山梨酯或者调脂药和抗血小板药。

【答案解析2】

中医疾病诊断：崩漏；**中医证候诊断**：脾虚证。

西医诊断：排卵障碍性异常子宫出血（无排卵型）。

西医诊断依据：

1. 既往月经紊乱病史。

2. 月经周期异常、行经期异常、经量多少不一。

3. 妇科检查：宫颈光滑，宫腔内流出暗红色血液。

4. 辅助检查：血红蛋白93g/L。

5. B超检查：子宫附件未见明显异常。经前子宫内膜诊刮病理：子宫内膜简单型增长过长。

中医治法：补气摄血，固冲调经。

方剂：固本止崩汤合举元煎。

药物组成、剂量及煎服法：

生地黄9g，熟地黄9g，黄芪20g，炒白术9g，党参9g，炒荆芥6g，炒三仙各6g，炙甘草 6g，升麻 6g。

七剂，水煎服。日一剂，早晚分服。

西医治疗措施：

1. 治疗原则：止血、调整周期。绝经过渡期患者以止血、调整周期、减少经量、防止子宫内膜病变为原则。

2. 一般治疗：患者贫血应补充铁剂、维生素 C、蛋白质。

3. 药物治疗：是功血的一线治疗。常采用性激素止血和调整月经周期。出血期可辅用促进凝血和抗纤溶药物，促进止血。止血：使用雄激素。调整月经周期：雌、孕激素联合法。

4. 手术治疗：①刮宫术。②子宫内膜切除术。③子宫切除术。

031 号题

【病案（例）摘要1】

患者，男，65 岁，工人。2015 年 6 月 23 日初诊。

32 年前因骑跨伤致"下尿路狭窄"，后间断发作尿频、尿急、尿痛，有时伴腰痛、发热，经抗炎和对症治疗后好转，平均每年发作 1～2 次。患者 2 天前无明显诱因发热达 38～39℃，无寒战，伴腰痛、尿频、尿急、尿痛，无肉眼血尿，无浮肿，自服氟哌酸无效，为进一步诊治入院。发病来饮食可，大便秘结，睡眠好，体重无明显变化。既往，47 年前患"十二指肠溃疡"，经治疗已愈，无结核病密切接触史，无药物过敏史。

查体：T 38.9℃，P 120 次/分，R 20 次/分，BP 120/80mmHg。急性热病容，无皮疹，浅表淋巴结未触及，巩膜不黄，眼睑不肿，舌质红，苔薄黄腻，脉滑数。心肺无异常，腹平软，下腹部轻压痛，无肌紧张和反跳痛，肝脾未触及，双肾区叩痛（+），双下肢不肿。

辅助检查：血常规：血红蛋白 132g/L，白细胞 28.9×10^9/L，中性分叶细胞百分比 86%，杆状细胞百分比 5%，淋巴细胞百分比 9%。尿常规：尿蛋白（+），白细胞多个/高倍视野，可见脓细胞和白细胞管型，红细胞 5～10 个/高倍视野。

【病案（例）摘要2】

徐某，女，18 个月。2020 年 12 月 10 日初诊。

患儿 1 天前夜间睡眠着凉，凌晨突然发热，呕吐 1 次，为胃内容物，继之腹泻，大便前后哭闹。大便清稀，夹有泡沫，臭气不甚，伴恶寒，鼻流清涕，咳嗽。

查体：T 38.2℃，P 132 次/分，R 36 次/分。神志清，精神可，皮肤弹性略差，眼窝凹陷，心肺听诊（−），腹软，无压痛，肠鸣音活跃，舌质淡，苔薄白，脉浮紧，指纹淡红。

辅助检查：血常规：白细胞 7.9×10^9/L，中性粒细胞百分比 31%，淋巴细胞百分比 61%。大便常规：镜检未见异常。

【答题要求】

根据上述摘要,在答题卡上完成书面分析。

时间:50分钟。

【答案解析1】

中医疾病诊断: 淋证;**中医证候诊断:** 膀胱湿热证。

西医诊断: 慢性肾盂肾炎急性发作。

西医诊断依据:

1. 反复发作的尿路刺激症状,伴腰痛、发热,病程迁延。本次发病急剧,有下尿路引流不畅因素。

2. 下腹部轻压痛,双肾区叩痛(+)。

3. 血白细胞数和中性粒细胞比例均增高,尿蛋白(+),尿白细胞多数,可见脓细胞和白细胞管型。

中医治法: 清热利湿通淋。

方剂: 八正散加减。

药物组成、剂量及煎服法:

木通10g,车前子10g(包煎),萹蓄20g,瞿麦20g,滑石30g(包煎),甘草梢10g,大黄6g(后下),山栀10g,银花20g,金钱草30g,海金沙20g(包煎),川楝子10g,川牛膝20g。

五剂,水煎服。日一剂,早晚分服。

西医治疗措施:

1. 抗感染治疗:合理有效抗生素。

2. 去除诱因,防止复发。

【答案解析2】

中医疾病诊断: 小儿泄泻;**中医证候诊断:** 风寒泻。

西医诊断: 小儿腹泻病。

西医诊断依据:

1. 以大便次数增多,夹有泡沫,大便前后哭闹为主症。

2. 查体:肠鸣音活跃。

3. 血常规:白细胞 $7.9×10^9$/L,中性粒细胞百分比31%,淋巴细胞百分比61%。

4. 大便常规:镜检未见异常。

中医治法: 疏风散寒,化湿和中。

方剂: 藿香正气散加减。

药物组成、剂量及煎服法:

藿香4.5g,白芷、川芎、紫苏叶、半夏、苍术各3g,白术、白茯苓、陈皮、厚朴

（姜制）各2.4g，甘草0.9g。

西医治疗措施：

1. 饮食疗法：腹泻时应注意进行饮食调整，减轻胃肠道负担。
2. 液体疗法：根据病情及脱水和电解质丢失情况，适当补充。
3. 微生态疗法。

032号题

【病案（例）摘要1】

患者，女性，26岁，已婚。2020年6月12日初诊。

患者于入院前24小时，在路边餐馆吃饭，半天后，出现腹部不适，呈阵发性并伴有恶心，自服654-2等对症治疗，未见好转，并出现呕吐胃内容物，发热及腹泻数次，为稀便，无脓血，体温37～38.5℃，来我院急诊，查便常规阴性，按"急性胃肠炎"予颠茄、黄连素等治疗，晚间，腹痛加重，伴发热38.6℃，腹痛由胃部移至右下腹部，仍有腹泻，夜里再来就诊，查血常规WBC21×10^9/L，遂来就诊。现症见：腹痛加剧，右下腹或全腹压痛、反跳痛，腹皮挛急，右下腹可扪及包块，壮热，恶心纳差，腹泻。

既往体健，无肝肾病史，无结核及疫水接触史，无药物过敏史。月经史13岁，1天/27～28天，末次月经2020年5月25日。

查体：T 38.7℃，P 100次/分，BP 100/70mmHg。发育营养正常，全身皮肤无黄染，无出血点及皮疹，浅表淋巴结不大，眼睑无浮肿，结膜无苍白，巩膜无黄染，颈软，甲状腺不大，心界大小正常，心率100次/分，律齐，未闻及杂音，双肺清，未闻干湿啰音，腹平，肝脾未及，无包块，全腹压痛，以右下腹麦氏点周围为著，无明显肌紧张，肠鸣音10～20次/分。舌红苔黄腻，脉弦数。

辅助检查：血常规：血红蛋白162g/L，白细胞24.6×10^9/L，中性分叶细胞百分比86%，杆状细胞百分比8%。尿常规（-）。大便常规：稀水样便，白细胞3～5个/高倍视野，红细胞0～2个/高倍视野。肝功能正常。

【病案（例）摘要2】

患儿，女，5岁。2020年12月1日初诊。

患儿3天前无明显诱因出现发热，体温38℃左右，咳嗽，气促，就诊于附近诊所，静脉滴注抗生素3天，仍有咳嗽而来诊。现症见：恶寒发热，无汗，呛咳气急，痰白而稀，口不渴，咽不红。

查体：T 38.4℃，P 112次/分，R 30次/分。面白少华，左下肺可闻及少许湿啰音，舌质不红，舌苔薄白，脉浮紧，指纹浮红。

辅助检查：血常规：白细胞12.6×10^9/L，中性粒细胞百分比73%。胸部X线片：双肺纹理增粗，左肺内带下都可见散在斑片影。

【答题要求】

根据上述摘要，在答题卡上完成书面分析。

时间：50分钟。

【答案解析1】

中医疾病诊断：肠痈；**中医证候诊断**：湿热证。

西医诊断：急性阑尾炎。

西医诊断依据：

1. 转移性右下腹痛。

2. 右下腹固定压痛、反跳痛。

3. 发热，白细胞和中性粒细胞增高。

中医治法：通腑泄热，利湿解毒。

方剂：大黄牡丹汤合红藤煎剂加败酱草、白花蛇舌草、蒲公英。

药物组成、剂量及煎服法：

大黄6g（后下），牡丹皮20g，桃仁20g，红藤20g，紫花地丁20g，青皮10g，枳实10g，厚朴10g，丹参10g，赤芍20g，败酱草20g，白花蛇舌草20g，蒲公英30g。

五剂，水煎服。日一剂，早晚服用。

西医治疗措施：

1. 抗感染治疗。

2. 开腹探查、阑尾切除术。

【答案解析2】

中医疾病诊断：肺炎喘嗽；**中医证候诊断**：风寒闭肺证。

西医诊断：小儿肺炎。

西医诊断依据：

1. 典型临床表现：发热、咳嗽、气促、喉中痰鸣。

2. 查体：左下肺可闻及少许湿啰音。

3. 血常规：白细胞$12.6×10^9$/L，中性粒细胞百分比73%。

4. 胸部X线片：双肺纹理增粗，左肺内带下都可见散在斑片影。

中医治法：辛温开闭，宣肺止咳。

方剂：华盖散加减。

药物组成、剂量及煎服法：

蜜炙麻黄6g、杏仁3g（后下）、甘草3g、桑白皮9g、紫苏子6g、赤茯苓6g、陈皮6g。

五剂，水煎服。日一剂，早晚分服。

西医治疗措施：

1. 病因治疗：针对病原体治疗：选择敏感药物。肺炎球菌首选青霉素；金葡菌选甲氧西林；流感嗜血杆菌选阿莫西林加克拉维酸；大肠杆菌选头孢曲松；肺炎支原体、衣原体选红霉素、罗红霉素。

2. 对症治疗：氧疗，维持呼吸道通畅，水及电解质平衡

3. 必要时使用糖皮质激素。

4. 并存症及并发症的治疗。

033 号题

【病案（例）摘要1】

朱某，男，28岁，已婚，农民。2020年1月14日初诊。

患者反复发作喉中哮鸣8年，3天前因气温骤降，喘息又作并逐渐加重，气粗息涌，呛咳阵作，喉中哮鸣，胸高胁胀，烦闷不安，汗出，口渴喜饮，面赤口苦，咳痰色黄，黏浊稠厚，咳吐不利。

查体：T 37℃，P 120次/分，R 28次/分，BP 120/80mmHg。呼吸急促，双肺叩诊过清音，听诊满布哮鸣音，呼气延长，舌质红，苔黄腻，脉滑数。

辅助检查：血常规：白细胞 $7.9×10^9/L$，中性粒细胞百分比65%，嗜酸性粒细胞百分比12%。胸部X线片：双肺透亮度增加。呼吸功能检查：支气管舒张试验阳性。

【病案（例）摘要2】

袁某，男，45岁，干部。2019年3月8日初诊。

患者有腹腔手术史。1天前因过度劳累，突然腹部剧烈疼痛，得热稍减，脘腹怕冷，四肢畏寒，伴恶心，呕吐，吐出物为胃内容物，无排气排便。

查体：T 36.2℃，P 80次/分，R 20次/分，BP 100/75mmHg。痛苦面容，心肺（-），腹胀，稍有膨隆，未及包块，肝脾肋下未及，脐周轻度压痛，拒按。舌质淡红，苔薄白，脉弦。

辅助检查：血常规：白细胞 $9×10^9/L$，中性粒细胞百分比82%。X线检查，小肠扩张，有大小不等的阶梯状气液平面。

【答题要求】

根据上述摘要，在答题卡上完成书面分析。

时间：50分钟。

【答案解析1】

中医疾病诊断：哮病；**中医证候诊断**：热哮证。

西医诊断：支气管哮喘。

西医诊断依据：

1. 反复发作喘息、气急、胸闷或咳嗽，多与接触冷空气有关。

2. 发作时在双肺可闻及散在或弥漫性以呼气相为主的哮鸣音，呼气相延长。

3. 辅助检查：血常规：白细胞 7.9×10^9/L，中性粒细胞百分比 65%，嗜酸性粒细胞百分比 12%。胸部 X 线片：双肺透亮度增加。呼吸功能检查：支气管舒张试验阳性。

中医治法：清热宣肺，化痰定喘。

方剂：麻杏石甘汤加减。

药物组成、剂量及煎服法：

麻黄 6g，石膏 20g（先煎），甘草 9g，杏仁 9g（后下），桑白皮 20g，黄芩 9g。

五剂，水煎服。日一剂，早晚分服。

西医治疗措施：

1. 急性发作的处理：取决于发作的严重程度及对治疗的反应。治疗目的在于尽快缓解症状、解除气流受限和低氧血症。

2. 长期治疗方案：哮喘的治疗应以患者的病情严重程度为基础，根据其控制水平类别选择适当的治疗方案，本患者哮喘症状明显，直接选用第 3 级，如无效可以考虑升级。

第 3 级方案包括：哮喘教育、环境控制；按需使用短效 $β_2$ 受体激动剂；控制药物选用一种，低剂量 ICS（吸入糖皮质激素）加 LABA、中高剂量 ICS、低剂量 ICS 加白三烯调节剂、低剂量 ICS 加缓释茶碱。

【**答案解析 2**】

中医疾病诊断：肠结；**中医证候诊断**：肠腑寒凝证。

西医诊断：肠梗阻。

西医诊断依据：

1. 患者有腹腔镜手术史。

2. 具备典型肠梗阻的痛、呕、胀、闭四大症状。

3. 腹部膨隆。

4. 血常规：白细胞 9×10^9/L，中性粒细胞百分比 82%。

5. X 线检查：积气，有大小不等的阶梯状气液平面。

中医治法：温中散寒，通里攻下。

方剂：温脾汤加减。

药物组成、剂量及煎服法：

大黄 20g（后下），附子 6g（先煎），人参 6g（另煎），当归 9g，甘草 6g，干姜 9g，芒硝 6g（冲服）。

西医治疗措施：

1. 非手术治疗：先行保守对症治疗，输液解痉抗感染。

2. 手术治疗：如出现绞窄性肠梗阻特征，有腹膜刺激征，或保守治疗 6～8 小时病情不见好转，应及时手术。

3. 休息，营养支持。

034 号题

【病案（例）摘要1】

李某，男，54岁，已婚，工人。2020年6月12日初诊。

患者既往有慢性支气管炎病史，反复发作，气短，咳嗽，吐痰，每到冬季加重，天暖后减轻，近期无明显加重。现症：喘而胸满闷塞，甚则胸盈仰息，咳嗽，痰多黏腻色白，咳吐不利，兼有呕恶，食少，口黏不渴。

查体：T 36.2℃，P 76次/分，R 20次/分，BP 130/80mmHg。桶状胸，触诊双侧语颤减弱，叩诊呈过清音，听诊呼吸音减弱，呼吸延长，两肺底可闻及湿性啰音。舌苔白腻，脉滑。

辅助检查：血常规：白细胞9.8×10^9/L，中性粒细胞百分比62%，淋巴细胞百分比34%。胸部X线片：双肺野透亮度增加，纹理增粗。肺功能检查吸入支气管舒张剂后FEV_1/FVC 65%，舒张试验阴性，肺总量和残气量增高。

【病案（例）摘要2】

王某，女，29岁。2020年11月5日初诊。

患者平素月经规律，4～5天/35天，量多，无痛经，末次月经2020年9月17日，于11月1日开始阴道出血，量较少，色暗且淋漓不净，4天来常感头晕、乏力及下腹痛，2天前曾到某中医门诊诊治，服中药调经后阴道出血量增多，但仍少于平时月经量。今晨上班和下午2时有2次突感下腹剧痛，下坠，头晕，并昏倒，遂来急诊。

月经史：14岁月经初潮，量中等，无痛经。25岁结婚，孕2产1，末次生产4年前，带环3年。

既往史：既往体健，否认心、肝、肾等疾患。

体格检查：T 36℃，P 102次/分，BP 80/50mmHg。急性病容，面色苍白，出冷汗，可平卧。心肺无异常。外阴有血迹，阴道畅，宫颈光滑，有举痛，子宫前位，正常大小，稍软，可活动，轻压痛，子宫左后方可及不规则包块，压痛明显，右侧（-），后陷凹不饱满。脉细数无力。

辅助检查：尿妊娠试验（±）。Hb 90g/L，WBC 10.8×10^9/L，Plt 145×10^9/L。B超：可见宫内避孕环，子宫左后7.8cm×6.6cm囊性包块，形状欠规则，无包膜反射，后陷凹有液性暗区。

【答题要求】

根据上述摘要，在答题卡上完成书面分析。

时间：50分钟。

【答案解析1】

中医疾病诊断：喘证；**中医证候诊断**：痰浊阻肺证。

西医诊断：慢性阻塞性肺疾病。

西医诊断依据：

1. 既往有慢性支气管炎病史。

2. 反复发作，气短，咳嗽，吐痰，每到冬季加重，天暖后减轻。

3. 查体桶状胸，触诊双侧语颤减弱，叩诊呈过清音，听诊呼吸音减弱，呼吸延长，两肺底可闻及湿性啰音。

4. 血常规：白细胞 $9.8×10^9$/L，中性粒细胞百分比62%，淋巴细胞百分比34%。

5. 胸部X线片：双肺野透亮度增加，纹理增粗。

6. 肺功能检查吸入支气管舒张剂后 FEV_1/FVC 65%，舒张试验阴性，肺总量和残气量增高。

中医治法：祛痰降逆，宣肺平喘。

方剂：二陈汤合三子养亲汤加减。

药物组成、剂量及煎服法：

法半夏10g，陈皮20g，茯苓20g，苏子10g，白芥子6g，莱菔子10g，炙甘草5g。七剂，水煎服。日一剂，早晚分服。

西医治疗措施：

1. 药物治疗：支气管扩张剂沙丁胺醇或氨茶碱控制症状。祛痰。严重时，使用激素治疗。

2. 支持治疗：保持呼吸道通畅，抗感染，纠正酸碱失衡。

3. 休息，吸氧，营养支持。

【答案解析2】

中医疾病诊断：异位妊娠；**中医证候诊断**：已破损（休克型）。

西医诊断：①异位妊娠破裂出血。②急性失血性休克。

西医诊断依据：

1. 有突发下腹痛，伴有急性失血和休克表现。

2. 有停经史和阴道不规则出血史。

3. 宫颈举痛，子宫左后可触及包块。

4. B超可见囊性包块，后陷凹有液性暗区。

中医治法：回阳救逆，益气固脱。

方剂：参附汤合生脉散加黄芪、柴胡、白术。

药物组成、剂量及煎服法：

制附子9g，赤芍20g，丹参20g，桃仁12g，人参30g（另煎），麦冬12g，五味子

9g。

五剂，水煎服。每日一剂，早晚分服。

西医治疗措施：

1. 输液，必要时输血，抗休克。

2. 开腹探查，清洗腹腔，左输卵管切除。

035 号题

【病案（例）摘要1】

患者，女，32岁，教师。2020年10月21日初诊。

患者2个月前与家人生气后，感心慌，易饥，食量由原来的每日250g增至每日500g，同时怕热多汗，说话多，易怒，失眠，逐渐发现双眼突出，梳头困难，蹲下站起时困难，手足心热，咽干口燥，劳累后心慌、气短明显，夜间有时憋醒。病后大便每日2次，成形便，体重减轻8kg。

其他病史：既往体健，无药物过敏史，月经初潮14岁，4～6天/30天，近1年闭经，家中无类似患者。

查体：T 37℃，P 120次/分，R 26次/分，BP 110/60mmHg。发育正常，消瘦，自动体位，皮肤潮湿，浅表淋巴结不大，眼球突出，闭合障碍，唇无紫绀，甲状腺Ⅱ度肿大，质软，无结节，两上极可及震颤，可闻血管杂音，无颈静脉怒张，双肺正常，心界稍向左扩大，心率120次/分，律不齐，心尖部可闻及Ⅱ/6级收缩期杂音，腹软，无压痛，肝脾肋下未及，无移动性浊音，肠鸣音正常，双下肢不肿，双膝、跟腱反射亢进，双侧巴宾斯基征（－）。舌质红或淡红，舌苔少，脉细或细数无力。

辅助检查：查 FT_3 18pmol/L，FT_4 30pmol/L，TSH 45mU/mL。

【病案（例）摘要2】

患者，男，50岁，IT行业。2020年10月20日初诊。

患者3个月前无明显诱因，餐后突然上腹痛，向后背、双肩部放射，较剧烈，伴发烧38℃左右，次日发现巩膜、皮肤黄染，于当地医院应用抗生素及利胆药物后，症状缓解。随后2个月又有类似发作2次，仍行消炎、利胆、保肝治疗，症状减轻。为求进一步明确诊断和治疗来我院。现症见：右上腹有持续性胀痛，多向右肩背部放射，伴高热，恶寒，口苦咽干，恶心呕吐，不思饮食，身目发黄。

既往史：半年前因"慢性胆囊炎、胆囊结石"行胆囊切除术。无烟酒嗜好，无肝炎、结核病病史。

查体：一般情况好，发育营养中等，神清，合作。巩膜、皮肤黄染，浅表淋巴结无肿大，头颈心肺无异常。腹平软，肝脾未触及，无压痛或反跳痛，墨菲征（－），肝区无叩痛，移动性浊音（－），肠鸣音正常。舌质红，苔黄腻，脉弦滑或弦数。

实验室检查：WBC 5.0×10⁹/L，Hb 161g/L。尿胆红素（-），TBIL（总胆红素）29.8μmol/L（正常值1.7～20.0μmol/L），DBIL（直接胆红素）7.3μmol/L（正常值＜6.0μmol/L）。B超：肝脏大小形态正常，实质回声欠均匀，为脂肪肝之表现，胆总管内径约1.2cm，可疑扩大，未见结石影，但未探及十二指肠后段及末端胆总管。

【答题要求】

根据上述摘要，在答题卡上完成书面分析。

时间：50分钟。

【答案解析1】

中医疾病诊断：瘿气；**中医证候诊断**：气阴两伤证。

西医诊断：①甲状腺功能亢进症（Graves病）。②甲亢性心脏病：心脏大，心房纤颤，心功能Ⅲ级。

西医诊断依据：

1. Graves病：①病史：多食、多汗、消瘦、怕热、肌无力、闭经、易怒。②查体：心率快，脉压大，眼球突出，甲状腺肿大，有震颤及血管杂音。③曾有FT_3、FT_4增高和TSH升高。

2. 甲亢性心脏病：①有Graves病。②劳累后心慌、气短明显，夜间有憋醒。③心界稍向左大，心率200次/分，有脱落脉，提示心房纤颤。

中医治法：益气养阴，消瘿散结。

方剂：生脉散加减。

药物组成、剂量及煎服法：

沙参20g，麦冬20g，五味子12g，黄精20g，生地黄20g，丹皮20g。

五剂，水煎服。每日一剂，早晚分服。

西医治疗措施：

1. 一般治疗：高热量、高蛋白、高维生素、低碘饮食和对症处理。

2. 抗甲亢药物治疗，多用硫脲嘧啶类药物。

3. 辅助药物治疗。

4. 手术治疗。

5. 放射性 ^{131}I 治疗。

【答案解析2】

中医疾病诊断：黄疸；**中医证候诊断**：肝胆湿热证。

西医诊断：胆石症。

西医诊断依据：

1. 间歇发作性腹痛，伴有黄疸、发烧。

2. 餐后发作上腹痛，向后背及肩部放射，为胆绞痛之表现。

3. 有胆囊结石病史。

4. 实验室检查有轻度黄疸所见。

5. B 超示胆总管可疑扩大。

中医治法：疏肝利胆，清热利湿。

方剂：茵陈蒿汤合大柴胡汤加减。

药物组成、剂量及煎服法：

茵陈蒿 18g，栀子 12g，大黄 6g，柴胡 20g，黄芩 9g，芍药 9g，半夏 9g，枳实 9g，大枣 4 枚，生姜 10g。

五剂，水煎服。每日一剂，早晚分服。

西医治疗措施：

肝内胆管结石，手术为主要治疗方法，治疗原则为手术尽量取尽结石，解除梗阻，术后保持胆汁引流通畅。

手术治疗包括胆管切开取石、胆肠吻合术和肝脏切除术。

肝内胆管结石术后，最常见的为残留结石，有 20%～40%，因此对残留结石的后续治疗极为重要。治疗措施包括术后经引流管窦道胆道镜取石，激光、超声、微爆破碎石，经引流管溶石，体外震波碎石和中药排石等方法。

036 号题

【病案（例）摘要1】

单某，女，42 岁，已婚，干部。2020 年 5 月 11 日初诊。

患者 1 年前体检时发现镜下血尿和蛋白尿，未予重视。近 2 个月间断出现腰酸乏力，下肢水肿，晨起眼睑浮肿及头晕，血压 150/100mmHg，予以降压治疗。现症：腰酸乏力，眼睑及颜面、下肢轻度水肿，面色少华，纳呆，便溏，小便频数。

查体：T 36.8℃，P 78 次/分，R 16 次/分，BP 160/100mmHg。慢性病容，心肺（-），腹软，肝脾肋下未及，双肾叩击痛（-），双下肢水肿。舌质淡有齿痕，苔薄白，脉细。

辅助检查：尿常规：尿蛋白（++），镜检红细胞 20～30 个/高倍视野，可见颗粒管型。24 小时尿蛋白定量 1.5g/L。肾功能：血尿素氮 5.32mmol/L，血肌酐 89μmol/L。B 超：双肾大小、结构正常。

【病案（例）摘要2】

郭某，男，27 岁，已婚，工人。2020 年 2 月 20 日初诊。

患者发热伴鼻血 5 天。患者 1 周前出现咽喉疼痛，发热，考虑为上呼吸道感染，口服抗生素，2 天后鼻出血不止，乏力短气，随到医院就诊。现症见：壮热，口渴多汗，烦躁，头痛面赤，咽痛，鼻衄，皮下紫斑、瘀斑。

查体：T 39.4℃，P 96 次/分，R 24 次/分，BP 100/80mmHg。皮下瘀斑散布，胸

骨压痛，肝脾淋巴结肿大。舌红绛，苔黄，脉大。

辅助检查：血常规：血红蛋白64g/L，白细胞$22.4×10^9$/L，原始和幼稚细胞占21%，血小板$50×10^9$/L。骨穿：骨髓有核细胞显著增生，原始细胞为27%。

【答题要求】

根据上述摘要，在答题卡上完成书面分析。

时间：50分钟。

【答案解析1】

中医疾病诊断： 水肿；**中医证候诊断：** 脾肾气虚证。

西医诊断： 慢性肾小球肾炎。

西医诊断依据：

1. 水肿、高血压史1年以上。

2. 尿化验异常（蛋白尿、血尿及管型尿）。

3. 晚期可有肾功能减退、贫血、电解质紊乱等情况出现。

中医治法： 补气健脾益肾。

方剂： 异功散加减。

药物组成、剂量及煎服法：

白术20g，甘草20g（炙），茯苓20g，人参20g（另煎），杜仲20g，川续断20g，菟丝子20g，陈皮12g，生姜20g。

七剂，水煎服。日一剂，早晚分服。

西医治疗措施：

1. 积极控制高血压和减少尿蛋白，即蛋白尿≥1g/d，血压控制在125/75mmHg以下；蛋白尿<1g/d，血压控制可放宽到130/80mmHg以下。选用ACEI类保护肾功能的降压药。

2. 限制蛋白及磷的摄入量。

3. 血小板解聚药。

4. 避免对肾有损害的因素。

【答案解析2】

中医疾病诊断： 血证；**中医证候诊断：** 热毒炽盛证。

西医诊断： 急性白血病。

西医诊断依据：

1. 具有发热、出血、贫血典型症状。

2. 皮下瘀斑散布，胸骨压痛，肝脾淋巴结肿大。

3. 血常规：血红蛋白64g/L，白细胞$22.4×10^9$/L，原始和幼稚细胞占21%，血小板$50×10^9$/L。

4. 骨穿：骨髓有核细胞显著增生，原始细胞为27%。

中医治法：清热解毒，凉血止血。

方剂：黄连解毒汤合清营汤加减。

药物组成、剂量及煎服法：

黄连6g，黄芩9g，黄柏8g，栀子9g，犀角3g（磨汁）（可用代用品），生地黄9g，赤芍9g，牡丹皮9g。

七剂，水煎服。每日一剂，早晚分服。

西医治疗措施：

1. 一般治疗：防止感染，纠正贫血；控制出血、防治高尿酸血症肾病；维持营养。

2. 抗白血病治疗：第一阶段为诱导缓解治疗，化学治疗是此阶段白血病治疗的主要方法。第二阶段是达到完全缓解（CR）后进入缓解后治疗，主要方法是化疗和造血干细胞移植（HSCT）。

037号题

【病案（例）摘要1】

患者，男，35岁。已婚，职员。2020年9月20日初诊。

主诉：头晕、乏力伴出血倾向半年，加重1周。

现病史：半年前无诱因开始头晕、乏力，间断下肢皮肤出血点，刷牙出血，服过20多剂中药不见好转，1周来加重。病后无鼻出血和黑便，二便正常，进食好，无挑食和偏食，无酱油色尿，睡眠可，体重无变化。

其他病史：既往体健，无放射线和毒物接触史，无药敏史。

查体：T 36℃，P 100次/分，R 20次/分，BP 120/70mmHg。贫血貌，双下肢散在出血点，浅表淋巴结未触及，巩膜不黄，舌乳头正常，胸骨无压痛，心肺无异常，肝脾未触及，下肢不肿。

实验室检查：血红蛋白45g/L，红细胞$1.5×10^{12}$/L，网织红细胞0.1%，白细胞$3.0×10^9$/L，中性分叶细胞占30%，淋巴细胞占65%，单核细胞占5%，血小板$35×10^9$/L，中性粒细胞碱性磷酸酶（NAP）阳性率80%，积分200分，血清铁蛋白210μg/L，血清铁170μg/dL，总铁结合力280μg/dL，尿常规（－），尿Rous试验阴性。

【病案（例）摘要2】

赵某，女，70岁，已婚，工人。2020年10月2日初诊。

主诉：大便带血，里急后重8月余，加重3天。

现病史：患者于2020年1月出现大便带血，出血呈鲜红色，曾到当地医院就诊，初步确诊为混合痔，予以对症治疗，症状缓解不明显。后患者间断出现大便带血，有时呈鲜红色，有时深红，伴里急后重，再到大医院就诊，建议行结肠镜检查，排除结肠肿瘤，患者拒绝检查。给予云南白药对症处理。近 3 天来，患者大便带血，腹胀，气短，乏力，食欲不振，腹痛拒按，面黄，便下脓血，里急后重。舌胖嫩，苔黄腻，脉滑数。

既往有急性心肌梗死病史。

查体：T 36.6℃，P 76 次 / 分，R 20 次 / 分，BP 140/70mmHg。神志清楚，面色萎黄，心肺肝胆（－），神经系统检查未见异常。肛门指诊检查：右前壁可触及一质硬包块，固定，轻度压痛，指套带血，呈暗红色。

辅助检查：血常规：血红蛋白 76g/L。便常规：粪隐血试验（＋）。

【答题要求】

根据上述摘要，在答题卡上完成书面分析。

时间：50 分钟。

【答案解析1】

中医疾病诊断：血证（齿衄，肌衄）；**中医证候诊断**：气血两虚证。

西医诊断：再生障碍性贫血。

西医诊断依据：

1. 病史：半年多贫血症状和出血表现。

2. 体征：贫血貌，双下肢出血点，肝脾不大。

3. 血象：三系减少，网织红细胞减低，白细胞分类中淋巴细胞比例增高。

4. NAP 阳性率和积分均高于正常，血清铁蛋白和血清铁增高，而总铁结合力降低，尿 Rous 试验阴性。

中医治法：补气养血摄血。

方剂：八珍汤加减。

药物组成、剂量及煎服法：

人参 9g（另煎），白术 9g，白茯苓 9g，当归 9g，川芎 9g，白芍药 9g，熟地黄 9g，炙甘草 5g。

七剂，水煎服。每日一剂，早晚分服。

西医治疗措施：

1. 一般治疗：防止患者与任何对骨髓造血有毒性的物质接触；禁用对骨髓有抑制作用的药物；注意休息，避免过劳；防止交叉感染，注意皮肤及口腔卫生。

2. 支持疗法：支持疗法包括控制感染、止血、输血。严重贫血血红蛋白 <60g/L 的患者，可输入浓集红细胞。

3. 刺激骨髓造血功能的药物

（1）雄激素：为治疗再障的首选药物。其作用机制是刺激肾脏产生更多的红细胞生成素（EPO），并加强造血干细胞对 EPO 的反应性，促使造血干细胞的增殖和分化。丙酸睾酮：每次 50～100mg，每日 1 次，肌注；司坦唑（康力龙）：每次 2～4mg，每日

3次，口服。

（2）免疫调节剂：左旋咪唑治疗再障有效。

（3）免疫抑制剂：抗胸腺球蛋白和抗淋巴细胞球蛋白、环孢素A、大剂量丙种球蛋白。

（4）骨髓移植（BMT）：为治疗造血干细胞缺陷引起急性再障的最佳方法，且能根治。

【答案解析2】

中医疾病诊断：锁肛痔；**中医证候诊断**：脾虚湿热证。

西医诊断：直肠癌。

西医诊断依据：

1. 长期间断便血病史。

2. 肛门指诊检查：右前壁可触及一质硬包块，固定，轻度压痛，指套带血，呈暗红色。

3. 辅助检查：粪隐血试验（+）。

中医治法：清热利湿，理气健脾。

方剂：四妙散合白头翁汤加减。

药物组成、剂量及煎服法：

苍术12g，黄柏15g，牛膝12g，薏苡仁30g，黄连9g，秦皮12g，白头翁12g。

五剂，水煎服。日一剂，早晚分服。

西医治疗措施：

1. 手术治疗：无手术禁忌证、可以切除的直肠癌，应尽可能早期实施根治术，切除范围应包括肿瘤病变、足够的肠管、被侵犯的邻近器官、四周可能被浸润的组织、全直肠系膜淋巴结。不能实施根治术者，亦应做缓解症状的减症手术（姑息性切除）。有肝转移者，如能切除应同时切除肝转移癌。

2. 放射治疗：可在术前施行，作为提高疗效的辅助疗法。术前放疗可提高手术切除率，术后放疗用于手术不能达到目的、术后局部复发或晚期的病人。

3. 化疗：可在术前、术中和术后应用。给药方式有动脉灌注、门静脉注入、术中肠腔灌注给药及温热灌注化疗等。化疗时机、剂量因人而异。常用方案为5-FU加左旋咪唑或亚叶酸钙或联合铂类。

038号题

【病案（例）摘要1】

患者，男，34岁，未婚，2020年8月19日初诊。

近1年来有腹痛、腹泻的表现。1周前外出旅游进餐后出现腹痛、腹泻，日4～5

次，里急后重，脓血便，自行口服抗生素无效，遂来就诊。现症：腹痛，腹泻，里急后重，脓血便，肛门灼热，尿赤。

查体：T 38.1℃，P 102 次 / 分，R 16 次 / 分，BP 120/80mmHg。舌红，苔黄腻，脉滑数。腹软，左下腹有压痛，无反跳痛及肌紧张，未触及肿块，肠鸣音 7 次 / 分。

实验室检查：白细胞 $11.2×10^9$/L，中性粒细胞百分比 87%。结肠镜：乙状结肠、直肠黏膜血管纹理模糊、紊乱或消失，黏膜充血、水肿、易脆、出血和脓性分泌物附着，亦常见黏膜粗糙，呈细颗粒状。肠黏膜病理：隐窝脓肿。

【病案（例）摘要 2】

张某，女，30 岁，已婚，职员。2020 年 12 月 4 日初诊。

患者剖宫产后 10 天，5 天前出现高热恶寒，小腹疼痛拒按，恶露时多时少，色暗紫如败酱，气臭秽，烦躁口渴，尿少色黄，大便燥结。

查体：T 38.9℃，P 106 次 / 分，R 26 次 / 分，BP 112/80mmHg。面色红，痛苦面容，下腹部压痛（+）。舌红，苔黄而干，脉数有力。

辅助检查：血常规：白细胞 $14.5×10^9$/L，中性粒细胞百分比 88%。超声提示：子宫正常，子宫直肠窝可见游离积液（4.2cm×3.9cm）。

【答题要求】

根据上述摘要，在答题卡上完成书面分析。

时间：50 分钟。

【答案解析 1】

中医疾病诊断：痢疾；**中医证候诊断**：湿热内蕴证。

西医诊断：溃疡性结肠炎。

西医诊断依据：

1. 具有持续或反复发作腹泻和黏液脓血便及腹痛，伴有不同程度全身症状。

2. 白细胞 $11.2×10^9$/L，中性粒细胞百分比 87%。

3. 结肠镜：乙状结肠、直肠黏膜血管纹理模糊、紊乱或消失，黏膜充血、水肿、易脆、出血和脓性分泌物附着，亦常见黏膜粗糙，呈细颗粒状。

中医治法：清热利湿。

方剂：白头翁汤加减。

药物组成、剂量及煎服法：

白头翁 20g，黄柏 10g，黄连 5g，秦皮 10g，丹皮 20g，赤芍 12g，金银花 20g。

五剂，水煎服。日一剂，早晚分服。

西医治疗措施：

1. 一般治疗

（1）休息。

（2）饮食及营养治疗。

（3）心理治疗。

2.药物治疗：①活动期：轻型可选用柳氮磺胺吡啶制剂，中型可加用糖皮质激素，如泼尼松。重型加用激素及抗生素。②缓解期：可用氨基水杨酸维持至少3年。

【答案解析2】

中医疾病诊断：产后发热；**中医证候诊断**：感染邪毒证。

西医诊断：产褥感染。

西医诊断依据：

1.有剖宫产手术史。

2.高热恶寒，小腹疼痛拒按，恶露时多时少，色暗紫如败酱，气臭秽。

3.查体下腹部压痛（+）。

4.血常规：白细胞 $14.5×10^9/L$，中性粒细胞百分比 88%。

5.超声提示：子宫正常，子宫直肠窝可见游离积液（4.2cm×3.9cm）。

中医治法：清热解毒，凉血化瘀。

方剂：五味消毒饮合失笑散加味。

金银花 30g，野菊花 30g，蒲公英 30g，紫花地丁 20g，紫背天葵 20g，蒲黄 20g(包煎)，五灵脂 20g。

五剂，水煎服。日一剂，早晚分服。

西医治疗措施：

1.支持疗法：加强营养，增强抵抗力，纠正贫血与电解质紊乱。

2.处理感染灶：清除宫腔残留物，脓肿切开引流，采取半卧位以利于引流。

3.应用抗生素：按药敏试验选用广谱高效抗生素。中毒症状严重者，可短期加用肾上腺糖皮质激素，提高机体应激能力。

4.抗凝治疗：对血栓性静脉炎者，在应用大量抗生素的同时，加用肝素、尿激酶，用药期间监测凝血功能。口服双香豆素、阿司匹林等。

5.手术治疗：子宫感染严重，药物治疗无效，炎症继续扩散时，应及时行子宫全切术，清除感染源，抢救患者生命。

039 号题

【病案（例）摘要1】

患者，男，45岁。2019年6月23日初诊。

3周前，自觉上腹部不适，偶有嗳气、反酸，口服甲氰咪胍有好转，但发现大便色黑，1~2次/天，仍成形，未予注意。1天前，进食辣椒及烤馒头后，觉上腹不适，伴恶心，并有便意，排出柏油便约600mL，并呕鲜血约500mL，当即晕倒，家人急送医院，收入院。现患者神志昏迷，面色苍白，大汗淋漓，四肢厥冷。

其他病史：有"胃溃疡"史10年，常用制酸剂。否认高血压、心脏病病史，否认结核病病史及药物过敏史。

查体：T 37℃，P 120次/分，BP 80/50mmHg。重病容，皮肤苍白，无出血点，浅表淋巴结不大，结膜苍白，巩膜无黄染，心界正常，心率120次/分，律齐，未闻杂音，肺无异常，腹软，未见腹壁静脉曲张，全腹无压痛、肌紧张，肝脾未及，肠鸣音3～5次/分。舌淡白，脉细数无力。

辅助检查：血常规 Hb 48g/L，RBC $2.8×10^{12}$/L。

【病案（例）摘要2】

患儿，男，6岁。2020年4月18日初诊。

发热5天，体温高达40℃，发热时无汗，两耳下肿大疼痛，头痛，无咳嗽咳痰，无流涕，口渴，大便日一行，小便微黄，食欲欠佳，吞食则腮痛，经外院青霉素、退烧药等治疗，热势减低，腮部肿胀渐消，出现一侧睾丸肿胀疼痛，伴有呕吐。

查体：T 38.3℃，P 85次/分，R 22次/分，BP 125/75mmHg。面色红赤，无汗，一侧睾丸肿大，压痛明显。舌质红，舌苔黄，脉数。

辅助检查：血常规：WBC $8.1×10^9$/L，N 40%，L 53%，Hb 119g/L。S抗体76%。

【答题要求】

根据上述摘要，在答题卡上完成书面分析。

时间：50分钟。

【答案解析1】

中医疾病诊断：血证（呕血、便血）；**中医证候诊断**：气随血脱证。

西医诊断：①上消化道出血。②失血性休克。

西医诊断依据：

1. 出血诱因明确，有呕血、柏油样便。

2. 患者面色苍白，大汗淋漓，四肢厥冷，BP 80/50mmHg下降。

3. 血常规 Hb 48g/L，RBC $2.8×10^{12}$/L 降低。

中医治法：益气摄血，回阳固脱。

方剂：独参汤或四味回阳饮加减。

人参60g（另煎），制附子6g，炙甘草6g，炮干姜9g。

一剂，水煎服，立即灌服。

西医治疗措施：

1. 一般急救措施：卧床休息，保持呼吸道通畅，必要时给氧。活动性出血期间禁食。

2. 积极补充血容量：改善急性失血性周围循环衰竭的关键是输血，一般输浓缩红细胞，严重活动性大出血考虑输全血。输血量以使血红蛋白达到70g/L左右为宜。紧急输血指征：①当改变体位时出现晕厥、血压下降和心率加快，或心率大于120次/分或收缩压低于90mmHg，或较基础血压下降25%。②失血性休克。③血红蛋白低于70g/L或血细胞。比容低于25%。

3. 止血措施

（1）食管胃底静脉曲张破裂出血：出血量大，再出血率高，死亡率高。①药物止血：血管加压素静脉注射，奥曲肽对本病具有肯定止血疗效，且副作用少。②气囊压迫止血：三腔二囊管。③内镜治疗：可止血且有效防止早期再出血，是目前治疗食管胃底静脉曲张破裂出血的重要手段。④外科手术或经颈静脉肝内门体静脉分流术。

（2）非曲张静脉上消化道大出血：①抑制胃酸分泌：常静脉用H_2受体拮抗剂和质子泵抑制剂，以质子泵抑制剂效果好。②内镜治疗。③手术治疗。④介入治疗。

【答案解析2】

中医疾病诊断：痄腮（变证）；**中医证候诊断**：毒窜睾腹证。

西医诊断：①流行性腮腺炎。②睾丸炎。

西医诊断依据：

1. 高热5天，两耳下肿大疼痛，头痛，吞食则腮痛。腮肿消退后出现一侧睾丸肿胀疼痛。

2. 查体一侧睾丸肿大，压痛明显。

3. 辅助检查：血常规：WBC $8.1×10^9$/L，N 40%，L 53%，Hb 119g/L。S抗体76%。

中医治法：清肝泻火，活血止痛。

方剂：龙胆泻肝汤加减。

药物组成、剂量及煎服法：

龙胆草20g，黄芩6g，栀子6g，泽泻6g，木通3g，车前子6g（包煎），当归10g，柴胡6g，甘草6g，生地黄6g。

五剂，水煎服。每日一剂，早晚分服。

西医治疗措施：

1. 对高热患儿可采用物理降温或使用解热药。

2. 严重头痛和并发睾丸炎者可酌情使用止痛药。

3. 合并睾丸炎时，用丁字带托住阴囊。

040号题

【病案（例）摘要1】

丁某，女，49岁，已婚，农民。2020年12月17日初诊。

患者反复突发意识不清，伴四肢抽搐1年，发作时口中有声，口吐白沫，每次约5

分钟意识恢复。近1个月发作频繁，收住入院进一步治疗。现症：突发意识不清伴四肢抽搐时有发生。平时头晕目眩，两目干涩，心烦失眠，腰膝酸软。

查体：T 36℃，P 90次/分，R 20次/分，BP 110/70mmHg。发作时查体见意识不清，四肢抽搐，面唇发绀，瞳孔散大，对光反射消失，呼吸时有中断，双肺闻及痰鸣音，深浅反射消失。舌红少苔，脉细数。

辅助检查：脑电图可见棘波、尖波。头颅CT：未见异常。

【病案（例）摘要2】

患儿，男，4个月。2019年3月23日初诊。

患儿35天前无明显诱因咳嗽，无发热，静点头孢唑啉等治疗无效，12天前咳嗽加重，伴有喘促，呈阵发性，用头孢哌酮、舒喘灵和洋地黄强心治疗，病情时轻时重，今日晨起突然面色苍白，口唇青紫，呼吸困难，额汗不温，四肢厥冷，烦躁不安。

其他病史：平素有夜惊、多汗史。既往体健，第2胎第1产，足月顺产，母乳喂养，未添加鱼肝油、钙剂及辅食。

查体：T 37.2℃，P 186次/分，R 70次/分，BP 80/50mmHg。体重8kg，身长63cm，头围40cm，胸围39cm，前囟2cm×2cm，发育正常，营养中等，急性重病容，烦躁，自动体位，皮肤略苍白，无黄染、皮疹及出血点，皮下脂肪充盈，分布均匀，全身浅表淋巴结未触及，头颅外形正常，枕秃（+），眼睑无浮肿，巩膜无黄染，咽充血，口周发绀，呼吸急促，鼻扇（+），三凹征（+），胸廓无畸形，双肺可闻及喘鸣音及中细湿啰音。皮肤无紫绀，心界不大，心率186次/分，律齐，腹平软，肝肋下3cm，无压痛，脾及边，肠鸣音正常，双下肢轻度可凹性水肿，布氏征（-），双侧巴氏征（-）。舌质略紫，苔薄白，脉细弱而数，指纹青紫，可达命关。

实验室检查：血常规：Hb 91g/L，RBC 4.23×10^{12}/L，WBC 11.0×10^9/L，分叶占65%，淋巴占35%，Plt 135×10^9/L。尿常规、便常规正常。

【答题要求】

根据上述摘要，在答题卡上完成书面分析。

时间：50分钟。

【答案解析1】

中医疾病诊断：痫证；**中医证候诊断**：肝肾亏虚证。

西医诊断：癫痫。

西医诊断依据：

1. 突发意识不清，伴四肢抽搐，发作时口中有声，口吐白沫，且反复发作，醒后如常。

2. 查体：发作时神志不清，四肢抽搐，瞳孔散大，对光反射消失，呼吸时有中断，双肺闻及痰鸣音，深浅反射消失。

3. 辅助检查：脑电图可见棘波、尖波。

中医治法：补益肝肾，育阴息风。

方剂：左归丸加减。

药物组成、剂量及煎服法：

山茱萸 12g，熟地黄 25g，山药 12g（炒），牛膝 9g，枸杞 12g，菟丝子 12g（制），鹿角胶 12g（烊化），龟甲胶 12g（烊化），玄参 20g，人参 20g，酸枣仁 30g，柏子仁 30g，天冬 30g，麦冬 30g，当归 30g，生地黄 12g，桔梗 20g，茯苓 20g，朱砂 6g（冲服），五味子 30g，远志 20g。

五剂，水煎服。日一剂，早晚分服。

西医治疗措施：

1. 药物治疗

（1）GTCS 首选药物为苯妥英钠、卡马西平，次选丙戊酸钠。

（2）典型失神发作及肌阵挛发作首选丙戊酸钠，次选乙琥胺、氯硝西泮；非典型失神发作首选乙琥胺或丙戊酸钠，次选氯硝西泮。

（3）部分性发作和继发全面性发作首选卡马西平，其次为苯妥英钠、丙戊酸钠或苯巴比妥。

（4）儿童肌阵挛发作首选丙戊酸钠，其次为乙琥胺或氯硝西泮。

2. 神经外科治疗

（1）手术治疗的适应证：①难治性癫痫：患病时间较长，并经正规抗痫药治疗 2 年以上无效或痫性发作严重而频繁。②癫痫灶不在脑的主要功能区，且手术易于到达；术后不会遗留严重神经功能障碍。③脑器质性病变所致的癫痫，可经手术切除病变者。

（2）常用方法前颞叶切除术，选择性杏仁核、海马切除术，癫痫病灶切除术，大脑半球切除术等。脑立体定向毁损术等方法对难治性癫痫有一定的疗效。

【答案解析 2】

中医疾病诊断：肺炎喘嗽；**中医证候诊断**：心阳虚衰证。

西医诊断：小儿肺炎合并心力衰竭。

西医诊断依据：

1. 先有上感表现咳嗽等，以喘憋、烦躁、呼吸急促、发热为主要表现。

2. 查体：口周发绀，鼻扇征（+），三凹征（+），两肺可闻及喘鸣音及湿啰音，有心衰体征，呼吸增快，大于 60 次/分，心率明显增快（>180 次/分），心音低钝，肝大，双下肢水肿。

3. 实验室检查血白细胞数及中性分叶粒细胞增高。

中医治法：温补心阳，救逆固脱。

方剂：参附龙牡救逆汤加减。

药物组成、剂量及煎服法：

人参9g（另煎），附子6g，龙骨20g（先煎），牡蛎20g（先煎），白芍9g，炙甘草6g。

五剂，水煎服。日一剂，早晚分服。

西医治疗措施：

1. 病原治疗：抗生素。

2. 心衰治疗：强心、利尿、扩血管剂。

3. 对症治疗：吸氧、祛痰、解痉平喘。

4. 糖皮质激素的应用：主要是平喘解痉。

041 号题

【病案（例）摘要1】

张某，男，45岁。2019年6月20日初诊。

患者2周前无明显诱因出现心悸气短，心胸痞闷胀满，痰多，食少腹胀。

查体：T 37.5℃，P 50次/分，R 20次/分，BP 120/75mmHg。皮肤黏膜无黄染及出血点，浅表淋巴结未触及，咽（-），心肺（-），腹平软，肝脾未及，下肢不肿。苔白腻，脉缓弦滑，律不齐。

心电图：二度房室传导阻滞Ⅱ型（4∶3）。

【病案（例）摘要2】

杨某，女，41岁，已婚，退休。2020年10月9日初诊。

患者近2年经常小便不畅，排尿时疼痛，时轻时重。近2周因劳累过度出现小腹坠胀，小便淋漓不已，尿热，尿痛，经治疗好转，现腰膝酸软，神疲乏力，食欲不振，少气懒言，口干不欲饮水。

查体：T 36.9℃，P 80次/分，R 19次/分，BP 130/80mmHg。面色无华，肾区疼痛（-）。舌淡，苔薄白，脉沉细。

辅助检查：血常规：白细胞 $7.1×10^9/L$，中性粒细胞百分比75%。尿常规：白细胞2～5个/高倍视野，红细胞2～6个/高倍视野，尿蛋白（+），尿隐血（+）。尿培养：细菌数大于 $10^5/mL$。静脉肾盂造影见两肾大小不等，肾盂肾盏变形。

【答题要求】

根据上述摘要，在答题卡上完成书面分析。

时间：50分钟。

【答案解析1】

中医疾病诊断：心悸；**中医证候诊断**：痰浊阻滞证。

西医诊断：心律失常——房室传导阻滞（二度Ⅱ型）。

西医诊断依据：

1. 心悸乏力，心胸憋闷。

2. 心电图：二度房室传导阻滞Ⅱ型（4∶3）。

中医治法： 理气化痰，宁心通脉。

方剂： 涤痰汤加减。

药物组成、剂量及煎服法：

瓜蒌 20g，胆星 12g，半夏 9g，橘红 12g，茯苓 12g，枳实 12g，黄芩 9g，黄连 6g，石菖蒲 12g，竹茹 12g，甘草 9g（炙）。

五剂，水煎服。日一剂，早晚分服。

西医治疗措施：

1. 如心室率显著缓慢，伴有血流动力学障碍，甚至阿－斯综合征发作，应给予治疗。阿托品 0.5～2mg 静脉注射，适合阻滞部位位于房室结的患者；异丙肾上腺素 1～4μg/min 静脉点滴，适用于任何部位的房室传导阻滞，将心室率控制在 50～70 次/分。急性心肌梗死时应慎重。

2. 人工心脏起搏适应证：①伴有临床症状的任何水平的完全或高度房室传导阻滞。②束支－分支水平阻滞，间歇发生二度Ⅱ型房室阻滞，有症状者；在观察过程中虽无症状，但阻滞程度进展、H-V 间期 >100 毫秒者。③房室传导阻滞，心室率经常低于 50 次/分，有明确的临床症状，或间歇发生心室率 <40 次/分，或虽无症状，但有长达 3 秒的 R-R 间隔。④由于颈动脉窦过敏引起的心率减慢，心率或 R-R 间隔达到上述标准，伴有明确症状者。⑤有窦房结功能障碍和/或房室传导阻滞的患者，因其他情况必须采用具有减慢心率的药物治疗时，为保证适当的心室率，应植入起搏器。

【答案解析2】

中医疾病诊断： 淋证；**中医证候诊断：** 脾肾亏虚，湿热屡犯证。

西医诊断： 尿路感染——慢性肾盂肾炎。

西医诊断依据：

1. 反复发作的尿频、尿急、尿痛，病史 2 年。

2. 血常规：白细胞 7.1×10^9/L，中性粒细胞百分比 75%。

3. 尿常规：白细胞 2～5 个/高倍视野，红细胞 2～6 个/高倍视野，尿蛋白（＋），尿隐血（＋）。

4. 尿培养：细菌数大于 10^5/mL。

5. 静脉肾盂造影见两肾大小不等，肾盂肾盏变形。

中医治法： 健脾补肾。

方剂： 无比山药丸加减。

药物组成、剂量及煎服法：

山茱萸 20g，泽泻 20g，熟地黄 20g，茯苓 20g，巴戟天 10g，牛膝 20g，赤石脂 10g，山药 25g，杜仲 20g，菟丝子 20g，肉苁蓉 20g。

五剂，水煎服。日一剂，早晚分服。

西医治疗措施：

1. 一般治疗

（1）休息 3～5 天，多饮水，勤排尿。

（2）碱化尿液：可用碳酸氢钠 10g，每日 3 次，口服。

2. 抗感染治疗

（1）病情较轻者：可在门诊以口服药物治疗，疗程 10～14 天。常用药物有喹诺酮类如氧氟沙星、环丙沙星，半合成青霉素类如阿莫西林，头孢菌素类如头孢呋辛等。治疗 14 天后，通常 90% 可治愈。如尿菌仍阳性，应参考药敏试验选用有效抗生素继续治疗 4～6 周。

（2）严重感染：全身中毒症状明显者需住院治疗，应静脉给药。常用药物如氨苄西林、头孢噻肟钠、头孢曲松钠、左氧氟沙星等，必要时联合用药。氨基糖苷类抗生素肾毒性大，应慎用。

042 号题

【病案（例）摘要 1】

郭某，男，27 岁，已婚，工人。2019 年 7 月 20 日初诊。

发热伴鼻血 5 天。患者 1 周前出现咽喉疼痛，发热，考虑为上呼吸道感染，口服抗生素，2 天后鼻出血不止，乏力短气，随到医院就诊。现症：发热，有汗而热不解，头身困重，腹胀纳呆，关节酸痛，大便不爽，肛门灼热，小便黄赤而不利。

查体：T 39.4℃，P 96 次/分，R 24 次/分，BP 100/80mmHg。皮下瘀斑散布，胸骨压痛，肝脾淋巴结肿大。舌红，苔黄腻，脉滑数。

辅助检查：血常规：血红蛋白 64g/L，白细胞 $22.4×10^9$/L，原始和幼稚细胞占 21%，血小板 $50×10^9$/L。骨穿：骨髓有核细胞显著增生，原始细胞为 27%。

【病案（例）摘要 2】

宋某，女，57 岁，已婚，职员。2020 年 8 月 21 日初诊。

患者因"头晕 1 年，发作性心悸 5 天"入院。1 年前患者无明显原因及诱因出现头晕、头昏，呈间断性，以枕部、顶部为著，伴四肢乏力，未予重视。5 天前患者上述症状加重，伴神疲乏力，少气懒言，反应迟钝，呈发作性，持续时间数秒至数分钟不等，伴胸闷、发汗及干呕，与劳累、情绪激动有关，自觉记忆力减退，纳呆腹胀，面色萎黄，腰膝酸软，小便频数，大便溏。为求诊治来我院。

查体：T 36.5℃，P 52次/分，R 20次/分，BP 130/70mmHg。双肺呼吸音清，未闻及干、啰音。心率52次/分，率齐，心音可，各瓣膜听诊区未闻及病理性杂音。腹平软，无压痛及反跳痛，双下肢无水肿。舌质淡，脉沉弱。

辅助检查：心电图：窦性心动过缓，心率52次/分，$V_1 \sim V_3$ T波低平。血脂：TG 4.94mmol/L，TC 5.26mmol/L。甲功（CLIA法）：FT_3 6.99pmol/L，FT_4 3.22pmol/L，TSH 35mU/L。肝功、肾功，以及电解质、血流变、心肺五项未见明显异常；血常规、血凝大致正常；胸片、心脏及腹部B超未见明显异常。

【答题要求】

根据上述摘要，在答题卡上完成书面分析。

时间：50分钟。

【答案解析1】

中医疾病诊断：血证；**中医证候诊断**：湿热内蕴证。

西医诊断：急性白血病。

西医诊断依据：

1. 发热、出血、贫血典型症状。

2. 皮下瘀斑散布，胸骨压痛，肝脾淋巴结肿大。

3. 血常规：血红蛋白64g/L，白细胞22.4×10^9/L，原始和幼稚细胞占21%，血小板50×10^9/L。

4. 骨穿：骨髓有核细胞显著增生，原始细胞为27%。

中医治法：清热解毒，利湿化浊。

方剂：葛根芩连汤加减。

药物组成、剂量及煎服法：

葛根12g，黄连6g，黄芩9g，黄柏8g，栀子9g，生地9g，赤芍9g，牡丹皮9g。

七剂，水煎服。每日一剂，早晚分服。

西医治疗措施：

1. 一般治疗：防止感染，纠正贫血；控制出血，防治高尿酸血症肾病；维持营养。

2. 抗白血病治疗：第一阶段为诱导缓解治疗，化学治疗是此阶段白血病治疗的主要方法。第二阶段是达到完全缓解（CR）后进入缓解后治疗。主要方法是化疗和造血干细胞移植（HSCT）。

【答案解析2】

中医疾病诊断：瘿劳；**中医证候诊断**：脾肾气虚证。

西医诊断：甲状腺功能减退症。

西医诊断依据：

1. 典型临床表现：头晕、心悸、神疲乏力，少气懒言，反应迟钝等。

2. 甲状腺功能检查：FT₄降低，TSH 明显升高，血清总胆固醇 TC 和甘油三酯 TG 增高。

中医治法：益气健脾补肾。

方剂：四君子汤合大补元煎加减。

药物组成、剂量及煎服法：

人参 9g，当归 12g，杜仲 12g，熟地黄 9g，白术 12g，白芍 9g，炙甘草 12g，陈皮 6g。

五剂，水煎服；每日一剂，早晚分服。

西医治疗措施：

1. 甲状腺激素补充或替代：不论何种甲减均需要，永久性者需终身服用。左甲状腺素（L-T₄）为首选药。该药半衰期 7 天，作用时间较长而稳定。起始量 25～50μg/d，每 1～2 周增加 25μg/d，直到达到最佳疗效，长期替代治疗维持量一般为 50～200μg/d，每日晨间服药 1 次。患缺血性心脏病者起始量宜小，调整剂量宜慢，防止诱发和加重心脏病。补充甲状腺激素，重建下丘脑-垂体-甲状腺轴的平衡，一般需要 4～6 周。治疗初期为 4～6 周测定激素指标。治疗达标后，每 6～12 个月复查甲状腺激素指标。同时监测体重、心脏各项参数，避免药物过量加重绝经期后骨质疏松，增加中老年人心房纤颤的风险。

2. 亚临床甲减的处理：亚临床甲减引起的血脂异常，可以促进动脉粥样硬化的发生发展。部分亚临床甲减可发展为临床甲减。目前认为，高胆固醇血症患者，血清 TSH ＞ 10mU/L，需要给予 L-T₄ 治疗。

3. 对症治疗：有贫血者补充铁剂、维生素 B₁₂、叶酸等。胃酸不足者给予稀盐酸。但所有对症治疗的措施都必须在替代疗法的基础上进行，才可获效。

043 号题

【病案（例）摘要1】

患者，男，35 岁。2019 年 8 月 26 日初诊。

半月前无明显诱因发热，伴全身酸痛，轻度咳嗽，无痰，二便正常，血化验异常（具体不详），给一般抗感冒药治疗无效，1 周来病情加重，刷牙时牙龈出血。壮热，口渴多汗，烦躁，头痛面赤，身痛，口舌生疮，咽喉肿痛，便秘尿赤。

其他病史：既往体健，无药物过敏史。

查体：T 39℃，P 96 次/分，R 20 次/分，BP 120/80mmHg。满面通红，前胸和下肢皮肤有少许出血点，浅表淋巴结不大，巩膜不黄，咽充血（+），扁桃体不大，胸骨轻压痛，心率 96 次/分，律齐，肺叩诊音清，右下肺少许湿啰音，腹平软，肝脾未及。舌质红绛，苔黄，脉大。

实验室检查：Hb 82g/L，网织红细胞 0.5%，WBC 5.4×10^9/L，原幼细胞占 20%，Plt 29×10^9/L，尿、便常规（－）。骨髓象有核细胞显著增生，以原始细胞为主，而较成熟中间阶段细胞缺如，并残留少量成熟粒细胞，形成所谓"裂孔"现象，并可见 Auer 小体。

【病案（例）摘要2】

马某，男，36岁，未婚，职员。2020年10月26日初诊。

患者上腹疼痛反复发作3年，空腹明显，进食后缓解。近2日出现胃脘灼热疼痛，泛酸，嗳气，口苦口干，胸胁胀满，烦躁易怒，大便秘结。

查体：T 36.8℃，P 78次/分，BP 110/80mmHg。腹软，剑突下偏右侧压痛，无反跳痛及肌紧张。舌红苔黄，脉弦数。

辅助检查：上消化道钡餐检查：十二指肠球部龛影，位于十二指肠轮廓之外，周围有环绕带。^{12}C 呼气试验示幽门螺杆菌（+）。

【答题要求】

根据上述摘要，在答题卡上完成书面分析。

时间：50分钟。

【答案解析1】

中医疾病诊断：血证；**中医证候诊断**：热毒炽盛证。

西医诊断：急性白血病。

西医诊断依据：

1. 发热、出血、贫血典型症状。

2. 血象 Hb 82g/L，网织红细胞 0.5%，WBC 5.4×10^9/L，原幼细胞占 20%，Plt 29×10^9/L。

3. 骨髓象有核细胞显著增生，以原始细胞为主，而较成熟中间阶段细胞缺如，并残留少量成熟粒细胞，形成所谓"裂孔"现象，并可见 Auer 小体。

中医治法：清热解毒，凉血止血。

方剂：黄连解毒汤合清营汤加减。

药物组成、剂量及煎服法：

水牛角 30g，生地黄 20g，元参 9g，竹叶心 3g，麦冬 9g，丹参 6g，黄连 5g，银花 9g，连翘 6g。

五剂，水煎服。日一剂，早晚分服。

西医治疗措施：

1. 一般治疗

（1）防治感染。

（2）纠正贫血：严重贫血可输浓集红细胞或全血。

（3）控制出血。

（4）防治高尿酸血症肾病。

（5）维持营养。

2.抗白血病治疗

第一阶段为诱导缓解治疗，化学治疗是此阶段白血病治疗的主要方法。目的是达到完全缓解（CR）并延长生存期。所谓完全缓解，即：①白血病的症状和体征消失。②血象 Hb ≥ 100g/L（男）或 90g/L（妇女及儿童），中性粒细胞绝对值 ≥ $1.0×10^9$/L，血小板 ≥ $100×10^9$/L，外周血白细胞分类中无白血病细胞。③骨髓象，原粒细胞 + 早幼粒细胞（原单核细胞 + 幼单核细胞或原淋巴细胞 + 幼淋巴细胞）≤ 5%，无 Auer 小体，红细胞及巨核细胞系列正常，无髓外白血病。理想的 CR 为初诊时免疫学、细胞遗传学和分子生物学异常标志消失。

第二阶段是达到 CR 后进入缓解后治疗。主要方法是化疗和造血干细胞移植（HSCT）。

【答案解析2】

中医疾病诊断：胃脘痛；**中医证候诊断**：肝胃郁热证。

西医诊断：消化性溃疡。

西医诊断依据：

1.长期反复发生的周期性、节律性、慢性上腹部疼痛。

2.剑突下偏右侧压痛。

3.消化道钡餐检查：十二指肠球部龛影，位于十二指肠轮廓之外，周围有环绕带。

4.^{12}C 呼气试验示幽门螺杆菌（+）。

中医治法：清胃泄热，疏肝理气。

方剂：化肝煎合左金丸加减。

药物组成、剂量及煎服法：

青皮 6g，陈皮 6g，芍药 6g，牡丹皮 4.5g，栀子 4.5g（炒），泽泻 4.5g，土贝母 6g，黄连 18g，吴茱萸 3g。

五剂，水煎服。日一剂，早晚分服。

西医治疗措施：

1.一般治疗：生活有规律，避免过度劳累，精神放松，定时定量进餐，忌辛辣食物，戒烟，避免服用对胃肠黏膜有损害药物。

2.根除幽门螺杆菌：多主张联合用药，目前推荐方案有三联疗法和四联疗法。四联疗法为质子泵抑制剂与铋剂合用，再加上任两种抗生素。

3.抗酸药物治疗

（1）H_2 受体拮抗剂：西咪替丁、雷尼替丁、法莫替丁等。常用剂量分别为 400mg，日2次；150mg，日2次；20mg，日2次。

（2）质子泵抑制剂：是治疗消化性溃疡的首选药物。奥美拉唑、兰索拉唑、潘托拉唑等，常用剂量为分别为20mg、30mg、40mg，日1次。

4. 保护胃黏膜：硫糖铝、胶体次枸橼酸铋和前列腺素类药物，其抗溃疡效能与H_2受体拮抗剂相当。铋剂服药后常见舌苔和粪便变黑，由于肾脏为铋的主要排泄器官，故肾功能不良者应忌用铋剂。

5. 非甾体类抗炎药相关溃疡：暂停或减少非甾体类抗炎药的剂量，然后按上述方案治疗。若病情需要继续服用非甾体类抗炎药，尽可能选用对胃肠黏膜损害较少的药物，或合用质子泵抑制剂或米索前列醇，有较好防治效果。

6. 治疗方案及疗程：抑酸药物的疗程通常为4～6周，DU为4周，GU为6～8周。根除幽门螺杆菌所需的1～2周，可重叠在疗程内，也可结束后进行。

7. 外科手术指征：①大出血经药物、胃镜、血管介入治疗无效。②急性穿孔，慢性穿透性溃疡。③幽门梗阻。④GU疑有癌变。

044 号题

【病案（例）摘要1】

王某，男，65岁。2020年6月26日初诊。

患者5年前无明显诱因出现左上肢远端不自主抖动，以安静状态下明显，紧张、激动时加重，平静放松后减轻，睡眠后消失，伴左侧肢体活动不灵活、僵硬，症状逐渐加重，波及左下肢。3年前右侧肢体亦出现上述症状。走路慢，小碎步，起床迈步、转身费力，呈弯腰驼背姿势，两侧症状不对称，逐年加重。无站立头晕、吞咽困难、饮水呛咳、大小便失禁、平衡障碍。口服美多巴可减轻上述症状，药效逐渐减退，药量逐渐增加，药物峰期可出现肢体不自主扭动表现。现口服美多巴250mg，每日3次，一天之中上述症状波动明显。2年前曾于外院行头皮下磁铁埋置术，无明显效果。发病以来气短乏力，头晕眼花，自汗，口角流涎。

其他病史：既往无CO中毒史、脑炎病史、重金属中毒史、农药中毒史、脑出血及脑梗死病史、家族及周围人群类似病史，无长期大量应用D_2受体阻滞剂、多巴胺耗竭剂病史。

体格检查：T 36.5℃，R 18次/分，P 76次/分。神清，面具脸，流涎较多，颜面躯干皮脂分泌增多。平卧血压120/80mmHg，立位血压120/80mmHg。双眼各向活动无障碍。四肢肌力5级，肌肉无明显萎缩，肱二头肌、膝腱反射无明显亢进，双侧Hoffmann征、Babinski征阴性。指鼻准。双侧肢体3～5Hz粗大搓丸样静止性震颤，四肢肌张力高，呈齿轮样强直，左侧重于右侧。屈曲体态，慌张步态，小写征明显。舌胖，有齿痕，舌质暗淡，苔薄白，脉细无力。

辅助检查：MRI头颅平扫加FLAIR未见明显异常。

【病案（例）摘要2】

刘某，女，34岁，已婚，职员。2020年1月24日初诊。

患者12岁月经初潮，周期26～31天，经期5～6天，量中。近几年来身体逐渐肥胖，月经量逐渐减少，色淡质黏腻，渐至月经停闭，胸闷泛恶，神疲倦怠，纳少痰多，带下量多，色白。

查体：T 36.4℃，P 76次/分，R 18次/分，BP 112/80mmHg。营养良好，第二性征正常。苔腻，脉滑。

辅助检查：内分泌六项正常。超声提示子宫及双侧附件正常。尿妊娠实验：阴性。

【答题要求】

根据上述摘要，在答题卡上完成书面分析。

时间：50分钟。

【答案解析1】

中医疾病诊断：颤证；**中医证候诊断**：气血两虚证。

西医诊断：帕金森病。

西医诊断依据：

1. 中老年起病，缓慢进行性病程。

2. 双侧症状不对称，静止性震颤、肌僵直、运动迟缓、姿势异常明显。

3. 对左旋多巴治疗有效。

4. 无眼外肌麻痹、小脑体征、锥体束征及体位性低血压。无明确前驱脑部病史。

中医治法：益气养血，息风通络。

方剂：定振汤加减。

药物组成、剂量及煎服法：

熟地12g，生地12g，当归12g，白芍12g，川芎9g，黄芪9g，白术9g，天麻6g，秦艽6g，防风5g，荆芥5g，威灵仙3g，全蝎3g，细辛3g。

五剂，水煎服。日一剂，早晚分服。

西医治疗措施：

1. 药物治疗：治疗方案个体化；从小剂量开始，缓慢递增；尽量以较小剂量取得较满意疗效。抗胆碱能药物、金刚烷胺、左旋多巴及复方左旋多巴、DA受体激动剂、单胺氧化酶B抑制剂、儿茶酚-邻位-甲基转移酶抑制剂

2. 手术治疗：苍白球、丘脑底核毁损或切除术，脑深部电刺激（DBS）。

3. 细胞移植及基因治疗。

4. 康复治疗。

【答案解析2】

中医疾病诊断：闭经；**中医证候诊断：**痰湿阻滞证。

西医诊断：闭经。

西医诊断依据：

1. 月经停闭6个月以上。

2. 查体第二性征正常。

3. 辅助检查：内分泌六项正常。超声提示子宫及双侧附件正常。

4. 尿妊娠实验：阴性。

中医治法：健脾燥湿化痰，活血调经。

方剂：丹溪治湿痰方加减。

药物组成、剂量及煎服法：

滑石20g（包煎），茯苓12g，白术12g，甘草9g，苍术12g，香附6g，陈皮12g，法半夏12g，胆南星12g，枳壳12g，生姜6g，神曲12g，当归20g，川芎9g。

五剂，水煎服。日一剂，早晚分服。

西医治疗措施：

1. 积极治疗全身性疾病，提高机体体质，供给足够营养，保持标准体重，同时对于应激或精神因素所致的闭经应耐心进行心理治疗，肿瘤或多囊卵巢综合征等引起的应进行特异性治疗。

2. 激素治疗、促排卵、使用溴隐亭等。

3. 辅助生殖技术。

4. 手术治疗：针对病因采用相应手术治疗。

045号题

【病案（例）摘要1】

崔某，男，44岁。2020年1月13日初诊。

病人10年前第一次出现抽搐症状，当时突然意识丧失，清醒后围观人告知其倒地抽搐3分钟左右，而他自己毫不知情，过了一周，又出现了相同的症状，到医院做脑电图后，被诊断为癫痫，此后口服卡马西平以控制发作。近1年癫痫发作的次数有增无减，并自觉记忆力明显减退，且精神不振，头晕目眩，两目干涩，心烦失眠，腰膝酸软。遂来求治。

查体：T 36.8℃，R 16次/分，P 78次/分，BP 135/75mmHg。病人两颧潮红，心肺（-）。腹软，肝脾未及，四肢辅助检查和神经系统（-）。舌质红少苔，脉细数。

辅助检查：脑电图检查可见棘波、尖波或棘-慢、尖、慢波等痫性放电波形。神经影像学检查可见大脑结构性异常。

【病案（例）摘要2】

郑某，男，76岁，已婚，退休工人。2020年12月23日初诊。

患者头晕反复出现10余年，确诊为高血压，未系统诊治。今日在活动中突然昏仆，不省人事，目合口张，鼻鼾息微，手撒肢冷，汗多，大小便自遗，肢体软瘫，急来就诊。

查体：T 36.7℃，P 80次/分，R 18次/分，BP 160/95mmHg。神志昏迷，口角歪斜，流涎，主动脉瓣听诊区第二心音亢进。左上肢肌力0级，左下肢肌力1级，左巴氏征阳性。舌痿，脉细弱。

辅助检查：头颅CT检查示右侧基底节区高密度影。

【答题要求】

根据上述摘要，在答题卡上完成书面分析。

时间：50分钟。

【答案解析1】

中医疾病诊断：痫证；**中医证候诊断**：肝肾阴虚证。

西医诊断：癫痫。

西医诊断依据：

1. 反复发作病史。
2. 四肢抽搐时伴意识丧失，且醒后如常。
3. 脑电图检查可见棘波、尖波或棘-慢、尖、慢波等痫性放电波形。
4. 神经影像学检查可见大脑结构性异常。

中医治法：补益肝肾，育阴息风。

方剂：左归丸加减。

药物组成、剂量及煎服法：

熟地24g，山药20g，枸杞12g，山茱萸，牛膝12g，菟丝子20g，龟胶6g（烊化），生首乌20g，草决明20g，枳壳12g。

五剂，水煎服。日一剂，早晚分服。

西医治疗措施：

1. 药物治疗

（1）GTCS首选药物为苯妥英钠、卡马西平，次选丙戊酸钠。

（2）典型失神发作及肌阵挛发作首选丙戊酸钠，次选乙琥胺、氯硝西泮；非典型失神发作首选乙琥胺或丙戊酸钠，次选氯硝西泮。

（3）部分性发作和继发全面性发作首选卡马西平，其次为苯妥英钠、丙戊酸钠或苯巴比妥。

（4）儿童肌阵挛发作首选丙戊酸钠，其次为乙琥胺或氯硝西泮。

2. 神经外科治疗

（1）手术治疗的适应证：①难治性癫痫：患病时间较长，并经正规抗痫药治疗 2 年以上无效或痫性发作严重而频繁。②癫痫灶不在脑的主要功能区，且手术易于到达；术后不会遗留严重神经功能障碍。③脑器质性病变所致的癫痫，可经手术切除病变者。

（2）常用方法前颞叶切除术，选择性杏仁核、海马切除术，癫痫病灶切除术，大脑半球切除术等。脑立体定向毁损术等方法对难治性癫痫有一定的疗效。

【答案解析 2】

中医疾病诊断：中风（中脏腑）；**中医证候诊断**：元气败脱，心神涣散证。

西医诊断：脑出血。

西医诊断依据：

1. 老年男性，高血压病史 10 年。

2. 活动中突然昏仆，不省人事，目合口张，鼻鼾息微，手撒肢冷。

3. 头颅 CT 示右侧基底节区高密度影。

中医治法：益气回阳，救阴固脱。

方剂：大剂参附汤合生脉散加减。

药物组成、剂量及煎服法：

人参 20g（另煎），制附子 9g（先煎），麦冬 9g，五味子 9g。

五剂，水煎，立即灌服。

西医治疗措施：

1. 内科治疗：急性期的治疗原则是：保持安静，防止继续出血；积极抗脑水肿，降低颅内压；调整血压，改善循环；加强护理，防治并发症。

2. 手术治疗：目的在于清除血肿，解除脑疝，挽救生命和争取神经功能恢复。

046 号题

【病案（例）摘要 1】

罗某，女，24 岁。2020 年 1 月 5 日初诊。

患者自 2016 年始，面部出现红斑，经日晒后加重，伴发热、关节疼痛 2 年。2 年后患者自觉日晒后症状较前加重，直至面部红斑呈现蝶状、红褐色。5 个月后全身关节疼痛明显加重，且乏力。于当地医院按风湿性关节炎治疗 1 个月无效。此后关节疼痛、发热、口干等症状反复发作，伴口腔糜烂。2019 年 11 月因持续性高热，关节疼痛，于当地第 4 次入院治疗，经抗炎对症治疗无效。遂来就诊。现患者高热，不恶寒，满面红赤，皮肤红斑鲜红，咽干，口渴喜冷饮，尿赤而少，关节疼痛。

查体：T 39.8℃，R 20 次 / 分，P 88 次 / 分，BP 135/75mmHg。满面红赤，皮肤红斑鲜红，心肺无异常，腹软，肝脾未及，关节无红肿，神经系统检查（−）。舌红绛，苔黄，脉洪数。

实验室检查：抗核抗体（+），滴度1∶160，补体 C_3 45mg/dL，抗DNA抗体、放射免疫结合率（+），蛋白尿（++）。

【病案（例）摘要2】

关某，男，35岁，已婚，职员。2019年12月19日初诊。

患者近1年来经常出现上腹部胀满不适、疼痛，未系统治疗。现症：胃脘部隐隐作痛，嘈杂，口干咽燥，五心烦热，大便干结。

查体：T 36.9℃，P 78次/分，R 20次/分，BP 110/80mmHg。全腹软，无包块，中上腹轻度压痛，无肌紧张及反跳痛，肝脾肋缘下未及，墨菲征（-）。舌淡红，苔红少津，脉细。

辅助检查：胃镜：胃黏膜淡红，间有灰色，黏膜变薄，部分黏膜下血管暴露。幽门螺杆菌（+）。

【答题要求】

根据上述摘要，在答题卡上完成书面分析。

时间：50分钟。

【答案解析1】

中医疾病诊断：蝶疮流注；**中医证候诊断**：气营热盛证。

西医诊断：系统性红斑狼疮。

西医诊断依据：

1. 颧部红斑，平的或高于皮肤的固定性红斑。

2. 光过敏，日晒后皮肤过敏。

3. 口腔糜烂。

4. 关节疼痛。

5. 肾脏病变，蛋白尿（++）。

6. 抗核抗体（+），滴度1∶160，C_3补体45mg/dL，抗DNA抗体、放射免疫结合率（+）。

中医治法：清热解毒，凉血化斑。

方剂：清瘟败毒饮加减。

药物组成、剂量及煎服法：

生石膏30g（先煎），知母20g，生地黄20g，竹叶9g，水牛角40g，丹皮10g，赤芍12g，玄参20g，黄连10g，黄芩20g，黄柏20g，栀子20g，连翘20g，生大黄20g。

五剂，水煎服。日一剂，早晚分服。

西医治疗措施：

1. 一般治疗：包括心理及精神支持、避免日晒或紫外线照射。

2.药物治疗：非甾体抗炎药、糖皮质激素和免疫抑制剂酌情使用。

【答案解析2】

中医疾病诊断： 胃痛；**中医证候诊断：** 胃阴不足证。

西医诊断： 慢性萎缩性胃炎。

西医诊断依据：

1.反复发作的上腹部胀满不适、疼痛症状。

2.胃镜：胃黏膜淡红，间有灰色，黏膜变薄，部分黏膜下血管暴露。

3.幽门螺杆菌（+）。

中医治法： 养阴益胃，和中止痛。

方剂： 益胃汤加减。

药物组成、剂量及煎服法：

冰糖6g，玉竹9g，沙参20g，麦冬30g，生地黄30g。

五剂，水煎服。日一剂，早晚分服。

西医治疗措施：

1.一般治疗：包括饮食疗法和消除病因。

2.药物治疗

（1）根除幽门螺杆菌：若幽门螺杆菌阳性者可用三联疗法（克拉霉素、奥美拉唑、甲硝唑）等治疗。

（2）促胃动力药：多潘立酮（吗丁啉）10mg，每日3次，饭前20～30分钟口服。

047号题

【病案（例）摘要1】

患者，男，55岁。2019年6月18日初诊。

患者平日多有胸闷胸痛，自述两内臂后侧发麻，于2小时前搬重物时突然感到胸骨后疼痛，压榨性，有濒死感，休息与口含硝酸甘油均不能缓解，伴大汗、恶心、呕吐过2次，为胃内容物。现症见：胸痛剧烈，如割如刺，胸闷如窒，气短痰多，心悸不宁，腹胀纳呆。

其他病史：既往无高血压和心绞痛病史，无药物过敏史，吸烟20余年，每天1包。

查体：T 36.8℃，P 100次/分，R 20次/分，BP 100/60mmHg。急性痛苦病容，平卧位，无皮疹和紫绀，浅表淋巴结未触及，巩膜不黄，颈软，颈静脉无怒张，心界不大，心率100次/分，有期前收缩5～6次/分，心尖部有S_4，肺清无啰音，腹平软，肝脾未触及，下肢不肿。舌苔浊腻，脉滑。

心电图：ST段V_1～V_5升高，QRS波V_1～V_5呈Qr型，T波倒置和室性早搏。

【病案（例）摘要 2】

王某，女，29 岁，已婚。2020 年 3 月 9 日初诊。

患者 13 岁月经初潮，初潮后月经基本正常。近 1 年来，月经紊乱，经来无期，时而量多如注，时而量少淋漓不尽，色淡质清，畏寒肢冷，面色晦暗，腰肢酸软，小便清长。

月经史：末次月经 2020 年 2 月 22 日，至今未净。

查体：T 36.8℃，P 90 次/分，R 18 次/分，BP 120/80mmHg。舌质淡，苔薄白，脉沉细。

妇科检查：宫颈光滑，宫腔内流出暗红色血液，子宫及双侧附件正常。

辅助检查：血常规：血红蛋白 83g/L。B 超检查：子宫附件未见明显异常。经前子宫内膜诊刮病理：子宫内膜简单型增长过长。

【答题要求】

根据上述摘要，在答题卡上完成书面分析。

时间：50 分钟。

【答案解析 1】

中医疾病诊断：真心痛；**中医证候诊断**：痰瘀互结证。

西医诊断：①冠心病，急性心肌梗死。②心律失常（室性早搏）。

西医诊断依据：

1. 胸骨后疼痛，压榨性，有濒死感，休息与口含硝酸甘油均不能缓解。

2. 心电图：ST 段 $V_1 \sim V_5$ 升高，QRS $V_1 \sim V_5$ 呈 Qr 型，T 波倒置和室性早搏。

中医治法：豁痰活血，理气止痛。

方剂：瓜蒌薤白半夏汤合桃红四物汤加减。

药物组成、剂量及煎服法：

瓜蒌 20g，薤白 12g，半夏 12g，桃仁 20g，红花 20g，当归 20g，生地黄 20g，赤芍 12g，川芎 9g。

五剂，水煎服。日一剂，早晚分服。

西医治疗措施：

1. 监护和一般治疗：卧床休息，持续心电、血压、血氧饱和度监测，建立静脉通路，吸氧，止痛，抗血小板聚集，监测饮食、排便。

2. 心肌再灌注治疗

（1）溶栓治疗。

（2）介入治疗。

（3）纠正心律失常，控制休克，治疗心衰。

【答案解析2】

中医疾病诊断：崩漏；**中医证候诊断**：肾阳虚证。

西医诊断：排卵障碍性异常子宫出血（无排卵型）。

西医诊断依据：

1. 既往月经紊乱病史。

2. 月经周期异常、行经期异常、经量多少不一。

3. 妇科检查：宫颈光滑，宫腔内流出暗红色血液。

4. 辅助检查：血红蛋白83g/L。

5. B超检查：子宫附件未见明显异常。经前子宫内膜诊刮病理：子宫内膜简单型增长过长。

中医治法：温肾固冲，止血调经。

方剂：右归丸去肉桂，加艾叶炭、补骨脂、黄芪。

药物组成、剂量及煎服法：

制附子9g（先煎），艾叶炭6g，熟地黄12g，山药12g，山萸肉9g，枸杞子12g，鹿角胶12g（烊化），当归20g，杜仲12g，菟丝子12g，党参12g，黄芪20g，三七3g（冲服），补骨脂12g。

七剂，水煎服。日一剂，早晚分服。

西医治疗措施：

1. 治疗原则：止血、调整周期。青春期及生育期无排卵型功血以止血、调整周期、促排卵为主。

2. 一般治疗：患者贫血应补充铁剂、维生素C、蛋白质。

3. 药物治疗：是功血的一线治疗。常采用性激素止血和调整月经周期。出血期可辅用促进凝血和抗纤溶药物，促进止血。止血选用雄激素，调整月经周期，选用雌、孕激素序贯法，即人工周期，适于青春期功血或生育期功血内源性雌激素水平较低者。

4. 手术治疗：可用刮宫术。

048 号题

【病案（例）摘要1】

患者，男，56岁。2020年6月13初诊。

半年前无诱因开始头晕、乏力，间断下肢皮肤出血点，刷牙出血，服过20多剂中药不见好转，1周来加重。病后无鼻出血和黑便。现症：面色苍白，唇甲色淡，心悸乏力，颧红盗汗，手足心热，口渴思饮，腰膝酸软，便结。

其他病史：既往体健，无放射线和毒物接触史，无药敏史。

查体：T 36℃，P 100次/分，R 20次/分，BP 120/70mmHg。贫血貌，双下肢散在

出血点，浅表淋巴结未触及，巩膜不黄，舌乳头正常，胸骨无压痛，心肺无异常，肝脾未触及，下肢不肿。舌红少苔，脉细数。

实验室检查：Hb 45g/L，RBC 1.5×10^{12}/L，网织红细胞 0.1%，WBC 3.0×10^9/L，中性分叶细胞占 30%，淋巴细胞占 65%，单核细胞占 5%，Plt 35×10^9/L，中性粒细胞碱性磷酸酶（NAP）阳性率 80%，积分 200 分，血清铁蛋白 210μg/L，血清铁 170μg/dL，总铁结合力 280μg/dL，尿常规（-），尿 Rous 试验阴性。

【病案（例）摘要2】

高某，男，38岁。2020年10月23日初诊。

患者饮食稍有不慎即皮肤瘙痒，反复发作2个月，抓后糜烂渗出。伴纳少，腹胀、便溏。

查体：T 36.5℃，P 79次/分，R 18次/分，BP 120/80mmHg。精神可，皮损潮红，丘疹，对称分布，可见鳞屑。舌淡胖，苔白腻，脉濡缓。

【答题要求】

根据上述摘要，在答题卡上完成书面分析。

时间：50分钟。

【答案解析1】

中医疾病诊断：血证（紫癜、齿衄）；**中医证候诊断**：肾阴虚证。

西医诊断：再生障碍性贫血。

西医诊断依据：

1.病史：半年多贫血症状和出血表现。

2.体征：贫血貌，双下肢出血点，肝脾不大。

3.血象：三系减少，网织红细胞减低，白细胞分类中淋巴细胞比例增高。

4.NAP 阳性率和积分均高于正常，血清铁蛋白和血清铁增高，而总铁结合力降低，尿 Rous 试验阴性。

中医治法：滋阴补肾，益气养血。

方剂：左归丸合当归补血汤加减。

药物组成、剂量及煎服法：

熟地黄24g，山药20g，枸杞12g，山茱萸12g，牛膝12g，菟丝子20g，龟胶6g（烊化），生首乌20g，草决明12g，枳壳12g，当归20g，黄芪30g。

五剂，水煎服，日一剂，早晚分服。

西医治疗措施：

1.一般治疗：防止患者与任何对骨髓造血有毒性的物质接触；禁用对骨髓有抑制作用的药物；注意休息，避免过劳；防止交叉感染，注意皮肤及口腔卫生。

2.支持疗法：支持疗法包括控制感染、止血、输血。严重贫血血红蛋白<60g/L 的

患者，可输入浓集红细胞。

3．刺激骨髓造血功能的药物

（1）雄激素：为治疗再障的首选药物。其作用机制是刺激肾脏产生更多的红细胞生成素（EPO），并加强造血干细胞对EPO的反应性，促使造血干细胞的增殖和分化。丙酸睾酮：每次50～100mg，每日1次，肌注；司坦唑（康力龙）：每次2～4mg，每日3次，口服。

（2）免疫调节剂：左旋咪唑治疗再障有效。

（3）免疫抑制剂：抗胸腺球蛋白和抗淋巴细胞球蛋白、环孢素A、大剂量丙种球蛋白。

（4）骨髓移植（BMT）：为治疗造血干细胞缺陷引起急性再障的最佳方法，且能根治。

【答案解析2】

中医疾病诊断：湿疮；**中医证候诊断**：脾虚湿蕴证。

西医诊断：亚急性湿疹。

中医治法：健脾利湿止痒。

方剂：除湿胃苓汤加减。

药物组成、剂量及煎煮方法：

苍术9g（炒），厚朴9g（姜炒），陈皮9g，猪苓9g，泽泻9g，赤茯苓9g，炒白术9g，滑石9g，防风9g，山栀子9g（生研），木通9g，肉桂3g，生甘草3g。

西医治疗措施：

1．全身治疗

（1）抗组胺类药物：如扑尔敏、赛庚啶、息斯敏、西替利嗪、氯雷他定等，必要时可两种配合或交替使用。

（2）镇静剂：如5%溴化钠、冬眠灵等。

（3）非特异性脱敏疗法：急性或亚急性泛发性湿疹时，可静脉注10%葡萄糖酸钙或10%硫代硫酸钠，每日1次，每次10mL，10次为1个疗程。维生素C静脉注射，每日1次，每次1g，或每次500mg，口服，每日3次。

（4）普鲁卡因静脉注射。

（5）皮质类固醇激素。

（6）抗生素应用。

2．局部治疗：亚急性湿疹炎症不显著或稍有溢液，宜用糊剂，如3%～5%糠馏油糊剂或含有2%～5%的硫黄煤焦油糊剂、3%黑豆馏油等。

049 号题

【病案（例）摘要1】

患者，女，59岁。2020年10月12日初诊。

主诉：间断咳嗽、咳痰5年，加重伴咯血2个月。

现病史：患者5年前受凉后低热、咳嗽、咳白色黏痰，给予抗生素及祛痰治疗，1个月后症状不见好转，体重逐渐下降，后拍胸片诊为"浸润型肺结核"，肌注链霉素1个月，口服利福平、雷米封3个月，症状逐渐减轻，遂自行停药，此后一直咳嗽，少量白痰，未再复查胸片。2个月前劳累后咳嗽加重，少量咯血伴低热、盗汗、胸闷、乏力，故又来诊。病后伴有畏风怕冷，自汗，纳少神疲，便溏，面色白。

其他病史：既往体健，无药物过敏史。

查体：T 37.4℃，P 94次/分，R 22次/分，BP 130/80mmHg。无皮疹，浅表淋巴结未触及，巩膜不黄，气管居中，两上肺呼吸音稍减低，闻及少量湿啰音，叩诊心界不大，心率94次/分，律齐，无杂音，腹部平软，肝脾未触及，下肢不肿。舌质淡，边有齿印，苔薄，脉细弱而数。

实验室检查：血常规：Hb110g/L，WBC 4.5×10^9/L，N 53%，L 47%，Plt 210×10^9/L，ESR 35mm/h。痰培养：结核杆菌（+）。

【病案（例）摘要2】

李某，男，8岁，学生。2020年4月12日初诊。

患者无明显诱因皮肤出现青紫斑点1周。现症：皮肤青紫斑点，时作时止，伴有腹痛、便血，关节痛，心烦易怒，口微渴，手足心热。查体：舌质红，苔少，脉细数。

辅助检查：血常规：白细胞 6.0×10^9/L，中性粒细胞百分比53%，淋巴细胞百分比35%，嗜酸性粒细胞百分比12%，血小板计数 210×10^9/L，出血和凝血时间正常，血块收缩试验正常。

【答题要求】

根据上述摘要，在答题卡完成书面分析。

时间：50分钟。

【答案解析1】

中医疾病诊断：肺痨；**中医证候诊断**：气阴耗伤证。

西医诊断：肺结核。

西医诊断依据：

1. 长期低热。

2. 咯血或痰中带血。

3. 两上肺呼吸音稍减低，并闻及少量湿啰音。

4. ESR 为增快。痰培养：结核杆菌（+）。胸片诊为"浸润型肺结核"。

中医治法： 益气养阴。

方剂： 保真汤加减。

药物组成、剂量及煎服法：

当归 9g，生地黄 9g，白术 9g，黄芪 9g，人参 9g（另煎），赤茯苓 4.5g，陈皮 4.5g，赤芍 4.5g，甘草 4.5g，厚朴 3g，天冬 3g，麦冬 3g，白芍 3g，知母 3g，黄柏 3g，五味子 3g。

五剂，水煎服。日一剂，早晚分服。

西医治疗措施：

1. 抗结核化学药物治疗。治疗原则是：早期、联合、适量、规律和全程使用敏感药物。其中以联合和规律用药最为重要。

2. 重症患者使用糖皮质激素。

3. 对症治疗。

4. 手术治疗。

【答案解析2】

中医疾病诊断： 血证（紫癜）；**中医证候诊断：** 阴虚火旺证。

西医诊断： 过敏性紫癜。

西医诊断依据：

1. 典型的皮肤紫癜，同时伴腹痛、便血、关节肿痛。

2. 血常规：白细胞 $6.0×10^9$/L，中性粒细胞百分比 53%，淋巴细胞百分比 35%，嗜酸性粒细胞百分比 12%，血小板计数 $210×10^9$/L，出血和凝血时间正常，血块收缩试验正常。

中医治法： 滋阴补肾，活血化瘀。

方剂： 知柏地黄丸加减。

药物组成、剂量及煎服法：

熟地黄 24g，山茱萸 12g，干山药 12g，泽泻 9g，茯苓 9g（去皮），丹皮 9g，知母 24g，黄柏 24g。

西医治疗措施：

1. 对症治疗：有腹痛时应用 654-2、阿托品等解痉药物；有消化道症状时应限制粗糙饮食，大剂量维生素 C、钙剂及抗组胺药可降低过敏反应强度，缓解部分病人腹痛症状；有消化道出血时应禁食并考虑输血，可静脉滴注西咪替丁，每日 20～40mg/kg。

2. 肾上腺皮质激素与免疫抑制剂：急性发作症状明显时服用泼尼松，每日 1～2mg/kg，分次口服 1～2 周。

3. 抗凝治疗：阿司匹林每日 3～5mg/kg，每日 1 次，口服。潘生丁每日 2～3mg/

kg，分次口服。

050 号题

【病案（例）摘要1】

患者，男，60岁。2020年11月20日初诊。

1周前开始在骑车上坡时感心前区痛，并向左肩放射，经休息可缓解，2天来走路快时亦有类似情况发作，每次持续3～5分钟，含硝酸甘油迅速缓解，为诊治来诊。发病以来胸痛隐隐，遇劳则发，神疲乏力，气短懒言，心悸自汗。体重无明显变化。

其他病史：既往有高血压病史5年，血压150～180/90～100mmHg，无冠心病病史，无药物过敏史，吸烟十几年，1包/天，其父有高血压病史。

查体：T 36.5℃，P 84次/分，R 18次/分，BP 180/100mmHg。一般情况好，无皮疹，浅表淋巴结未触及，巩膜不黄，心界不大，心率84次/分，律齐，无杂音，肺叩清，无啰音，腹平软，肝脾未触及，下肢不肿。舌质淡暗，舌胖有齿痕，苔薄白，脉缓弱，结代。

辅助检查：心电图ST-T段压低，T波倒置。

【病案（例）摘要2】

张某，女，43岁，已婚，教师。2020年10月22日初诊。

患者1年前出现双侧乳房疼痛伴肿块，逐渐加重。乳房肿块和疼痛每月于月经前加重，经后缓减。伴有腰酸乏力，神疲倦怠，月经失调，量少色淡。

查体：双侧乳房多个象限内可触及片块样、结节样、条索样肿块，质地硬韧，表面光滑，活动度好，有压痛。舌淡，苔白，脉沉细。

辅助检查：B超显示为不均匀的低回声区及无回声囊肿。

【答题要求】

根据上述摘要，在答题卡上完成书面分析。

时间：50分钟。

【答案解析1】

中医疾病诊断：胸痹；**中医证候诊断**：气虚血瘀证。

西医诊断：冠心病（心绞痛）。

西医诊断依据：

1.劳累后出现心前区痛，并向左肩放射。

2.发作持续时间短，3～5分钟，且含服硝酸甘油可以缓解。

3.心电图：ST-T段压低，T波倒置。

中医治法：益气活血，通脉止痛。

方剂：补阳还五汤加减。

药物组成、剂量及煎服法：

黄芪 30g，当归 20g，芍药 20g，地龙 12g，川芎 20g，红花 20g，桃仁 20g，甘草 6g。

五剂，水煎服。日一剂，早晚分服。

西医治疗措施：

1. 休息。

2. 药物治疗：常用硝酸酯类。

【答案解析2】

中医疾病诊断：乳癖；**中医证候诊断：**冲任失调证。

西医诊断：乳腺增生病。

西医诊断依据：

1. 双侧乳房疼痛伴肿块，逐渐加重。乳房肿块和疼痛每月于月经前加重，经后缓减。

2. 查体：双侧乳房多个象限内可触及片块样、结节样、条索样肿块，质地硬韧，表面光滑，活动度好，有压痛。

3. B 超为不均匀的低回声区及无回声囊肿。

中医治法：调摄冲任。

方剂：二仙汤加减。

药物组成、剂量及煎服法：

仙灵脾 20g，仙茅 20g，巴戟天 20g，知母 9g，黄柏 9g，当归 9g。

七剂，水煎服。日一剂，早晚分服。

西医治疗措施：

1. 药物治疗

（1）维生素类药物：可口服维生素 B_6 与维生素 E 或口服维生素 A。

（2）激素类药物：对软化肿块、减轻疼痛有一定疗效。

2. 手术治疗：对可疑病人应及时进行活体组织切片检查，如发现有癌变，应及时行乳癌根治手术。若病人有乳癌家族史，或切片检查发现上皮细胞增生活跃，宜及时施行单纯乳房切除手术。

051 号题

【病案（例）摘要1】

患者，女，21 岁。2020 年 6 月 23 日初诊。

患者 1 个月前着凉后出现发热，全身乏力，伴肌肉酸痛，活动后疼痛加重，休息后缓解，无明显咳嗽咳痰，无盗汗、咯血，未予以重视。3 天前再次受凉后出现发热，微恶寒，头身疼痛，鼻塞流涕，咽痛口渴，口干口苦，小便黄赤，心悸气短，胸闷隐痛。来我院就诊。

查体：舌红苔薄黄，脉浮数。

辅助检查：心电图示窦性心动过速，左室高电压。心肌酶谱：CK 1099U/L，CKMB 64U/L。

【病案（例）摘要2】

李某，女，11个月。2020年9月4日初诊。

患儿腹泻3天，大便日行4～5次，大便稀溏，夹有乳凝块或食物残渣，气味酸臭，脘腹胀满，便前腹痛，腹痛拒按，泻后痛减，嗳气酸馊，不思乳食，夜卧不安。

查体：T 36.2℃，P 114次/分，R 25次/分。神志清，精神稍差，皮肤弹性尚可。目眶及前囟无凹陷，心率114次/分，律齐。两肺未及啰音，腹软，无压痛，四肢温。舌苔厚腻，脉滑实，指纹滞。

辅助检查：血常规：白细胞 $7.9×10^9$/L，中性粒细胞百分比61%，淋巴细胞百分比31%。大便常规：镜检见大量脂肪球。

【答题要求】

根据上述摘要，在答题卡上完成书面分析。

时间：50分钟。

【答案解析1】

中医疾病诊断：心悸；**中医证候诊断**：热毒侵心证。

西医诊断：病毒性心肌炎。

西医诊断依据：

1. 发病前3周右上呼吸道感染史。

2. 患者有乏力、胸闷、心悸等症状。

3. 心电图示窦性心动过速，左室高电压。

4. 心肌酶谱：CK 1099U/L，CKMB 64U/L 均增高。

中医治法：清热解毒，宁心安神。

方剂：银翘散加减。

药物组成、剂量及煎服法：

金银花9g，连翘6g，荆芥6g，桔梗10g，芦根6g，豆豉10g，薄荷10g（后下），牛蒡子6g，生甘草10g。

五剂，水煎服。日一剂，早晚分服。

西医治疗措施：

1. 治疗原则：病毒性心肌炎急性期应注意休息，酌情采用抗病毒治疗，必要时使用抗生素；改善心肌代谢，调节机体免疫功能，防治并发症；重症患者可考虑短期使用糖皮质激素。

2.治疗措施

（1）一般治疗

1）休息：急性期卧床休息，直到症状消失、心电图正常。

2）饮食：进食易消化，富含维生素、蛋白质的食物。保持大便通畅。

（2）抗感染治疗：抗病毒药物的疗效尚难以肯定。

1）一般主张流感病毒致心肌炎可试用吗啉胍、金刚胺等。

2）疱疹病毒性心肌炎可试用阿糖腺苷、三氮唑核苷等。

3）病毒感染（尤其是流感病毒、柯萨奇病毒及腮腺炎病毒）常继发细菌感染，或以细菌感染为条件因子，一般多主张使用广谱抗生素及时处理。

（3）调节细胞免疫功能药物：α-干扰素，也可酌情选用胸腺素、转移因子等。

（4）肾上腺糖皮质激素：一般患者不必应用，特别是最初发病10天内。对合并难治性心力衰竭、严重心律失常（如高度房室传导阻滞）、严重毒血症症状，重症患者或自身免疫反应强烈的患者可使用，一般疗程不宜超过2周。常用药物有泼尼松、氢化可的松、地塞米松等。

（5）改善心肌细胞营养与代谢药物：①可选用三磷酸腺苷（ATP）或三磷酸胞苷（CTP）、辅酶A、肌苷、牛磺酸等。②极化液疗法。③大剂量维生素C。④1,6-二磷酸果糖。

【答案解析2】

中医疾病诊断：小儿泄泻；**中医证候诊断**：伤食泻。

西医诊断：小儿腹泻病。

西医诊断依据：

1.大便次数增多，日泻4～5次，大便酸臭如败卵。

2.大便常规：镜检见大量脂肪球。

中医治法：消食化滞，运脾和胃。

方剂：保和丸加减。

药物组成、剂量及煎服法：

山楂9g，神曲6g，莱菔子6g，半夏3g，陈皮6g，茯苓6g，连翘6g。

五剂，水煎服。日一剂，早晚分服。

西医治疗措施：

1.饮食疗法：腹泻时应注意进行饮食调整，减轻胃肠道负担。

2.液体疗法：根据病情及脱水和电解质丢失情况，适当补充。

3.微生态疗法。

052号题

【病案（例）摘要1】

患者，男，75岁。2020年11月12日初诊。

患者10余年前开始无明显诱因间断上腹胀痛，餐后半小时明显，持续2～3小时，可自行缓解。2周来加重，纳差，服中药后无效。6小时前突觉上腹胀、恶心、头晕，先后2次解柏油样便，共约700g，并呕吐咖啡样液1次，约200mL，此后心悸、头晕、出冷汗，发病来无眼黄、尿黄和发热，伴见神疲乏力，面色无华，少气懒言，动则气促、自汗。自觉近期体重略下降。

其他病史：既往30年前查体时发现肝功能异常，经保肝治疗后恢复正常，无手术、外伤和药物过敏史，无烟酒嗜好。

查体：T 36.7℃，P 108次/分，R 22次/分，BP 90/70mmHg。神清，面色稍苍白，四肢湿冷，无出血点和蜘蛛痣，全身浅表淋巴结不大，巩膜无黄染，心肺无异常。腹平软，未见腹壁静脉曲张，上腹中轻压痛，无肌紧张和反跳痛，全腹未触及包块，肝脾未及，腹水征（-），肠鸣音10次/分，双下肢不肿。舌苔薄白，舌质淡白，舌边有齿痕，脉沉细无力。

实验室检查：Hb 82g/L，WBC 5.5×10^9/L，N 69%，L 28%，M 3%，Plt 300×10^9/L，大便隐血强阳性。X线钡餐检查局部胃壁僵硬、皱襞中断，蠕动波消失，凸入胃腔内的充盈缺损，恶性溃疡直径3.0cm，边缘不整齐，可示半月征。

【病案（例）摘要2】

患者，女，26岁，已婚。2020年3月12日初诊。

患者于1天前出现带下量多，呈灰黄色稀薄泡沫状，有臭味。外阴瘙痒，头晕目胀，心烦口苦，胸胁、少腹胀痛。尿黄便结。在家未进行治疗，遂入我院。既往体健。

体格检查：T 36.3℃，P 87次/分，R 18次/分，BP 115/75mmHg。神志清楚精神佳，体检配合，头部端正，甲状腺无肿大，胸部对称，心肺听诊无异常。妇科检查，外阴红，阴道黏膜点状充血，后穹隆有多量灰黄色稀薄脓性分泌物，多呈泡沫状。舌质红，苔黄腻，脉弦数。

辅助检查：阴道分泌物中找到滴虫。

【答题要求】

根据上述摘要，在答题卡上完成书面分析。

时间：50分钟。

【答案解析1】

中医疾病诊断： 胃积、血证（呕血、便血）；**中医证候诊断：** 气血两虚证。

西医诊断： 胃癌。

西医诊断依据：

1. 长期的胃病史，年龄 75 岁，男性。

2. 临床表现出呕血、便血、食少、体重下降。

3. X 线钡餐检查局部胃壁僵硬、皱襞中断，蠕动波消失，凸入胃腔内的充盈缺损，恶性溃疡直径 3.0cm，边缘不整齐，可示半月征。

中医治法： 健脾益气，养血摄血。

方剂： 八珍汤加减。

药物组成、剂量及煎服法：

党参 12g，茯苓 9g，白术 9g，当归 9g，桂枝 9g，川芎 9g，熟地黄 20g，鸡血藤 20g。

五剂，水煎服。日一剂，早晚分服。

西医治疗措施：

1. 手术治疗。

2. 内镜治疗。

3. 化疗。

【答案解析 2】

中医疾病诊断： 带下病；**中医证候诊断：** 湿热证。

西医诊断： 阴道炎症（滴虫阴道炎）。

西医诊断依据：

1. 带下量多，呈灰黄色稀薄泡沫状。

2. 阴道分泌物中找到滴虫即可确诊。

中医治法： 清热利湿，杀虫止痒。

方剂： 龙胆泻肝汤加苦参、百部、蛇床子。

药物组成、剂量及煎服法：

龙胆草 9g，山栀子 9g，黄芩 12g，车前子 12g，木通 9g，泽泻 12g，生地黄 15g，当归 15g，甘草 9g，柴胡 9g。

五剂，水煎服。日一剂，早晚服用。

西医治疗措施：

1. 全身用药：甲硝唑片 400mg，2 次/日，连服 7 日。初次治疗可单次口服甲硝唑或替硝唑 2 g。

2. 局部治疗：0.5%～1% 乳酸或醋酸，或 1∶5000 高锰酸钾溶液冲洗阴道；甲硝唑 200mg，于阴道冲洗后或每晚塞入阴道一次，10 日为一个疗程。

053号题

【病案（例）摘要1】

患者，女，67岁，工人。2020年10月23日初诊。

5年前无明显诱因出现烦渴、多饮，饮水量每日达4000mL，伴尿量增多，主食由每日300g增至每日500g，体重在6个月内下降5kg，门诊查血糖12.5mmol/L，尿糖（++++），服用降糖药物治疗，病情不稳定。近半年来尿频量多，混浊如脂膏，尿有甜味，伴有腰膝酸软，乏力，头晕耳鸣，口干唇燥，皮肤干燥，瘙痒，遂来就诊。

其他病史：既往7年来有时血压偏高，无药物过敏史，个人史和家族史无特殊。

查体：T 36℃，P 78次/分，R 18次/分，BP 160/100mmHg。无皮疹，浅表淋巴结未触及，巩膜不黄，颈软，颈静脉无怒张，心肺无异常。腹平软，肝脾未触及，双下肢无浮肿，膝腱反射（-），Babinski征（-）。舌红少苔，脉细数。

实验室检查：Hb 123g/L，WBC $6.5×10^9$/L，N 65%，L 35%，Plt $235×10^9$/L。尿糖（+++）。血糖13mmol/L。

【病案（例）摘要2】

患儿，女，4岁。2020年7月5日初诊。

患儿2天前晨起发热，体温38℃，给抗感冒药物未效。今日口腔内疱疹，破溃后形成小的溃疡，疼痛流涎，不欲进食。手足心部出现米粒至绿豆大小斑丘疹，部分转为疱疹，分布稀疏，疹色红润，根盘红晕不著，疱液清亮。

查体：T 38.4℃，P 100次/分，R 18次/分。口腔及手足部发生疱疹，口腔疱疹多发生在硬腭、颊部、齿龈、唇内及舌部，部分破溃后形成小的溃疡。舌质红，苔薄黄腻，脉浮数。

辅助检查：取咽部分泌物、疱疹液进行肠道病毒（Cox16、EV71等）特异性核酸检测，结果呈阳性。

【答题要求】

根据上述摘要，在答题卡上完成书面分析。

时间：50分钟。

【答案解析1】

中医疾病诊断：消渴（下消）；**中医证候诊断**：阴虚燥热证——肾阴虚证。

西医诊断：糖尿病。

西医诊断依据：

1. 典型临床表现三多一少。

2. 尿糖（+++），血糖13mmol/L增高。

中医治法：滋阴固肾。

方剂： 六味地黄丸加减。

药物组成、剂量及煎服法：

熟地黄 20g，山茱萸 20g（制），牡丹皮 20g，山药 20g，茯苓 12g，泽泻 12g。

五剂，水煎服。日一剂，早晚分服。

西医治疗措施：

1. 糖尿病教育。

2. 饮食治疗。

3. 体育锻炼。

4. 自我监测血糖。

5. 口服降糖药，如二甲双胍或优降糖。

6. 胰岛素治疗。

【答案解析2】

中医疾病诊断： 手足口病；**中医证候诊断：** 邪犯肺脾。

西医诊断： 手足口病。

西医诊断依据：

1. 患儿发热，典型的手足口腔疱疹。

2. 肠道病毒（Cox16、EV71）特异性核酸检测，结果呈阳性。

中医治法： 宣肺解表，清热化湿。

方剂： 甘露消毒丹加减。

药物组成、剂量及煎服法：

金银花 12g，连翘 6g，黄芩 6g，薄荷 6g，豆蔻 6g，藿香 6g，石菖蒲 6g，滑石 10g（包煎），茵陈 6g，板蓝根 6g，射干 6g，浙贝母 6g。

五剂，水煎服。每日一剂，早晚分服。

西医治疗措施：

1. 一般治疗：注意隔离，避免交叉感染，适当休息，清淡饮食，做好口腔和皮肤护理。

2. 对症治疗：高热者给予物理降温，必要时给予解热镇痛剂。

054 号题

【病案（例）摘要1】

李某，男，40岁，农民。2020年4月7日初诊。

患者于1年前不慎淋雨后，出现眼睑浮肿，未予以重视。近3周上述症状逐渐加重，伴有双下肢浮肿。现症见：颜面及双下肢浮肿，按之凹陷，小便短少，身体困重，胸闷，纳呆，泛恶。

查体：T 36.5℃，P 90次/分，R 18次/分，BP 150/95mmHg。眼睑及双下肢浮肿。舌苔白腻，脉沉缓。

辅助检查：血常规：白细胞 4.5×10^9/L，血红蛋白 95g/L。尿常规：尿蛋白（++），红细胞 10～20个/高倍视野，颗粒管型 1～2个/高倍视野。肾功能：尿素氮 6.8mmol/L，肌酐 102μmol/L。

【病案（例）摘要2】

蒋某，女，40岁。2020年8月12日初诊。

病人6个月前出现月经过多症状，经B超检查，确诊子宫肌瘤，此后月经过多逐渐加重，每次月经时间都在半月以上，开始一周血量大，有血块，不甚疼痛，之后便淋漓不断，需要用止血药来停止月经，这个月用止血药意外无效，遂来求中药治疗。现病人月经量多，经来有块，伴有精神抑郁，经前乳房胀痛，胸胁胀痛，心烦易怒，小腹胀痛。

查体：T 36.8℃，P 82次/分，R 16次/分，BP 110/80mmHg。精神不振，神志清晰，面色略苍白，心肺（-），腹软，肝脾未及，神经系统检查（-）。舌苔薄，舌边有瘀点，脉弦。

辅助检查：妇科双合诊检查子宫增大，表面不规则，可触及多个结节。B超提示子宫多发性肌瘤。

【答题要求】

根据上述摘要，在答题卡上完成书面分析。

时间：50分钟。

【答案解析1】

中医疾病诊断：水肿（标实证）；**中医证候诊断**：湿浊证。

西医诊断：慢性肾小球肾炎。

西医诊断依据：

1. 眼睑及双下肢水肿1年。

2. 查体 BP 150/95mmHg，血压升高1年。

3. 尿常规：尿蛋白（++），红细胞 10～20个/高倍视野，颗粒管型 1～2个/高倍视野。

4. 肾功能：尿素氮 6.8mmol/L，肌酐 102μmol/L。

中医治法：健脾化湿泄浊。

方剂：胃苓汤加减。

药物组成、剂量及煎服法：

茯苓 20g，白术 10g，泽泻 6g，陈皮 10g，山楂 12g，甘草 3g。

五剂，水煎服。每日1剂，早晚分服。

西医治疗措施：

1. 限制食物中蛋白和磷的摄入。

2. 控制血压。

3. 应用血小板解聚药。

4. 糖皮质激素和细胞毒药物。

5. 避免对肾脏有害的药物。

【答案解析2】

中医疾病诊断： 癥瘕；**中医证候诊断：** 气滞血瘀证。

西医诊断： 子宫肌瘤。

西医诊断依据：

1. 女性，40岁，月经量多，经来有块。

2. 妇科双合诊检查：子宫增大，表面不规则，可触及多个结节。

3. B超提示子宫多发性肌瘤。

中医治法： 行气活血，化瘀消癥。

方剂： 膈下逐瘀汤加减。

药物组成、剂量及煎服法：

当归20g，川芎12g，赤芍20g，桃仁20g，红花20g，枳壳20g，元胡20g，五灵脂20g，丹皮20g，乌药20g，香附9g，甘草12g。

五剂，水煎服。每日一剂，早晚分服。

西医治疗措施：

1. 药物治疗：主要用药有雄激素、促性腺激素释放激素类似物、米非司酮。

2. 介入治疗。

3. 手术治疗。

055号题

【病案（例）摘要1】

杨某，男性，50岁，干部。2020年8月12日初诊。

主诉：左足跖趾关节肿痛6天。

现病史：患者6天前晚上饮酒后，午夜突然发生左足跖趾关节肿痛，惊醒后难以入睡，局部灼热红肿，伴活动障碍。次日就诊于社区门诊给予抗生素消炎治疗3天后，关节肿痛缓解不明显，遂来我院。现症：关节红肿热痛，痛不可触，遇热痛甚，得冷则舒，病势较急，兼发热，口渴，心烦，汗出不解。

其他病史：有高血压病史、血脂升高病史，否认药物过敏史、肝炎及结核病传染病史。

体检：T 37.8℃，其余生命体征平稳，心肺腹未见明显异常。左足跖趾关节周围皮肤红肿，皮温升高，压痛伴活动障碍。舌质红，苔黄腻，脉滑数。

辅助检查：血常规：白细胞计数 $9.9×10^9$/L 中性粒细胞百分比79%；尿常规：未见血尿、蛋白尿、细菌；血尿酸 520μmol/L；左足 X 线：受累关节可见非特征性软组织肿胀，未见关节面骨质缺损。

【病案（例）摘要2】

杨某，女，38岁，干部。2020年4月6日初诊。

患者双手遇热或肥皂水烫洗后则皮肤剧痒难忍，反复发作3年。伴有口干不欲饮，纳差，腹胀。月经史无异常。

查体：T 36.2℃，P 80次/分，R 21次/分，BP 112/84mmHg。查体：皮损色暗，粗糙肥厚，对称分布。舌淡，苔白，脉弦细。

辅助检查：血常规：白细胞 $8.9×10^9$/L，嗜酸性粒细胞占10%。

【答题要求】

根据上述摘要，在答题卡上完成书面分析。

时间：50分钟。

【答案解析1】

中医疾病诊断：痹证；**中医证候诊断**：风湿热郁证。

西医诊断：痛风。

西医诊断依据：

1. 血尿酸 520μmol/L，提示高尿酸血症。

2. 左足跖趾关节肿痛等炎症表现。

中医治法：清热除湿，祛风通络。

方剂：白虎加桂枝汤加减。

药物组成、剂量及煎服法：

生石膏 50g，知母 20g，粳米 6g，炙甘草 6g，桂枝 10g。

五剂，水煎服。日一剂，早晚分服。

西医治疗措施：

1. 一般治疗：控制饮食、避免诱因、防治伴发疾病。

2. 急性期治疗：急性发作时应卧床休息，抬高患肢，避免关节负重，并立即给予抗炎药物治疗，如秋水仙碱、非甾体抗炎药、糖皮质激素。

3. 发作间歇期和慢性期治疗：促进尿酸排泄药、抑制尿酸合成药，应从小剂量开始，逐渐加至治疗量，起效后改为维持量。

4. 其他治疗：关节活动障碍者，可进行理疗或体疗。

【答案解析2】

中医疾病诊断：湿疮；**中医证候诊断**：血虚风燥证。

西医诊断：慢性湿疹。

西医诊断依据：

1. 双手遇热或肥皂水烫洗后则皮肤剧痒难忍，反复发作。

2. 血常规：白细胞分类计数中嗜酸性粒细胞占10%。

中医治法：养血润肤，祛风止痒。

方剂：当归饮子加减。

药物组成、剂量及煎服法：

荆芥10g，防风10g，白蒺藜20g，当归10g，川芎6g，赤芍、白芍各10g，生地黄20g，何首乌20g，黄芪20g，甘草6g。

七剂，水煎服。日一剂，早晚分服。

西医治疗措施：以消炎止痒、镇静为主。

1. 全身治疗

（1）抗组胺类药物：如扑尔敏、赛庚啶、息斯敏、西替利嗪、氯雷他定等，必要时可两种配合或交替使用。

（2）镇静剂：如5%溴化钠、冬眠灵等。

（3）非特异性脱敏疗法：急性或亚急性泛发性湿疹时，可静脉注10%葡萄糖酸钙或10%硫代硫酸钠，每日1次，每次10mL，10次为1个疗程。维生素C静脉注射，每日1次，每次1g，或每次500mg，口服，每日3次。

（4）普鲁卡因静脉注射。

（5）皮质类固醇激素。

（6）抗生素应用。

2. 局部治疗：慢性湿疹以止痒、抑制表皮细胞增生、促进真皮炎症浸润吸收为原则。常用药物有5%～10%复方松馏油软膏、10%～20%黑豆馏油软膏、皮质类固醇激素乳剂等。

056号题

【病案（例）摘要1】

患者，男，35岁，出租车司机。2020年10月6日初诊。

患者剑突下隐痛反复发作1年，近1周加重，自行服药物后不见缓解（药品不详），来院就诊。症见：胃脘疼痛，饥不欲食，咽干口燥，五心烦热，大便干结。

查体：T 36.5℃，P 80次/分，R 18次/分，BP 120/80mmHg。神清，巩膜无黄染，咽部无红肿，心肺未见异常。上腹部可出现轻度压痛，肝脾未及，神经系统检查（−）。

舌红，少津，脉细。

辅助检查：胃镜下可见黏膜充血，色泽较红，边缘模糊，多为局限性，水肿与充血区共存，形成红白相间征象，黏膜粗糙不平，有出血点，可有小的糜烂。

【病案（例）摘要2】

朱某，男，48岁，干部。2020年3月18日初诊。

患者1周前过食辛辣刺激之物后，皮肤灼热，瘙痒无休，抓破渗液流脂水。伴心烦口渴，身热不扬，大便干，小便短赤。查体：皮损潮红、丘疱疹，对称分布。舌红，苔薄白，脉滑数。

血常规：白细胞分类计数中嗜酸性粒细胞比例增加。

【答题要求】

根据上述摘要，在答题卡上完成书面分析。

时间：50分钟。

【答案解析1】

中医疾病诊断：胃痛；**中医证候诊断**：胃阴不足证。

西医诊断：慢性胃炎（浅表性胃炎）。

中医治法：养阴益胃，和中止痛。

方剂：益胃汤加减。

药物组成、剂量及煎服法：

北沙参12g，麦冬10g，玉竹10g，白芍10g，乌梅10g，生山楂10g。

五剂，水煎服。日一剂，早晚分服。

西医治疗措施：

1. 根除幽门螺杆菌。

2. 对症治疗。

3. 使用胃黏膜保护剂。

4. 必要时手术。

【答案解析2】

中医疾病诊断：湿疮；**中医证候诊断**：湿热浸淫证。

西医诊断：急性湿疹。

西医诊断依据：

1. 本病起病较快。皮损呈多形性，对称分布。

2. 皮肤灼热，瘙痒无休，抓破渗液流脂水。

3. 血常规：白细胞分类计数中嗜酸性粒细胞比例增加。

中医治法：清热利湿。

方剂：萆薢渗湿汤合三妙丸加减。

药物组成、剂量及煎服法：

草薢、薏苡仁各 30g，赤茯苓、黄柏、丹皮、泽泻各 20g，滑石 30g，通草 6g，苍术 20g，牛膝 12g。

五剂，水煎服。日一剂，早晚分服。

西医治疗措施： 西医治疗以消炎止痒、镇静为主。

1. 全身治疗

（1）抗组胺类药物：如扑尔敏、赛庚啶、息斯敏、西替利嗪、氯雷他定等，必要时可两种配合或交替使用。

（2）镇静剂：如 5% 溴化钠、冬眠灵等。

（3）非特异性脱敏疗法：急性或亚急性泛发性湿疹时，可静脉注 10% 葡萄糖酸钙或 10% 硫代硫酸钠，每日 1 次，每次 10mL，10 次为 1 个疗程。维生素 C 静脉注射，每日 1 次，每次 1g，或每次 500mg，口服，每日 3 次。

（4）普鲁卡因静脉注射。

（5）皮质类固醇激素。

（6）抗生素应用。

2. 局部治疗：急性湿疹有急性红肿、有大量浆液或脓液、或多或少痂皮的糜烂面和溃破面时，宜用药湿敷，如醋酸铅、3% 硼酸溶液、高锰酸钾溶液等。急性红肿，有丘疹、水疱，甚至脓疱疹，但无糜烂面或溢液，则采用干燥疗法，如用炉甘石洗剂或粉剂外搽。

057 号题

【病案（例）摘要1】

张某，女，38 岁，已婚。2020 年 12 月 20 日初诊。

患者 1 个月前减肥控制饮食后出现头晕、乏力症状，未予以重视，近 1 周头晕、乏力症状加重，遂来诊。现症见：面色萎黄，口唇色淡，头晕，疲乏无力，食少便溏。

查体：T 36.5℃，P 80 次/分，R 18 次/分，BP 120/80mmHg。神清，精神不振，眼结膜色淡，巩膜无黄染，咽部无红肿，心肺未见异常。肝脾未及，神经系统检查（－）。既往体健。舌质淡，苔薄白，脉细弱。

实验室检查：Hb 96g/L，MCV 70fL，CH 20pg，MCHC 23%，血清铁浓度 6.9μmol/L，总铁结合力 74.7μmol/L，转铁蛋白饱和度 10%，血清铁蛋白 9μg/L，骨髓铁染色显示，骨髓小粒可染铁消失，铁粒幼红细胞 11%，红细胞内游离原卟啉（FEP）1.2μmol/L。

【病案（例）摘要2】

张某，女，35 岁，已婚，教师。2020 年 9 月 2 日初诊。

患者乳房肿块伴疼痛半年，肿块和疼痛随喜怒消长，常伴有情绪抑郁，心烦易怒，失眠多梦，胸胁胀满等。月经史无异常。

查体：双侧乳房外上象限触及片块，表面光滑，活动度好，有压痛，舌质淡红，苔薄白，脉细涩。

X线钼靶摄片为边缘模糊不清的阴影或有条索状组织穿越其间。

【答题要求】

根据上述摘要，在答题卡上完成书面分析。

时间：50分钟。

【答案解析1】

中医疾病诊断：虚劳（血虚）；**中医证候诊断**：脾胃虚弱证。

西医诊断：缺铁性贫血。

西医诊断依据：

1. 具有头晕、乏力、口唇眼睑色淡等症状和体征。

2. Hb 96g/L，MCV 70fL，CH 20pg，MCHC 23%，血清铁浓度 6.9μmol/L，总铁结合力 74.7μmol/L，转铁蛋白饱和度 10%，血清铁蛋白 9μg/L。

3. 骨髓铁染色显示：骨髓小粒可染铁消失，铁粒幼红细胞 11%，红细胞内游离原卟啉 1.2μmol/L。

中医治法：健脾和胃，益气养血。

方剂：香砂六君子汤合当归补血汤加减。

药物组成、剂量及煎服法：

木香 10g，砂仁 6g（后下），陈皮 10g，半夏 9g，党参 12g，白术 10g，茯苓 20g，甘草 6g，当归 6g，黄芪 30g。

五剂，水煎服。日一剂，早晚分服。

西医治疗措施：

1. 病因治疗。

2. 铁剂治疗：一般用硫酸亚铁。

3. 辅助治疗。

【答案解析2】

中医疾病诊断：乳癖；**中医证候诊断**：肝郁气滞证。

西医诊断：乳腺增生病。

西医诊断依据：

1. 患者多为中青年妇女，常伴有月经不调。

2. 乳房胀痛，有周期性，随情志的变化而加重或减轻。

3. 双侧或单侧乳房内有肿块，常为多发性，呈数目不等、大小不一、形态不规则的结节状，质韧而不硬，推之能移，有压痛。

4. X 线钼靶摄片为边缘模糊不清的阴影或有条索状组织穿越其间。

中医治法：疏肝理气，散结止痛。

方剂：逍遥散加减。

药物组成、剂量及煎服法：

柴胡 9g，郁金 12g，当归 20g，白芍 12g，茯苓 20g，白术 20g，瓜蒌 20g，半夏 9g，制南星 9g。

五剂，水煎服。日一剂，早晚分服。

西医治疗措施：

1. 药物治疗

（1）维生素类药物：可口服维生素 B_6 与维生素 E 或口服维生素 A。

（2）激素类药物：对软化肿块、减轻疼痛有一定疗效。

2. 手术治疗：对可疑病人应及时进行活体组织切片检查，如发现有癌变，应及时行乳癌根治手术。若病人有乳癌家族史，或切片检查发现上皮细胞增生活跃，宜及时施行单纯乳房切除手术。

058 号题

【病案（例）摘要1】

邵某，女，35 岁，已婚，文秘。2020 年 6 月 3 日初诊。

患者 3 年来双手关节经常肿痛，阴雨天疼痛加重，得温则舒。晨起双手关节僵硬，活动后减轻，持续 1～2 小时。近 2 周症状加重，关节灼热肿痛，伴低热，乏力，形寒肢冷。

查体：T 37.5℃，P 84 次/分，R 18 次/分，BP 130/85mmHg。神清，形体略瘦，双手近端指间关节、掌指关节、腕关节肿胀。舌红，苔白，脉弦细。

辅助检查：抗核抗体阳性，C 反应蛋白升高，类风湿因子阳性。血常规：白细胞 11.0×10^9/L，中性粒细胞百分比 70%，血沉 80mm/h。手 X 线片：双手近端指间关节骨质疏松，关节间隙狭窄。

【病案（例）摘要2】

肖某，女，37 岁。2020 年 5 月 18 日初诊。

患者于 1 周前在其居住地附近一诊所换节育环，3 天后出现小腹疼痛，带下量增多，色黄，其气秽臭。自购"洁尔阴"外洗，未见效果。随即出现寒战高热，小腹疼痛加剧、拒按，并伴有食欲差，尿频，肛门坠胀，带下量仍多，呈黄绿色、质稠、臭秽。

查体：T 39.3℃，R 22 次/分，P 90 次/分，BP 120/85mmHg。神志清楚，呈急性病容，面色红，呼吸急促，下腹有压痛、反跳痛，腹肌紧张。

妇科检查：阴道及宫颈充血，宫颈有举痛，子宫较软，稍增大，有压痛，宫旁组织稍增厚，有明显触痛，未触及包块。血常规检查：白细胞计数及中性粒细胞增加。

【答题要求】

根据上述摘要，在答题卡上完成书面分析。

时间：50分钟。

【答案解析1】

中医疾病诊断：痹证；**中医证候诊断**：寒热错杂证。

西医诊断：类风湿关节炎（活动期）。

西医诊断依据：

1. 关节疼痛≥4个。

2. 晨僵＞30分钟。

3. ESR≥30mm/h。

4. CRP增高。

5. RF（+）。

6. 有关节外表现，如发热、贫血、血管炎等。

7. 手X线片：双手近端指间关节骨质疏松，关节间隙狭窄。

中医治法：祛风散寒，清热化湿。

方剂：桂枝芍药知母汤。

药物组成、剂量及煎服法：

桂枝12g，芍药9g，甘草6g，麻黄12g，生姜20g，白术20g，知母12g，防风12g，制附子10g（先煎）。

七剂，水煎服。日一剂，早晚分服。

西医治疗措施：

1. 一般治疗：强调患者教育及整体和规范治疗的理念。包括营养支持、适度休息、急性期关节制动、恢复期关节功能锻炼、配合适当物理治疗等。

2. 药物治疗：主要包括非甾体抗炎药（NSAIDS）、改善病情的抗风湿药（DMARDS）、糖皮质激素、植物药制剂和生物制剂。

3. 外科治疗：急性期采用滑膜切除术，可使病情得到一定缓解，但容易复发，必须同时应用DMARDS药物治疗。晚期患者关节畸形、失去功能者，可采用关节成形术或关节置换术，改善关节功能，有利于提高患者生活质量。

【答案解析2】

中医疾病诊断：妇人腹痛或带下病；**中医证候诊断**：热毒炽盛证。

西医诊断：盆腔炎性疾病。

西医诊断依据：

1. 节育环置换史。

2. 发热，腹痛，带下量多臭秽。

3. 体温39.3℃，呈急性病容，下腹有压痛、反跳痛、腹肌紧张。

4. 妇科检查：阴道及宫颈充血，宫颈有举痛，子宫较软，稍增大，有压痛，宫旁组织稍增厚，有明显触痛，未触及包块。血常规检查：白细胞计数及中性粒细胞增加。

中医治法：清热解毒，利湿排脓。

方剂：五味消毒饮合大黄牡丹皮汤加减。

药物组成、剂量及煎服法：

金银花30g，野菊花30g，蒲公英30g，紫花地丁30g，紫背天葵20g，大黄20g（后下），牡丹皮20g，桃仁20g，冬瓜仁30g，芒硝20g（冲服）。

五剂，水煎服。日一剂，早晚分服。

西医治疗措施：

1. 药物治疗：使用抗生素。

2. 手术治疗：形成较大炎症包块或形成脓肿的可行手术治疗。

3. 物理疗法：常用的有短波、超短波、离子透入、蜡疗等。

059号题

【病案（例）摘要1】

患者，女，35岁，农民。2020年10月3日初诊。

患者5岁患颅内感染后遗留癫痫，间断性发作突然昏倒，不省人事，四肢抽搐。服用抗癫痫药物，7天前因停药，频繁出现猝然仆倒，不省人事，四肢抽搐，口中有声，口吐白沫。烦躁不安，气高息粗，痰鸣辘辘，口臭，便干。遂来就诊。

查体：T 37.1℃，P 72次/分，R 16次/分，BP 120/80mmHg。神清，巩膜无黄染，舌暗红，苔黄腻，脉弦滑。心肺未见异常，肝脾未及，神经系统检查（-）。脑电图：见棘波、尖波。

【病案（例）摘要2】

钱某，女，7岁。2020年1月9日初诊。

4天前患儿出现发热，鼻塞流涕，偶咳，自服感冒冲剂效果不佳，3天前出现头面部及胸背部斑丘疹，部分变为水疱，瘙痒，部分结痂。现症见：壮热烦躁，口渴引饮，面赤唇红，口舌生疮，大便干结，小便黄赤。

查体：T 38.2℃，P 96次/分，R 24次/分。精神可，面红润，躯干部可见痘疹密布，疹色紫暗，疱浆混浊，少许结痂，全身淋巴结无肿大，咽充血，双侧扁桃体Ⅰ度肿大，心肺未见异常，腹软，肝脾未触及。舌质红绛，舌苔黄糙而干，脉洪数。

辅助检查：血常规：白细胞$4.6×10^9$/L，中性粒细胞百分比45%，淋巴细胞百分比53%。

【答题要求】

根据上述摘要，在答题卡上完成书面分析。

时间：50分钟。

【答案解析1】

中医疾病诊断：痫证；**中医证候诊断**：痰热内扰证。

西医诊断：癫痫。

西医诊断依据：

1. 既往癫痫病史30年。

2. 典型临床表现：突然昏倒，不省人事，四肢抽搐，口中有声，口吐白沫。

3. 脑电图：见棘波、尖波。

中医治法：清热化痰，息风定痫。

方剂：黄连温胆汤加减。

药物组成、剂量及煎服法：

半夏12g，陈皮9g，茯苓12g，甘草6g，竹茹20g，枳实12g，黄连6g，香附12g，郁金12g，佛手9g，柴胡10g，龙骨30g（先煎），牡蛎30g（先煎）。

五剂，水煎服。日一剂，早晚分服。

西医治疗措施：

1. 药物治疗

（1）GTCS首选药物为苯妥英钠、卡马西平，次选丙戊酸钠。

（2）典型失神发作及肌阵挛发作首选丙戊酸钠，次选乙琥胺、氯硝西泮；非典型失神发作首选乙琥胺或丙戊酸钠，次选氯硝西泮。

（3）部分性发作和继发全面性发作首选卡马西平，其次为苯妥英钠、丙戊酸钠或苯巴比妥。

（4）儿童肌阵挛发作首选丙戊酸钠，其次为乙琥胺或氯硝西泮。

2. 神经外科治疗

（1）手术治疗的适应证：①难治性癫痫：患病时间较长，并经正规抗痫药治疗2年以上无效或痫性发作严重而频繁。②癫痫灶不在脑的主要功能区，且手术易于到达；术后不会遗留严重神经功能障碍。③脑器质性病变所致的癫痫，可经手术切除病变者。

（2）常用方法：前颞叶切除术，选择性杏仁核、海马切除术，癫痫病灶切除术，大脑半球切除术等。脑立体定向毁损术等方法对难治性癫痫有一定的疗效。

【答案解析2】

中医疾病诊断：水痘；**中医证候诊断**：毒炽气营证。

西医诊断：水痘。

西医诊断依据：

1. 冬春季发病，有水痘接触史。

2. 初起有发热、咳嗽、流涕等上呼吸道感染症状，其后颜面、躯干分批出现斑丘疹、水疱、结痂。

3. 周围血白细胞计数正常或稍低，淋巴细胞相对增高。

中医治法： 清气凉营，化湿解毒。

方剂： 清胃解毒汤加减。

药物组成、剂量及煎服法：

升麻6g，黄连3g，丹皮9g，生地黄9g，黄芩9g，石膏9g（先煎）。

西医治疗措施：

1. 对症治疗：皮肤瘙痒可应用含0.25%冰片的炉甘石洗剂或5%碳酸氢钠溶液局部涂擦。

2. 抗病毒治疗：对重症或有并发症或免疫功能受损的患者应及早使用抗病毒药。首选阿昔洛韦。继发皮肤细菌感染时加用抗菌药物。糖皮质激素对水痘病程有不利影响，可导致病毒播散，应禁用。

060号题

【病案（例）摘要1】

辛某，男，60岁，退休。2020年3月11日初诊。

该患者5年前因劳累后出现心悸、气短，逐渐出现不能平卧，伴上腹部饱胀，食欲差，尿少。近日上述症状加重，夜间不能平卧。现症见：心悸气短，咳吐泡沫样痰，面浮肢肿，尿少腹胀，腹胀纳差，畏寒肢冷，唇甲青紫。

查体：T 37.1℃，P 102次/分，R 22次/分，BP 120/80mmHg。神清，颜面浮肿，舌质暗淡，脉细促。双肺呼吸音粗，肺底可闻及中小水泡音，肝脏肋下3cm，肝-颈静脉回流征（+），双下肢水肿。

辅助检查：血BNP 485pg/mL，NT-pro-BNP 3000pg/mL，超声心动图测定左室射血分数LVEF＜45%，X线胸片显示心脏增大。

【病案（例）摘要2】

刘某，女，23岁，未婚，职员。2020年1月24日初诊。

患者12岁月经初潮，周期26～31天，经期5～6天，量中。6个月前暴怒后突然月经停闭，精神抑郁，烦躁易怒，胸胁胀满，少腹胀痛拒按。

查体：T 36.4℃，P 76次/分，R 18次/分，BP 112/80mmHg。营养良好，第二性征正常。舌边紫暗有瘀点，脉沉弦而涩。

辅助检查：内分泌六项正常。超声提：子宫及双侧附件正常。尿妊娠实验：阴性。

【答题要求】

根据上述摘要，在答题卡上完成书面分析。

时间：50 分钟。

【答案解析 1】

中医疾病诊断：心悸；**中医证候诊断**：阳虚饮停证。

西医诊断：慢性心力衰竭。

西医诊断依据：

1. 有肺淤血、心排血量降低和体循环淤血的相关症状和体征。

2. 血 BNP 485pg/mL，NT-pro-BNP 3000pg/mL，超声心动图测定左室射血分数 LVEF＜45%，X 线胸片显示心脏增大。

中医治法：温肾助阳，利水消肿。

方剂：真武汤加减。

药物组成、剂量及煎服法：

茯苓 9g，芍药 9g，白术 9g，生姜 9g，附子 9g（先煎）。

五剂，水煎服。日一剂，早晚分服。

西医治疗措施：

1. 一般治疗：去除病因，改变生活方式。

2. 抑制神经内分泌激活：可用血管紧张素转化酶抑制剂（ACEI）或 β 受体阻断剂。

3. 改善血流动力药：利尿剂和强心药。

4. 非药物治疗。

【答案解析 2】

中医疾病诊断：闭经；**中医证候诊断**：气滞血瘀证。

西医诊断：闭经。

西医诊断依据：

1. 月经停闭 6 个月以上。

2. 查体第二性征正常。

3. 辅助检查：内分泌六项正常。超声提：子宫及双侧附件正常。

4. 尿妊娠实验：阴性。

中医治法：理气活血，祛瘀通经。

方剂：血府逐瘀汤加减。

药物组成、剂量及煎服法：

当归 9g，生地黄 9g，桃仁 12g，红花 9g，枳壳 6g，赤芍 6g，柴胡 3g，甘草 3g，桔梗 4.5g，川芎 4.5g，牛膝 10g。

西医治疗措施：

1. 积极治疗全身性疾病，提高机体体质，供给足够营养，保持标准体重，同时对于应激或精神因素所致的闭经应耐心进行心理治疗，肿瘤或多囊卵巢综合征等引起的应进行特异性治疗。

2. 激素治疗、促排卵、使用溴隐亭等。

3. 辅助生殖技术。

4. 手术治疗：针对病因采用相应手术治疗。

第二站　中医临证

001号题

【题干】

1. 脉诊操作。

2. 列缺、风池定位，风池单手进针法。

3. 患者，女，19岁，经血淋漓不尽，纳呆便溏问诊。

4. 头痛分经与位置。

【答题要求】

根据你所抽题目的要求，边操作边口述或现场答辩，时间20分钟。

【答案解析】

1. 脉诊操作

（1）患者体位：诊脉时患者应取正坐位或仰卧位，前臂自然向前平展，与心脏置于同一水平，手腕伸直，手掌向上，手指微微弯曲，在腕关节下面垫一松软的脉枕，使寸口部位充分伸展，局部气血畅通，便于诊察脉象。

（2）医生指法：诊脉指法主要包括选指、布指、运指三部分。

1）选指：医生用左手或右手的食指、中指和无名指三个手指指目诊察，指目是指尖和指腹交界棱起之处，是手指触觉较灵敏的部位。诊脉者的手指指端要平齐，即三指平齐，手指略呈弓形，与受诊者体表约呈45°为宜，这样的角度可以使指目紧贴于脉搏搏动处。

2）布指：中指定关，医生先以中指按在掌后高骨内侧动脉处，然后食指按在关前（腕侧）定寸，无名指按在关后（肘侧）定尺。布指的疏密要与患者手臂长短与医生手指粗细相适应，如病人的手臂长或医者手指较细，布指宜疏，反之宜密。定寸时可选取太渊穴所在位置（腕横纹上），定尺时可考虑按寸到关的距离确定关到尺的长度以明确尺的位置。寸关尺不是一个点，而是一段脉管的诊察范围。

3）运指：医生运用指力的轻重、挪移及布指变化以体察脉象。常用的指法有举、按、寻、循、总按和单诊等，注意诊察患者的脉位（浮沉、长短）、脉次（至数与均匀度）、脉形（大小、软硬、紧张度等）、脉势（强弱与流利度等）及左右手寸关尺各部表现。

常用具体指法：①举法：是指医生用较轻的指力，按在寸口脉搏跳动部位，以体察脉搏部位的方法。亦称"轻取"或"浮取"。②按法：是指医生用较重的指力，甚至按到筋骨，体察脉象的方法。此法又称"重取"或"沉取"。医生手指用力适中，按至肌肉以体察脉象的方法称为"中取"。③寻法：是指切脉时指力从轻到重，或从重到轻，左右推寻，调节最适当指力的方法。在寸口三部细细寻找脉动最明显的部位，统称寻法，以捕获最丰富的脉象信息。④循法：是指切脉时三指沿寸口脉长轴循行，诊察脉之长短，比较寸关尺三部脉象的特点。⑤总按：即三指同时用力诊脉的方法。从总体上辨别寸关尺三部和左右两手脉象的形态、脉位的浮沉等。总按时一般指力均匀，但亦有三指用力不一致的情况。⑥单诊：用一个手指诊察一部脉象的方法。主要用于分别了解寸关尺各部脉象的形态特征。应先用总按的方法，从总体上辨别脉象的形态、脉位的浮沉，然后再使用循法和单诊手法等辨别左右手寸、关、尺各部脉象的形态特征。

（3）平息：医生在诊脉时注意调匀呼吸，即所谓"平息"。一方面医生保持呼吸调匀，清心宁神，可以自己的呼吸计算病人的脉搏至数，另一方面，平息有利于医生思想集中，可以仔细地辨别脉象。

（4）切脉时间：一般每次诊脉每手应不少于1分钟，两手以3分钟左右为宜。诊脉时应注意每次诊脉的时间至少应在五十动，一则有利于仔细辨别脉象变化，再则切脉时初按和久按的指感有可能不同，对临床辨证有一定意义，所以切脉的时间要适当长些。

（5）小儿脉诊法：小儿寸口部位甚短，一般用"一指（拇指或食指）定关法"，不必细分寸、关、尺三部。具体操作方法是，用左手握住小儿的手，对3岁以下的小儿，可用右手大拇指按于小儿掌后高骨部脉上，不分三部，以定至数为主。对3~5岁的小儿，则以高骨中线为关，以一指向两侧转动以寻察三部。6~8岁小儿，则可挪动拇指诊三部。9~10岁，可以次第下指，依寸、关、尺三部诊脉。10岁以上，可按成人三部脉法进行辨析。

2. 列缺、风池定位，风池单手进针法

列缺：在前臂，腕掌侧远端横纹上1.5寸，拇短伸肌腱与拇长展肌腱之间，拇长展肌腱沟的凹陷中。简便取穴法：两手虎口自然平直交叉，一手食指按在另一手桡骨茎突上，指尖下凹陷中是穴。

风池：在颈后区，枕骨之下胸锁乳突肌上端与斜方肌上端之间的凹陷中。

单手进针法：患者取俯卧位，①消毒：腧穴皮肤、医生双手常规消毒。②持针：用拇、食指持针，中指指腹抵住针身下段，使中指指端比针尖略长出或齐平。③指抵皮肤：对准穴位，中指指端紧抵腧穴皮肤。④刺入：拇、食指向下用力按压刺入，中指随之屈曲，快速将针刺入，向鼻尖方向斜刺 0.8～1.2 寸，刺入时应保持针身直而不弯。

3. 患者，女，19 岁，经血淋漓不尽，纳呆便溏问诊

（1）现病史

1）主症的时间、程度：经血淋漓不尽持续的时间？月经的颜色、质地？是否夹有血块？

2）伴随症状：是否神疲气短？有无面浮肢肿、小腹空坠？有无四肢不温？

3）诊疗经过：是否进行过激素六项、B 超、基础体温等相关检查？是否确诊？是否治疗？效果如何？

（2）其他病史：既往史：有无异常？个人史：有无异常？家族史：有无异常？过敏史：有无异常？

（3）以往月经的周期、经期、经量有无异常？有无崩漏史？有无口服避孕药或其他激素史？有无内科出血病史？有无生殖器官发育异常病史？有无经期感寒或过食生冷食物等影响月经的因素？带下史？

4. 头痛分经与位置

太阳头痛多在头后部，下连于项；阳明头痛，多在前额及眉棱骨等处；少阳头痛，多在头两侧，并连及耳部；厥阴头痛，则在颠顶部位，或连于目系。

002 号题

【题干】

1. 脉诊的选指、布指、运指。
2. 少商、足三里定位，拇指前位捏脊法。
3. 患者，女，28 岁，下腹疼痛伴月经量多 14 天问诊。
4. 黄疸的概念。

【答题要求】

根据你所抽题目的要求，边操作边口述或现场答辩，时间 20 分钟。

【答案解析】

1. 脉诊的选指、布指、运指

（1）选指：医生用左手或右手的食指、中指和无名指三个手指指目诊察，指目是指尖和指腹交界棱起之处，是手指触觉较灵敏的部位。诊脉者的手指指端要平齐，即三指平齐，手指略呈弓形，与受诊者体表约呈 45°为宜，这样的角度可以使指目紧贴于脉搏搏动处。

（2）布指：中指定关，医生先以中指按在掌后高骨内侧动脉处，然后食指按在关前（腕侧）定寸，无名指按在关后（肘侧）定尺。布指的疏密要与患者手臂长短与医生手指粗细相适应，如病人的手臂长或医者手指较细，布指宜疏，反之宜密。定寸时可选取太渊穴所在位置（腕横纹上），定尺时可考虑按寸到关的距离确定关到尺的长度以明确尺的位置。寸关尺不是一个点，而是一段脉管的诊察范围。

（3）运指：医生运用指力的轻重、挪移及布指变化以体察脉象。常用的指法有举、按、寻、循、总按和单诊等，注意诊察患者的脉位（浮沉、长短）、脉次（至数与均匀度）、脉形（大小、软硬、紧张度等）、脉势（强弱与流利度等）及左右手寸关尺各部表现。

2. 少商、足三里定位，拇指前位捏脊法

少商：在手指，拇指末节桡侧，指甲根角侧上方0.1寸。

足三里：在小腿外侧，犊鼻下3寸，胫骨前嵴外一横指处，犊鼻与解溪连线上。

拇指前位捏脊法：双手半握空拳状，腕关节略背伸，以食、中、无名和小指的背侧置于脊柱两侧，拇指伸直前按，并对准食指中节处，以拇指的罗纹面和食指的桡侧缘将皮肤捏起，并进行提捻，然后向前推行移动。在向前移动捏脊的过程中，两手拇指要交替前按，同时前臂要主动用力，推动食指桡侧缘前行，两者互为配合，从而交替捏提捻动前行。

3. 患者，女，28岁，下腹疼痛伴月经量多14天问诊

（1）现病史

1）主症的时间、程度：疼痛的部位，性质，持续的时间？月经量、色、质地的变化？疼痛有无诱发因素？是否伴随月经周期定时发作？

2）伴随症状：是否带下量多？白带有无颜色、质地、气味的异常？大小便有无改变？是否伴有经行乳房、少腹胀痛？

3）诊疗经过：是否到医院做过系统检查？口服西药或中药否？治疗效果如何？

（2）其他病史：既往史：有无异常？个人史：有无异常？家族史：有无异常？过敏史：有无异常？

（3）有无生殖器官发育异常病史？有无经期感寒或过食生冷食物等影响月经的因素？带下史？

4. 黄疸的概念

黄疸是指以身黄、目黄、小便发黄为特征的病证，其中目睛黄染尤为本病的重要特征。黄疸的发生因外感湿热、疫毒、内伤酒食或脾虚湿困、血瘀气滞等所致。黄疸的病位在肝、胆、脾、胃，基本病机是脾胃运化失健，肝胆疏泄不利，胆汁不循常道，或溢于肌肤，或上蒸清窍，或下注膀胱。病理因素主要为湿邪，病理性质有阴阳之分，阳黄多因湿热熏蒸，或疫毒伤血，发黄迅速而色鲜明；阴黄多因寒湿阻遏，脾阳不振发黄持久而色晦暗。

003 号题

【题干】

1. 脉诊运指手法。
2. 地仓、迎香定位,地仓夹持进针法。
3. 患者阳事不举,伴心悸、乏力问诊。
4. 风寒头痛的中医治法。

【答题要求】

根据你所抽题目的要求,边操作边口述或现场答辩,时间 20 分钟。

【答案解析】

1. 脉诊运指手法

(1)举法:是指医生用较轻的指力,按在寸口脉搏跳动部位,以体察脉搏部位的方法。亦称"轻取"或"浮取"。

(2)按法:是指医生用较重的指力,甚至按到筋骨,体察脉象的方法。此法又称"重取"或"沉取"。医生手指用力适中,按至肌肉以体察脉象的方法称为"中取"。

(3)寻法:是指切脉时指力从轻到重,或从重到轻,左右推寻,调节最适当指力的方法。在寸口三部细细寻找脉动最明显的部位,统称寻法,以捕获最丰富的脉象信息。

(4)循法:是指切脉时三指沿寸口脉长轴循行,诊察脉之长短,比较寸关尺三部脉象的特点。

(5)总按:即三指同时用力诊脉的方法。从总体上辨别寸关尺三部和左右两手脉象的形态、脉位的浮沉等。总按时一般指力均匀,但亦有三指用力不一致的情况。

(6)单诊:用一个手指诊察一部脉象的方法。主要用于分别了解寸、关、尺各部脉象的形态特征。应先用总按的方法,从总体上辨别脉象的形态、脉位的浮沉,然后再使用循法和单诊手法等辨别左右手寸关尺各部脉象的形态特征。

2. 地仓、迎香定位,地仓夹持进针法

地仓:在面部,口角旁开 0.4 寸(指寸)。

迎香:在面部鼻翼外缘中点旁,鼻唇沟中。

夹持进针法,又称骈指进针法。操作要点:①消毒:腧穴皮肤、医生双手常规消毒。②持针:押手拇、食指持消毒干棉球裹住针身下段,以针尖端露出 0.3～0.5cm 为宜,刺手拇、食、中三指指腹夹持针柄,使针身垂直。③刺入:将针尖固定在腧穴皮肤表面,刺手捻转针柄,押手下压,双手配合,同时用力,迅速将针刺入腧穴皮下。本法适用于长针的进针。

3. 患者阳事不举，伴心悸、乏力问诊

（1）现病史

1）主症的时间，强度：患者阳痿的发病形式是痿而不举，或举而不坚，或坚而不久？发病的时间？有无诱发因素？是否排除阴茎发育不良引起的性交不能？

2）伴随症状：是否有神疲乏力？有无腰酸膝软？是否畏寒肢冷？睡眠如何？是否精神苦闷，胆怯多疑？有无小便不畅，滴沥不尽等症？

3）诊疗经过：是否确诊？是否治疗？效果如何？

（2）其他病史：既往史：有无异常？个人史：有无异常？家族史：有无异常？过敏史：有无异常？

4. 风寒头痛的中医治法

证候：头痛起病较急，痛连项背，恶风畏寒，遇风受寒加重，常喜裹头，口不渴，或兼鼻塞流清涕等症，舌苔薄白，脉浮或浮紧。

治法：疏风散寒。

方药：川芎茶调散加减。

004 号题

【题干】

1. 小儿脉诊的操作。

2. 肺俞、通里定位，指切进针法及飞法。

3. 咳嗽、咳痰问诊。

4. 不寐痰热扰心证的辨证论治。

【答题要求】

根据你所抽题目的要求，边操作边口述或现场答辩，时间 20 分钟。

【答案解析】

1. 小儿脉诊的操作

小儿寸口部位甚短，一般用"一指（拇指或食指）定关法"，不必细分寸、关、尺三部。具体操作方法是，用左手握住小儿的手，对 3 岁以下的小儿，可用右手大拇指按于小儿掌后高骨部脉上，不分三部，以定至数为主。对 3～5 岁的小儿，则以高骨中线为关，以一指向两侧转动以寻察三部。6～8 岁小儿，则可挪动拇指诊三部。9～10 岁，可以次第下指，依寸、关、尺三部诊脉。10 岁以上，可按成人三部脉法进行辨析。

2. 肺俞、通里定位，指切进针法及飞法

肺俞：在脊柱区，第 3 胸椎棘突下后正中线旁开 1.5 寸。

通里：在前臂前区，掌侧远端横纹上 1 寸，尺侧腕屈肌腱的桡侧缘。

指切进针法：又称爪切进针法。操作要点：①消毒：腧穴皮肤、医生双手常规消毒。②押手固定穴区皮肤：押手拇指或食指指甲切掐固定腧穴处皮肤。③持针：刺手拇、食、中指三指指腹持针。④刺入：将针身紧贴押手指甲缘快速刺入。本法适宜于短针的进针。

飞法：是指针刺后不得气者，用刺手拇、食指夹持针柄，轻微捻搓数次，然后张开两指，一搓一放，反复数次，状如飞鸟展翅，故称飞法。操作要点：①刺入一定深度。②轻微捻搓针柄数次，然后快速张开两指，一捻一放，如飞鸟展翅之状。③反复操作数次。

3. 咳嗽、咳痰问诊

（1）现病史

1）主症的时间、程度：咳嗽持续的时间？是夜间重还是清晨重？咳嗽的声音是清脆还是紧闷？咳后有无异常声响？咳痰的量、色、质如何？发作是否有诱因？

2）伴随症状：是否有恶寒发热？是否早晨或食后则咳甚痰多，进甘甜油腻食物加重？有无胸闷，脘痞，呕恶，食少，体倦，大便溏？是否胸胁胀满，咳时引痛，面赤？有无身热，口干而黏，欲饮水？是否伴有盗汗、咳血？

3）诊疗经过：是否进行过胸部 X 片检查？是否确诊？是否治疗？怎样治疗？效果如何？

（2）其他病史：既往史：有无异常？个人史：有无异常？家族史：有无异常？过敏史：有无异常？

4. 不寐痰热扰心证的辨证论治

证候：心烦不寐，胸闷脘痞，泛恶嗳气，伴口苦，头重，目眩，舌质红，苔黄腻，脉滑数。

治法：清化痰热，和中安神。

方药：黄连温胆汤加减。

005 号题

【题干】

1. 大鱼际揉法。

2. 肩髃、孔最定位，孔最夹持进针法及刮法。

3. 心悸，胸闷伴下肢浮肿问诊。

4. 眩晕气血亏虚证的证治。

【答题要求】

根据你所抽题目的要求，边操作边口述或现场答辩，时间 20 分钟。

【答案解析】

1. 大鱼际揉法

[操作方法] 沉肩，腕关节放松，呈微屈或水平状，大拇指内收，四指自然伸直，

用大鱼际附着于施术部位上，以肘关节为支点，前臂做主动运动，带动腕关节摆动，使大鱼际在治疗部位上做轻缓柔和的上下、左右或轻度环旋揉动，并带动该处的皮下组织一起运动，频率每分钟120～160次。

［动作要领］

（1）所施压力要小。

（2）动作要灵活而有节律性。

（3）往返移动时应在吸定的基础上进行。

（4）大鱼际揉法前臂有推旋动作，腕部宜放松。

2. 肩髃、孔最定位，孔最夹持进针法及刮法

肩髃：在三角肌区，肩峰外侧缘前端与肱骨大结节两骨间凹陷中。

孔最：在前臂前区，腕掌侧远端横纹上7寸，尺泽与太渊连线上。

夹持进针法，又称骈指进针法。操作要点：①消毒：腧穴皮肤、医生双手常规消毒。②持针：押手拇、食指持消毒干棉球裹住针身下段，以针尖端露出0.3～0.5cm为宜，刺手拇、食、中三指指腹夹持针柄，使针身垂直。③刺入：将针尖固定在腧穴皮肤表面，刺手捻转针柄，押手下压，双手配合，同时用力，迅速将针刺入腧穴皮下。本法适用于长针的进针。

刮法：①毫针进针后刺入一定深度。②用拇指指腹或食指指腹轻轻抵住针尾。③用食指指甲或拇指指甲或中指指甲频频刮动针柄。可由针根部自下而上刮，也可由针尾部自上而下刮，使针身产生轻度震颤。④反复刮动数次。

3. 心悸，胸闷伴下肢浮肿问诊

（1）现病史

1）主症的时间、程度：患者自觉心搏异常，或快速，或缓慢，持续的时间？发作有无规律？有无诱发因素？下肢水肿的性质，是否为指凹性？

2）伴随症状：是否形寒肢冷？有无恶心、欲吐、流涎？睡眠如何？

3）诊疗经过：是否进行过心电图、肾功能等相关检查？是否确诊？是否治疗？怎样治疗？效果如何？

（2）其他病史：既往史：有无异常？个人史：有无异常？家族史：有无异常？过敏史：有无异常？

4. 眩晕气血亏虚证的证治

证候：眩晕，动则加剧，劳累即发，神疲懒言，气短声低，面白少华，心悸失眠，纳减，或兼食后腹胀，大便溏薄，或兼畏寒肢冷，唇甲淡白，或兼诸失血症，舌质淡胖嫩，边有齿印，苔少或厚，脉细或虚大。

治法：补益气血，健运脾胃。

方药：八珍汤加减。

006 号题

【题干】

1. 小儿脉诊的操作。
2. 曲池、支沟定位,皮肤灼伤及起疱的异常情况处理。
3. 患者突然发生口眼歪斜、肌肤不仁问诊。
4. 落枕风寒阻络证的治法、取穴。

【答题要求】

根据你所抽题目的要求,边操作边口述或现场答辩,时间20分钟。

【答案解析】

1. 小儿脉诊的操作

小儿寸口部位甚短,一般用"一指(拇指或食指)定关法",不必细分寸、关、尺三部。具体操作方法是,用左手握住小儿的手,对3岁以下的小儿,可用右手大拇指按于小儿掌后高骨部脉上,不分三部,以定至数为主。对3～5岁的小儿,则以高骨中线为关,以一指向两侧转动以寻察三部。6～8岁小儿,则可挪动拇指诊三部。9～10岁,可以次第下指,依寸、关、尺三部诊脉。10岁以上,可按成人三部脉法进行辨析。

2. 曲池、支沟定位,皮肤灼伤及起疱的异常情况处理

曲池:在肘区,尺泽与肱骨外上髁连线的中点处。

支沟:在前臂后区,腕背侧远端横纹上3寸,尺骨与桡骨间隙中点。

皮肤灼伤及起疱的异常情况处理:皮肤灼伤及起疱是指在施灸或拔罐过程中,因操作不当或有意为之导致皮肤被灼伤起疱的现象。处理要点:①局部出现小水疱,只要注意不擦破,可任其自然吸收。②如水疱较大,对局部皮肤严格消毒后,可用消毒的三棱针或粗毫针刺破水疱,放出水液,或用无菌的一次性注射器针抽出水液,再涂以烫伤油等,并以纱布包敷,每日更换药膏1次,直至结痂,注意不要擦破疱皮。③如用化脓灸者,在灸疮化脓期间,要注意适当休息,加强营养,保持局部清洁,并可用敷料保护灸疮,以防污染,待其自然愈合。④如处理不当,灸疮脓液呈黄绿色或有渗血现象,可用消炎药膏或玉红膏涂敷。

3. 患者突然发生口眼歪斜、肌肤不仁问诊

(1)现病史

1)主症的时间、程度:口眼歪斜、肌肤不仁持续的时间?有无诱发因素?有无进行相关检查?

2)伴随症状:发病之前有无头晕、头痛、肢体一侧麻木等先兆症状?发病后神志如何?是否手足麻木?有无口角流涎、舌强语謇?有无手足拘挛、关节酸痛?手足是否厥冷?有否伴有二便失禁或溲赤便干?

3）诊疗经过：是否进行过头颅CT检查？是否确诊中风？应用何种药物治疗？是否有效？

（2）其他病史：既往史：有无异常？个人史：有无异常？家族史：有无异常？过敏史：有无异常？

4. 落枕风寒阻络证的治法、取穴

治法：疏经活络，调和气血。

取局部阿是穴和手太阳、足少阳经穴为主。

主穴：外劳宫、天柱、阿是穴。风寒袭络配风池、合谷；气滞血瘀配内关、合谷。

007号题

【题干】

1. 中医脉诊的布指。
2. 太溪、肾俞定位，迎随补泻法。
3. 咳嗽，咯血2个月问诊。
4. 呕吐的针灸治疗。

【答题要求】

根据你所抽题目的要求，边操作边口述或现场答辩，时间20分钟。

【答案解析】

1. 中医脉诊的布指

（1）中指定关，医生先以中指按在掌后高骨内侧动脉处，然后食指按在关前（腕侧）定寸，无名指按在关后（肘侧）定尺。布指的疏密要与患者手臂长短与医生手指粗细相适应，如病人的手臂长或医者手指较细，布指宜疏，反之宜密。

（2）定寸时可选取太渊穴所在位置（腕横纹上），定尺时可考虑按寸到关的距离确定关到尺的长度以明确尺的位置，寸关尺不是一个点，而是一段脉管的诊察范围。

2. 太溪、肾俞定位，迎随补泻法

太溪：在踝区，内踝尖与跟腱之间的凹陷中。

肾俞：在脊柱区，第2腰椎棘突下，后正中线旁开1.5寸。

迎随补泻法：是根据针刺方向与经脉循行方向是否一致区分补泻的手法。

（1）补法：进针时针尖随着经脉循行去的方向刺入。

（2）泻法：进针时针尖迎着经脉循行来的方向刺入。

3. 咳嗽，咯血2个月问诊

（1）现病史

1）主症的时间、程度：咳嗽、咳痰持续的时间？痰中是否有血？有无咯血？有无盗汗潮热？体重是否减轻？有无结核病人密切接触史？

2）伴随症状：有无心烦易怒？有无骨蒸颧红？是否畏风怕冷？有无自汗乏力？食欲如何？大小便有无改变？睡眠如何？

3）诊疗经过：是否做过与结核杆菌相关检查？是否确诊肺结核？有无服用抗结核杆菌药物？采用何种联合用药方案？效果如何？

（2）其他病史：既往史：有无异常？个人史：有无异常？家族史：有无异常？过敏史：有无异常？

4.呕吐的针灸治疗

治法：和胃理气，降逆止呕。取胃的募穴及足阳明、手厥阴经穴为主。

主穴：中脘、胃俞、足三里、内关。

配穴：寒邪客胃配上脘、公孙，热邪内蕴配商阳、内庭、金津、玉液，饮食停滞配梁门、天枢，肝气犯胃配肝俞、太冲。

操作：毫针刺，平补平泻法，寒邪客胃者宜配合灸法，热邪内蕴者金津、玉液点刺出血。

008 号题

【题干】

1. 脉诊的选指、布指、运指。
2. 期门、百会定位，针刺期门。
3. 水肿，伴恶寒，发热，肢节酸楚问诊。
4. 身目俱黄的病因病机，阴黄与阳黄的鉴别。

【答题要求】

根据你所抽题目的要求，边操作边口述或现场答辩，时间20分钟。

【答案解析】

1.脉诊的选指、布指、运指

（1）选指：医生用左手或右手的食指、中指和无名指三个手指指目诊察，指目是指指尖和指腹交界棱起之处，是手指触觉较灵敏的部位。诊脉者的手指指端要平齐，即三指平齐，手指略呈弓形，与受诊者体表约呈45°为宜，这样的角度可以使指目紧贴于脉搏搏动处。

（2）布指：中指定关，医生先以中指按在掌后高骨内侧动脉处，然后食指按在关前（腕侧）定寸，无名指按在关后（肘侧）定尺。布指的疏密要与患者手臂长短与医生手指粗细相适应，如病人的手臂长或医者手指较细，布指宜疏，反之宜密。定寸时可选取太渊穴所在位置（腕横纹上），定尺时可考虑按寸到关的距离确定关到尺的长度以明确尺的位置。寸关尺不是一个点，而是一段脉管的诊察范围。

（3）运指：医生运用指力的轻重、挪移及布指变化以体察脉象。常用的指法有举、按、寻、循、总按和单诊等，注意诊察患者的脉位（浮沉、长短）、脉次（至数与均匀度）、脉形（大小、软硬、紧张度等）、脉势（强弱与流利度等）及左右手寸关尺各部表现。

2. 期门、百会定位，针刺期门

期门：在胸部，第 6 肋间隙，前正中线旁开 4 寸。

百会：在头部，前发际正中直上 5 寸。

针刺期门：采用斜刺，即针身与皮肤表面呈 45°左右倾斜刺入。此法适用于肌肉浅薄处或内有重要脏器，或不宜直刺、深刺的腧穴。斜刺 0.5～0.8 寸。

3. 水肿，伴恶寒，发热，肢节酸楚问诊

（1）现病史

1）主症的时间、程度：水肿起始的部位、程度？按压是否随手而起？水肿发生前是否有呼吸道或皮肤感染？是否做相关检查？结果如何？

2）伴随症状：恶寒发热持续的时间？肢节酸楚的程度？是否有小便不利等症？有无咽喉红肿疼痛？有无身体困重，胸闷，纳呆，泛恶等症状？有无烦热口渴，小便短赤，或大便干结？有无脘腹胀闷，食欲不振，便溏，神疲乏力？

3）诊疗经过：是否进行过尿常规和肾功能检测？是否确诊？是否治疗？怎样治疗？效果如何？

（2）其他病史：既往史：有无异常？个人史：有无异常？家族史：有无异常？过敏史：有无异常？

4. 身目俱黄的病因病机，阴黄与阳黄的鉴别

黄疸是指以身黄、目黄、小便发黄为特征的病证；基本病机是脾胃运化失健，肝胆疏泄不利，胆汁不循常道，或溢于肌肤，或上蒸清窍，或下注膀胱；病理因素主要为湿邪，病理性质有阴阳之分。阳黄多因湿热熏蒸，或疫毒伤血，发黄迅速而色鲜明；阴黄多因寒湿阻遏，脾阳不振，发黄持久而色晦暗。

009 号题

【题干】

1. 掌按法的操作。
2. 印堂、膻中定位，印堂提捏进针法。
3. 腰痛问诊。
4. 项背痛，恶寒发热的主配穴。

【答题要求】

根据你所抽题目的要求，边操作边口述或现场答辩，时间 20 分钟。

【答案解析】
1. 掌按法的操作

［操作方法］以单手或双手掌面置于施术部位，以肩关节为支点，利用身体上半部的重量，通过上、前臂传至手掌部，垂直向下按压，当按压力达到所需的力度后，要稍停片刻，然后松劲撤力，再做重复按压，使按压动作既平稳又有节奏性。

［动作要领］

（1）掌按法应以肩关节为支点，当肩关节成为支点后，身体上半部的重量很容易通过上、前臂传到手掌部，使操作者不易疲劳，用力又沉稳着实，如将肘关节作为支点，则须上、前臂用力，既容易使操作者疲乏，力度又难以控制。

（2）按压的用力方向多为垂直向下或与受力面相垂直。

（3）用力要由轻到重，稳而持续，使刺激充分达到肌体组织的深部。

（4）要有缓慢的节奏性。

2. 印堂、膻中定位，印堂提捏进针法

印堂：在头部，两眉毛内侧端中间的凹陷中。

膻中：在胸部，横平第4肋间隙，前正中线上。

提捏进针法：①消毒：腧穴皮肤、医生双手常规消毒。②押手提捏穴旁皮肉：押手拇、食指轻轻提捏腧穴近旁的皮肉，提捏的力度大小要适当。③持针：刺手拇、食、中指三指指腹持针。④刺入：刺手持针快速刺入腧穴。刺入时常与平刺结合。本法适用于皮肉浅薄部位腧穴的进针。印堂平刺0.3～0.5寸。

3. 腰痛问诊

（1）现病史

1）主症的时间、程度：腰痛持续的时间、性质、有无规律？寒冷和阴雨天是否加重？

2）伴随症状：疼痛时是否伴有酸软无力，缠绵不愈，心烦少寐，口燥咽干，面色潮红，手足心热，或者局部发凉，喜温喜按，遇劳更甚，卧则减轻？

3）诊疗经过：是否进行过腰部X片检查？是否确诊？是否治疗？怎样治疗？效果如何？

（2）其他病史：既往史：有无异常？个人史：有无异常？家族史：有无异常？过敏史：有无异常？

4. 项背痛，恶寒发热的主配穴

根据患者以项背痛为主症，故可诊断为落枕。伴有恶寒发热等表证，辨证为风寒袭络证。

主穴：外劳宫、天柱、阿是穴。

配穴：病在督脉、太阳经配后溪、昆仑；病在少阳经配外关、肩井；风寒袭络配风池、合谷。

010号题

【题干】

1. 脉诊的操作。
2. 肩井、阳陵泉定位，阳陵泉单手进针法及弹法操作。
3. 患者，女性，67岁，胸闷憋痛3年问诊。
4. 腹痛的寒痛、热痛、气滞痛、伤食痛的鉴别特点。

【答题要求】

根据你所抽题目的要求，边操作边口述或现场答辩，时间20分钟。

【答案解析】

1. 脉诊的操作

（1）患者体位：诊脉时患者应取正坐位或仰卧位，前臂自然向前平展，与心脏置于同一水平，手腕伸直，手掌向上，手指微微弯曲，在腕关节下面垫一松软的脉枕，使寸口部位充分伸展，局部气血畅通，便于诊察脉象。

（2）医生指法：诊脉指法主要包括选指、布指、运指三部分。

1）选指：医生用左手或右手的食指、中指和无名指三个手指指目诊察，指目是指尖和指腹交界棱起之处，是手指触觉较灵敏的部位。诊脉者的手指指端要平齐，即三指平齐，手指略呈弓形，与受诊者体表约呈45°为宜，这样的角度可以使指目紧贴于脉搏搏动处。

2）布指：中指定关，医生先以中指按在掌后高骨内侧动脉处，然后食指按在关前（腕侧）定寸，无名指按在关后（肘侧）定尺。布指的疏密要与患者手臂长短与医生手指粗细相适应，如病人的手臂长或医者手指较细，布指宜疏，反之宜密。定寸时可选取太渊穴所在位置（腕横纹上），定尺时可考虑按寸到关的距离确定关到尺的长度以明确尺的位置。寸关尺不是一个点，而是一段脉管的诊察范围。

3）运指：医生运用指力的轻重、挪移及布指变化以体察脉象。常用的指法有举、按、寻、循、总按和单诊等，注意诊察患者的脉位（浮沉、长短）、脉次（至数与均匀度）、脉形（大小、软硬、紧张度等）、脉势（强弱与流利度等）及左右手寸关尺各部表现。

常用具体指法：①举法：是指医生用较轻的指力，按在寸口脉搏跳动部位，以体察脉搏部位的方法。亦称"轻取"或"浮取"。②按法：是指医生用较重的指力，甚至按到筋骨，体察脉象的方法。此法又称"重取"或"沉取"。医生手指用力适中，按至肌肉以体察脉象的方法称为"中取"。③寻法：是指切脉时指力从轻到重，或从重到轻，左右推寻，调节最适当指力的方法。在寸口三部细细寻找脉动最明显的部位，统称寻法，以捕获最丰富的脉象信息。④循法：是指切脉时三指沿寸口脉长轴循行，诊察脉之长短，比较寸关尺三部脉象的特点。⑤总按：即三指同时用力诊脉的方法。从总体上辨别寸关尺三部和左右两手脉象的形态、脉位的浮沉等。总按时一般指力均匀，但亦有三指用力不一致的情况。⑥单诊：用一个手指诊察一部脉象的方法。主要用于分别了解寸、关、尺各部脉象的形态特征。应先用总按的方法，从总体上辨别脉象的形态、脉位的浮沉，然后再使用循法和单诊手法等辨别左右手寸、关、尺各部脉象的形态特征。

（3）平息：医生在诊脉时注意调匀呼吸，即所谓"平息"。一方面医生保持呼吸调匀，清心宁神，可以自己的呼吸计算病人的脉搏至数，另一方面，平息有利于医生思想集中，可以仔细地辨别脉象。

（4）切脉时间：一般每次诊脉每手应不少于1分钟，两手以3分钟左右为宜。诊脉时应注意每次诊脉的时间至少应在五十动，一则有利于仔细辨别脉象变化，再则切脉时初按和久按的指感有可能不同，对临床辨证有一定意义，所以切脉的时间要适当长些。

（5）小儿脉诊法：小儿寸口部位甚短，一般用"一指（拇指或食指）定关法"，不必细分寸、关、尺三部。具体操作方法是，用左手握住小儿的手，对3岁以下的小儿，可用右手大拇指按于小儿掌后高骨部脉上，不分三部，以定至数为主。对3～5岁的小儿，则以高骨中线为关，以一指向两侧转动以寻察三部。6～8岁小儿，则可挪动拇指诊三部。9～10岁，可以次第下指，依寸、关、尺三部诊。10岁以上，可按成人三部脉法进行辨析。

2. 肩井、阳陵泉定位，阳陵泉单手进针法及弹法操作

肩井：在肩胛区，第7颈椎棘突与肩峰最外侧点连线的中点。

阳陵泉：在小腿外侧，腓骨头前下方凹陷中。

单手进针法：①消毒：腧穴皮肤、医生双手常规消毒。②持针：用拇、食指指腹持针，中指指腹抵住针身下段，使中指指端比针尖略长出或齐平。③指抵皮肤：对准穴位，中指指端紧抵腧穴皮肤。④刺入：拇、食指向下用力按压刺入，中指随之屈曲，快速将针刺入。刺入时应保持针身直而不弯。

弹法：弹法是指在留针过程中，医者用手指轻弹针尾或针柄，使针体微微振动的方法。操作要点：①进针后刺入一定深度。②以拇指与食指相交呈环状，食指指甲缘轻抵拇指指腹。③弹叩针柄：将食指甲面对准针柄或针尾，轻轻弹叩，使针体微微震颤，也可以拇指与其他手指配合进行操作。④弹叩数次。

3. 患者，女性，67岁，胸闷憋痛3年问诊

（1）现病史

1）主症的时间、程度：胸闷憋痛起病的缓急？每次持续的时间？有无诱发因素？跟受惊、生气是否有关？

2）伴随症状：是否有心悸发作？发作时是否有肩背放射疼痛？有无失眠多梦？是

否大便秘结？小便有何改变？是否伴气短乏力？是否伴有胸痛？

3）诊疗经过：是否做过心电图、超声心动等检查？是否确诊？是否治疗？效果如何？

（2）其他病史：既往史：有无异常？个人史：有无异常？家族史：有无异常？过敏史：有无异常？

4. 腹痛的寒痛、热痛、气滞痛、伤食痛的鉴别特点

若腹痛拘急、暴作，得温痛减，舌淡，苔薄白，脉沉紧者，为寒痛；腹痛灼热，得凉痛减，舌红，苔黄腻，脉滑数者，为热痛；腹部胀满疼痛，痛而欲泻，泻后痛减，舌苔厚腻，脉滑者，为伤食痛；暴怒后出现腹部胀痛，窜两胁，痛引少腹，舌淡红，苔薄白，脉弦者，为气滞痛。

011号题

【题干】

1. 肩井拿法。
2. 阴陵泉、天柱定位，阴陵泉徐疾泻法。
3. 患者，女，55岁，恶心呕吐，食未消1年，加重3天问诊。
4. 膻中、风池主治。

【答题要求】

根据你所抽题目的要求，边操作边口述或现场答辩，时间20分钟。

【答案解析】

1. 肩井拿法

[肩井定位] 正坐位，在肩上，当大椎穴（督脉）与肩峰连线的中点取穴。

[操作方法] 以拇指和其余手指的指面相对用力，捏住施术部位肌肤并逐渐收紧、提起，腕关节放松，以拇指同其他手指的对合力进行轻重交替、连续不断地提捏并施以揉动。

[动作要领]

（1）用拇指和其余手指的指面着力，不能用指端内扣。

（2）捏提中宜含有揉动之力，实则拿法为一复合手法，含有捏、提、揉这三种成分。

（3）腕部要放松，使动作柔和灵活，连绵不断，且富有节奏性。

2. 阴陵泉、天柱定位，阴陵泉徐疾泻法

阴陵泉：在小腿内侧，胫骨内侧髁下缘与胫骨内侧缘之间的凹陷中。

天柱：在颈后区，横平第2颈椎棘突上际，斜方肌外缘凹陷中。

徐疾补泻法：根据进针、出针、行针的快慢区分补泻的针刺手法。泻法操作要点：

①进针时疾速刺入。②留针期间多捻转。③徐徐出针。

3. 患者，女，55岁，恶心呕吐，食未消1年，加重3天问诊

（1）现病史

1）主症的时间、程度：恶心呕吐的发病及病情的轻重是否与饮食有关？呕吐物的颜色气味如何？有无其他诱发因素？有无做过胃镜检查，结果如何？

2）伴随症状：有无恶风、发热？是否伴有胃痛、胃胀？情志变化对病情有无影响？大小便情况如何？睡眠如何？

3）诊疗经过：是否进行过食管胃钡餐造影检查？是否进行过胃镜检查？是否确诊？是否治疗？怎样治疗？效果如何？

（2）其他病史：既往史：有无异常？个人史：有无异常？家族史：有无异常？过敏史：有无异常？

4. 膻中、风池主治

膻中：①咳嗽、气喘、胸闷等胸肺气机不畅病证。②心痛、心悸等心疾。③产后乳少、乳痈、乳癖等乳病。④呕吐、呃逆等胃气上逆证。

风池：①中风、头痛、眩晕、不寐、癫痫等内风所致病证。②恶寒发热、口眼歪斜等外风所致病证。③目赤肿痛、视物不明、鼻塞、鼻衄、鼻渊、耳鸣、咽喉肿痛等五官病证。④颈项强痛。

012号题

【题干】

1. 脉诊的选指、布指、运指。

2. 中极、四神聪定位，中极舒张进针法及行针循法。

3. 黄疸问诊。

4. 便时溏时泻，厌油，舌淡，脉细的中医诊断及辨证方药。

【答题要求】

根据你所抽题目的要求，边操作边口述或现场答辩，时间20分钟。

【答案解析】

1. 脉诊的选指、布指、运指

（1）选指：医生用左手或右手的食指、中指和无名指三个手指指目诊察，指目是指尖和指腹交界棱起之处，是手指触觉较灵敏的部位。诊脉者的手指指端要平齐，即三指平齐，手指略呈弓形，与受诊者体表约呈45°为宜，这样的角度可以使指目紧贴于脉搏搏动处。

（2）布指：中指定关，医生先以中指按在掌后高骨内侧动脉处，然后食指按在关前（腕侧）定寸，无名指按在关后（肘侧）定尺。布指的疏密要与患者手臂长短与医生手指粗细相适应，如病人的手臂长或医者手指较细，布指宜疏，反之宜密。定寸时可选取太渊穴所在位置（腕横纹上），定尺时可考虑按寸到关的距离确定关到尺的长度以明确尺的位置。寸关尺不是一个点，而是一段脉管的诊察范围。

（3）运指：医生运用指力的轻重、挪移及布指变化以体察脉象。常用的指法有举、按、寻、循、总按和单诊等，注意诊察患者的脉位（浮沉、长短）、脉次（至数与均匀度）、脉形（大小、软硬、紧张度等）、脉势（强弱与流利度等）及左右手寸关尺各部表现。

2. 中极、四神聪定位，中极舒张进针法及行针循法

中极：在下腹部，脐中下4寸，前正中线上。

四神聪：在头部，百会前后左右各旁开1寸，共4穴。

舒张进针法：①消毒：腧穴皮肤、医生双手常规消毒。②绷紧皮肤：以押手拇、食指或食、中指将腧穴处皮肤向两侧轻轻撑开，使之绷紧，两指间的距离要适当。③持针：刺手拇、食、中指三指指腹持针。④刺入：刺手持针，于押手两指间的腧穴处迅速刺入。本法适用于皮肤松弛部位腧穴的进针。

行针循法：①确定腧穴所在的经脉及其循行路线。②循按或拍叩，用拇指指腹，或第二、三、四指并拢后用第三指的指腹，沿腧穴所属经脉的循行路线或穴位的上下左右进行循按或拍叩。③反复操作数次，以穴周肌肉得以放松或出现针感或循经感传为度。

3. 黄疸问诊

（1）现病史

1）主症的时间、程度：目黄、身黄、小便黄，尤其是目睛黄染持续的时间？是黄色鲜明，还是疸色如金，还是黄色晦暗？黄疸进展的快慢？跟进食是否有关？有无急性病毒性肝炎病人接触史？

2）伴随症状：是否身热，口干苦，胸胁胀满疼痛，大便秘结？有无见神昏、发斑、出血等危象？有无纳少、乏力？

3）诊疗经过：确诊病毒性肝炎否？口服抗病毒西药或中药否？治疗效果如何？

（2）其他病史：既往史：有无异常？个人史：有无异常？家族史：有无异常？过敏史：有无异常？

4. 大便时溏时泻，厌油，舌淡，脉细的中医诊断及辨证方药

大便时溏时泻，厌油，舌淡，脉细，辨病为泄泻，证属脾胃虚弱证，治法是健脾渗湿止泻，方剂是参苓白术散。方剂组成是莲子肉、薏苡仁、砂仁、桔梗、白扁豆、白茯苓、人参、炙甘草、白术、山药。

013号题

【题干】

1. 小儿脉诊的操作。
2. 水沟、三阴交定位，水沟雀啄灸。
3. 失眠问诊。
4. 痿证和中风偏枯的鉴别。

【答题要求】

根据你所抽题目的要求，边操作边口述或现场答辩，时间20分钟。

【答案解析】

1. 小儿脉诊的操作

小儿寸口部位甚短，一般用"一指（拇指或食指）定关法"，不必细分寸、关、尺三部。具体操作方法是，用左手握住小儿的手，对3岁以下的小儿，可用右手大拇指按于小儿掌后高骨部脉上，不分三部，以定至数为主。对3～5岁的小儿，则以高骨中线为关，以一指向两侧转动以寻察三部。6～8岁小儿，则可挪动拇指诊三部。9～10岁，可以次第下指，依寸、关、尺三部诊脉。10岁以上，可按成人三部脉法进行辨析。

2. 水沟、三阴交定位，水沟雀啄灸

水沟：在面部，人中沟的上1/3与中1/3交点处。

三阴交：在小腿，内踝尖上3寸，胫骨内侧缘后际。

雀啄灸：①选取适宜体位，充分暴露待灸腧穴。②点燃艾卷：选用纯艾卷，将其一端点燃。③术者手持艾卷的中上部，将艾卷燃烧端对准腧穴，像麻雀啄米样一上一下移动，使艾卷燃烧端与皮肤的距离远近不一。动作要匀速，起落幅度应大小一致。④燃艾施灸，如此反复操作，给予施灸局部以变量刺激。若遇到小儿或局部知觉减退者，术者应以食指和中指置于施灸部位两侧，通过医者的手指来测知患者局部受热程度，以便随时调节施灸时间和距离，防止烫伤。⑤把握灸量：灸至皮肤出现红晕，有温热感而无灼痛为度，一般灸10～15分钟。⑥灸毕熄灭艾火。

3. 失眠问诊

（1）现病史

1）主症的时间、程度：患者是入寐困难或寐而易醒还是醒后不寐，还是彻夜难眠？症状持续的时间？有无诱发因素？

2）伴随症状：有无心神不宁、多梦？是否有头痛、头昏？有无心悸、健忘、神疲乏力？有无饮食不节，情志失常，劳倦、思虑过度，病后，体虚等？是否经过检查，有无发现妨碍睡眠的器质性病变？

3）诊疗经过：是否确诊？口服镇静西药或中药否？治疗效果如何？

（2）其他病史：既往史：有无异常？个人史：有无异常？家族史：有无异常？过敏史：有无异常？

4. 痿证和中风偏枯的鉴别

痿证可以有肢体瘫痪、活动无力等类似中风之表现；中风后半身不遂日久不能恢复者，亦可见肌肉瘦削，筋脉弛缓，两者应予以区别。但痿证一般起病缓慢，以双下肢瘫痪或四肢瘫痪，或肌肉萎缩，筋惕肉瞤为多见，而中风的肢体瘫痪多起病急骤，且以偏瘫不遂为主。痿证起病时无神昏，中风则常有不同程度的神昏。

014号题

【题干】

1. 脉诊的运指手法。
2. 腰痛点、太冲定位，太冲指切进针法及弹法。
3. 急性胃炎问诊。
4. 排便困难，面色㿠白，中医诊断及辨证机理要点。

【答题要求】

根据你所抽题目的要求，边操作边口述或现场答辩，时间20分钟。

【答案解析】

1. 脉诊的运指手法

（1）举法：是指医生用较轻的指力，按在寸口脉搏跳动部位，以体察脉搏部位的方法。亦称"轻取"或"浮取"。

（2）按法：是指医生用较重的指力，甚至按到筋骨，体察脉象的方法。此法又称"重取"或"沉取"。医生手指用力适中，按至肌肉以体察脉象的方法称为"中取"。

（3）寻法：是指切脉时指力从轻到重，或从重到轻，左右推寻，调节最适当指力的方法。在寸口三部细细寻找脉动最明显的部位，统称寻法，以捕获最丰富的脉象信息。

（4）循法：是指切脉时三指沿寸口脉长轴循行，诊察脉之长短，比较寸关尺三部脉象的特点。

（5）总按：即三指同时用力诊脉的方法。从总体上辨别寸关尺三部和左右两手脉象的形态、脉位的浮沉等。总按时一般指力均匀，但亦有三指用力不一致的情况。

（6）单诊：用一个手指诊察一部脉象的方法。主要用于分别了解寸、关、尺各部脉象的形态特征。应先用总按的方法，从总体上辨别脉象的形态、脉位的浮沉，然后再使用循法和单诊手法等辨别左右手寸、关、尺各部脉象的形态特征。

2. 腰痛点、太冲定位，太冲指切进针法及弹法

腰痛点：在手背，第2、3掌骨间及第4、5掌骨间，腕背侧远端横纹与掌指关节的中点处，一手2穴。

太冲：在足背，第1、2跖骨间，跖骨底结合部前方凹陷中，或触及动脉搏动。

指切进针法：①消毒：腧穴皮肤、医生双手常规消毒。②押手固定穴区皮肤：押手拇指或食指指甲切掐固定腧穴处皮肤。③持针：刺手拇、食、中指三指指腹持针。④刺入：将针身紧贴押手指甲缘快速刺入。本法适宜于短针的进针。

弹法：①进针后刺入一定深度。②以拇指与食指相交呈环状，食指指甲缘轻抵拇指指腹。③弹叩针柄：将食指指甲面对准针柄或针尾，轻轻弹叩，使针体微微震颤，也可以拇指与其他手指配合进行操作。④弹叩数次。

3. 急性胃炎问诊

（1）现病史

1）主症的时间、程度：有无上腹饱胀？疼痛性质？持续的时间？有无诱发因素，如饮食或者受寒？是否进行了胃镜检查，结果如何？

2）伴随症状：食欲如何？有无恶心、呕吐？有无腹泻？小便有无改变？与情绪变化是否相关？

3）诊疗经过：是否进行过胃镜检查？是否确诊胃炎？使用何种治胃病药物？效果如何？

（2）其他病史：既往史：有无异常？个人史：有无异常？家族史：有无异常？过敏史：有无异常？

4. 排便困难，面色㿠白，中医诊断及辨证机理要点

中医诊断：便秘——阳虚秘。

辨证机理：阳虚则肠道失于温煦，阴寒内结，导致便下无力，大便艰涩。

证候：大便干或不干，排出困难，小便清长，面色㿠白，四肢不温，腹中冷痛，或腰膝酸冷，舌淡苔白，脉沉迟。

治法：温阳通便。

方药：济川煎加减。

015号题

【题干】

1. 脉诊的操作。

2. 内关、中脘定位，中脘舒张进针法及行针刮法。

3. 痫病问诊。

4. 中风中经络者针灸治疗取穴，风痰阻络者的配穴。

【答题要求】

根据你所抽题目的要求，边操作边口述或现场答辩，时间20分钟。

【答案解析】

1. 脉诊的操作

（1）患者体位：诊脉时患者应取正坐位或仰卧位，前臂自然向前平展，与心脏置于同一水平，手腕伸直，手掌向上，手指微微弯曲，在腕关节下面垫一松软的脉枕，使寸口部位充分伸展，局部气血畅通，便于诊察脉象。

（2）医生指法：诊脉指法主要包括选指、布指、运指三部分。

1）选指：医生用左手或右手的食指、中指和无名指三个手指指目诊察，指目是指尖和指腹交界棱起之处，是手指触觉较灵敏的部位。诊脉者的手指指端要平齐，即三指平齐，手指略呈弓形，与受诊者体表约呈45°为宜，这样的角度可以使指目紧贴于脉搏搏动处。

2）布指：中指定关，医生先以中指按在掌后高骨内侧动脉处，然后食指按在关前（腕侧）定寸，无名指按在关后（肘侧）定尺。布指的疏密要与患者手臂长短与医生手指粗细相适应，如病人的手臂长或医者手指较细，布指宜疏，反之宜密。定寸时可选取太渊穴所在位置（腕横纹上），定尺时可考虑按寸到关的距离确定关到尺的长度以明确尺的位置。寸关尺不是一个点，而是一段脉管的诊察范围。

3）运指：医生运用指力的轻重、挪移及布指变化以体察脉象。常用的指法有举、按、寻、循、总按和单诊等，注意诊察患者的脉位（浮沉、长短）、脉次（至数与均匀度）、脉形（大小、软硬、紧张度等）、脉势（强弱与流利度等）及左右手寸关尺各部表现。

常用具体指法：①举法：是指医生用较轻的指力，按在寸口脉搏跳动部位，以体察脉搏部位的方法。亦称"轻取"或"浮取"。②按法：是指医生用较重的指力，甚至按到筋骨，体察脉象的方法。此法又称"重取"或"沉取"。医生手指用力适中，按至肌肉以体察脉象的方法称为"中取"。③寻法：是指切脉时指力从轻到重，或从重到轻，左右推寻，调节最适当指力的方法。在寸口三部细细寻找脉动最明显的部位，统称寻法，以捕获最丰富的脉象信息。④循法：是指切脉时三指沿寸口脉长轴循行，诊察脉之长短，比较寸关尺三部脉象的特点。⑤总按：即三指同时用力诊脉的方法。从总体上辨别寸关尺三部和左右两手脉象的形态、脉位的浮沉等。总按时一般指力均匀，但亦有三指用力不一致的情况。⑥单诊：用一个手指诊察一部脉象的方法。主要用于分别了解寸、关、尺各部脉象的形态特征。应先用总按的方法，从总体上辨别脉象的形态、脉位的浮沉，然后再使用循法和单诊手法等辨别左右手寸、关、尺各部脉象的形态特征。

（3）平息：医生在诊脉时注意调匀呼吸，即所谓"平息"。一方面医生保持呼吸调匀，清心宁神，可以自己的呼吸计算病人的脉搏至数，另一方面，平息有利于医生思想集中，可以仔细地辨别脉象。

（4）切脉时间：一般每次诊脉每手应不少于1分钟，两手以3分钟左右为宜。诊脉时应注意每次诊脉的时间至少应在五十动，一则有利于仔细辨别脉象变化，再则切脉时初按和久按的指感有可能不同，对临床辨证有一定意义，所以切脉的时间要适当长些。

（5）小儿脉诊法：小儿寸口部位甚短，一般用"一指（拇指或食指）定关法"，不必细分寸、关、尺三部。具体操作方法是，用左手握住小儿的手，对3岁以下的小儿，可用右手大拇指按于小儿掌后高骨部脉上，不分三部，以定至数为主。对3～5岁的小儿，则以高骨中线为关，以一指向两侧转动以寻察三部。6～8岁小儿，则可挪动拇指诊三部。9～10岁，可以次第下指，依寸、关、尺三部诊脉。10岁以上，可按成人三部脉法进行辨析。

2. 内关、中脘定位，中脘舒张进针法及行针刮法

内关：在前臂前区，腕掌侧远端横纹上2寸，掌长肌腱与桡侧腕屈肌腱之间。

中脘：在上腹部，前正中线上，脐上4寸。

舒张进针法：①消毒：腧穴皮肤、医生双手常规消毒。②绷紧皮肤：以押手拇、食指或食、中指将腧穴处皮肤向两侧轻轻撑开，使之绷紧，两指间的距离要适当。③持针：刺手拇、食、中指三指指腹持针。④刺入：刺手持针，于押手两指间的腧穴处迅速刺入。本法适用于皮肤松弛部位腧穴的进针。

行针刮法：①毫针进针后刺入一定深度。②用拇指指腹或食指指腹轻轻抵住针尾。③用食指指甲或拇指指甲或中指指甲频频刮动针柄。可由针根部自下而上刮，也可由针尾部自上而下刮，使针身产生轻度震颤。④反复刮动数次。

3. 痫病问诊

（1）现病史

1）主症的时间、程度：突然昏倒，不省人事，四肢抽搐持续的时间？发作是否有诱发因素？发作前有无征兆？

2）伴随症状：是否伴有口吐涎沫？口中有无异常发声？是否突然呆木，两眼瞪视，呼之不应？有无头部下垂，肢软无力？有无面色苍白？

3）诊疗经过：有无做过脑电图检查？结果如何？是否服用抗癫痫药物？治疗效果如何？

（2）其他病史：既往史：有无异常？个人史：有无异常？家族史：有无异常？过敏史：有无异常？

4. 中风中经络者针灸治疗取穴，风痰阻络者的配穴

治法：疏通经络，醒脑调神。取督脉、手厥阴及足太阴经穴为主。

主穴：水沟、内关、三阴交、极泉、尺泽、委中。

配穴：风痰阻络配丰隆、合谷。

016 号题

【题干】

1. 脉诊的运指手法。
2. 听宫、公孙定位，听宫指切进针法。
3. 患者，女，抑郁易怒，胸胁胀满问诊。
4. 水肿阴水和阳水的鉴别要点。

【答题要求】

根据你所抽题目的要求，边操作边口述或现场答辩，时间20分钟。

【答案解析】

1. 脉诊的运指手法

（1）举法：是指医生用较轻的指力，按在寸口脉搏跳动部位，以体察脉搏部位的方法。亦称"轻取"或"浮取"。

（2）按法：是指医生用较重的指力，甚至按到筋骨，体察脉象的方法。此法又称"重取"或"沉取"。医生手指用力适中，按至肌肉以体察脉象的方法称为"中取"。

（3）寻法：是指切脉时指力从轻到重，或从重到轻，左右推寻，调节最适当指力的方法。在寸口三部细细寻找脉动最明显的部位，统称寻法，以捕获最丰富的脉象信息。

（4）循法：是指切脉时三指沿寸口脉长轴循行，诊察脉之长短，比较寸关尺三部脉象的特点。

（5）总按：即三指同时用力诊脉的方法。从总体上辨别寸关尺三部和左右两手脉象的形态、脉位的浮沉等。总按时一般指力均匀，但亦有三指用力不一致的情况。

（6）单诊：用一个手指诊察一部脉象的方法。主要用于分别了解寸、关、尺各部脉象的形态特征。应先用总按的方法，从总体上辨别脉象的形态、脉位的浮沉，然后再使用循法和单诊手法等辨别左右手寸、关、尺各部脉象的形态特征。

2. 听宫、公孙定位，听宫指切进针法

听宫：在面部，耳屏正中与下颌骨髁突之间的凹陷中。

公孙：在跖区，第1跖骨基底部的前下方赤白肉际处。

指切进针法：①消毒：腧穴皮肤、医生双手常规消毒。②押手固定穴区皮肤：押手拇指或食指指甲切掐固定腧穴处皮肤。③持针：刺手拇、食、中指三指指腹持针。④刺入：将针身紧贴押手指甲缘快速刺入。本法适宜于短针的进针。

3. 患者，女，抑郁易怒，胸胁胀满问诊

（1）现病史

1）主症的时间、程度：抑郁起病的缓急？具体表现？胸胁胀满发生是否跟情绪变化有关？有无诱发因素？

2）伴随症状：是否有咽中如有物阻，咳之不出，吞之不下？是否有善悲易哭？是否口苦而干？有无头痛？是否目赤，耳鸣？有无嘈杂吞酸？大便是否正常？

3）诊疗经过：是否做过相关检查？是否确诊？是否治疗？怎样治疗？效果如何？

（2）其他病史：既往史：有无异常？个人史：有无异常？家族史：有无异常？过敏史：有无异常？

4. 水肿阴水和阳水的鉴别要点

水肿的辨证以阴阳为纲，首辨阳水、阴水，区分其病理属性。

阳水多因风邪、疮毒、水湿所致，发病较急，每成于数日之间，肿多由面目开始，自上而下，继及全身，肿处皮肤绷急光亮，按之凹陷即起，兼有发热恶寒等表证，或烦热口渴，小便赤涩，大便秘结，皮肤疮疡等毒热证，属表证、属实证，一般病程较短。

阴水病因多为饮食劳倦、先天或后天因素所致脾肾亏损，发病缓慢，或反复发作，或由阳水转化而来，肿多由足踝开始，自下而上，继及全身，肿处皮肤松弛，按之凹陷不易恢复，甚则按之如泥，兼见神疲乏力，纳呆便溏，腰酸冷痛，恶寒肢冷等脾肾两虚之证，属里、属虚或虚实夹杂，病程较长。

017 号题

【题干】

1. 脉诊的选指、布指、运指。
2. 神门、照海定位，捻转补泻法。
3. 郁证问诊。
4. 落枕的配穴。

【答题要求】

根据你所抽题目的要求，边操作边口述或现场答辩，时间 20 分钟。

【答案解析】

1. 脉诊的选指、布指、运指

（1）选指：医生用左手或右手的食指、中指和无名指三个手指指目诊察，指目是指尖和指腹交界棱起之处，是手指触觉较灵敏的部位。诊脉者的手指端要平齐，即三指平齐，手指略呈弓形，与受诊者体表约呈 45°为宜，这样的角度可以使指目紧贴于脉搏搏动处。

（2）布指：中指定关，医生先以中指按在掌后高骨内侧动脉处，然后食指按在关前（腕侧）定寸，无名指按在关后（肘侧）定尺。布指的疏密要与患者手臂长短与医生手指粗细相适应，如病人的手臂长或医者手指较细，布指宜疏，反之宜密。定寸时可选取太渊穴所在位置（腕横纹上），定尺时可考虑按寸到关的距离确定关到尺的长度以明确尺的位置。寸关尺不是一个点，而是一段脉管的诊察范围。

（3）运指：医生运用指力的轻重、挪移及布指变化以体察脉象。常用的指法有举、按、寻、循、总按和单诊等，注意诊察患者的脉位（浮沉、长短）、脉次（至数与均匀度）、脉形（大小、软硬、紧张度等）、脉势（强弱与流利度等）及左右手寸关尺各部表现。

2. 神门、照海定位，捻转补泻法

神门：在腕前区，腕掌侧远端横纹尺侧端，尺侧腕屈肌腱的桡侧缘。

照海：在踝区，内踝尖下1寸，内踝下缘边际凹陷中。

捻转补泻法：是根据捻转力度的强弱、角度的大小、频率的快慢、操作时间的长短，并结合捻转用力的方向而区分补泻的手法。

（1）补法：①进针，行针得气。②捻转角度小，频率慢，用力轻，结合拇指向前、食指向后（左转）用力为主。③反复捻转。④操作时间短。

（2）泻法：①进针，行针得气。②捻转角度大，频率快，用力重，结合拇指向后、食指向前（右转）用力为主。③反复捻转。④操作时间长。

3. 郁证问诊

（1）现病史

1）主症的时间、程度：忧郁不畅，情绪不宁，胸胁胀满疼痛持续的时间？有无诱发因素？

2）伴随症状：是否脘闷嗳气，不思饮食？有无头痛，目赤，耳鸣，或嘈杂吞酸，大便秘结？咽中是否如有物梗塞，吞之不下，咯之不出？有无失眠，多梦，五心烦热，盗汗？情绪是否稳定，有无自杀倾向？

3）诊疗经过：是否进行过心理量表测试？是否确诊？是否治疗？怎样治疗？效果如何？

（2）其他病史：既往史：有无异常？个人史：有无异常？家族史：有无异常？过敏史：有无异常？

4. 落枕的配穴

病在督脉、太阳经配后溪、昆仑；病在少阳经配外关、肩井；风寒袭络配风池、合谷；气滞血瘀配内关、合谷；肩痛配肩髃；背痛配天宗。

018号题

【题干】

1. 脉诊的运指手法。

2. 大陵、关元定位，夹持进针法及迎随补法操作。

3. 便血问诊。

4. 中风的主穴。

【答题要求】

根据你所抽题目的要求,边操作边口述或现场答辩,时间20分钟。

【答案解析】

1. 脉诊的运指手法

(1)举法:是指医生用较轻的指力,按在寸口脉搏跳动部位,以体察脉搏部位的方法。亦称"轻取"或"浮取"。

(2)按法:是指医生用较重的指力,甚至按到筋骨,体察脉象的方法。此法又称"重取"或"沉取"。医生手指用力适中,按至肌肉以体察脉象的方法称为"中取"。

(3)寻法:是指切脉时指力从轻到重,或从重到轻,左右推寻,调节最适当指力的方法。在寸口三部细细寻找脉动最明显的部位,统称寻法,以捕获最丰富的脉象信息。

(4)循法:是指切脉时三指沿寸口脉长轴循行,诊察脉之长短,比较寸关尺三部脉象的特点。

(5)总按:即三指同时用力诊脉的方法。从总体上辨别寸关尺三部和左右两手脉象的形态、脉位的浮沉等。总按时一般指力均匀,但亦有三指用力不一致的情况。

(6)单诊:用一个手指诊察一部脉象的方法。主要用于分别了解寸、关、尺各部脉象的形态特征。应先用总按的方法,从总体上辨别脉象的形态、脉位的浮沉,然后再使用循法和单诊手法等辨别左右手寸、关、尺各部脉象的形态特征。

2. 大陵、关元定位,夹持进针法及迎随补法操作

大陵:在腕前区,腕掌侧远端横纹中,掌长肌腱与桡侧腕屈肌腱之间。

关元:在下腹部,脐中下3寸,前正中线上。

夹持进针法又称骈指进针法,操作要点:①消毒:腧穴皮肤、医生双手常规消毒。②持针:押手拇、食指持消毒干棉球捏住针身下段,以针尖端露出0.3~0.5cm为宜。刺手拇、食、中三指指腹夹持针柄,使针身垂直。③刺入:将针尖固定在腧穴皮肤表面。刺手捻转针柄,押手下压,双手配合,同时用力,迅速将针刺入腧穴皮下。本法适用于长针的进针。

迎随补法:进针时针尖随着经脉循行去的方向刺入。

3. 便血问诊

(1)现病史

1)主症的时间、程度:便血的颜色是鲜红、暗红或紫暗,还是黑如柏油样?便下纯血还是脓血?便血的量?持续的时间?是便中夹血,还是便后滴血?

2)伴随症状:是否伴有腹痛、便秘?肛门是否疼痛?是否有异物感?是否伴有脱出物?食欲如何?有无体倦,面色萎黄,心悸,少寐?是否喜热饮?

3)诊疗经过:是否进行过肛门指诊检查?是否确诊?是否治疗?怎样治疗?效果如何?

（2）其他病史：既往史：有无异常？个人史：有无异常？家族史：有无异常？过敏史：有无异常？

4. 中风的主穴

中经络的主穴：水沟、内关、三阴交、极泉、尺泽、委中。

中脏腑的主穴：水沟、百会、内关。

019号题

【题干】

1. 小儿脉诊的操作。
2. 膈俞、地机定位，刺血拔罐法。
3. 患者，男，60岁，排便困难，四肢不温问诊。
4. 黄疸阳黄湿重于热的症状。

【答题要求】

根据你所抽题目的要求，边操作边口述或现场答辩，时间20分钟。

【答案解析】

1. 小儿脉诊的操作

小儿寸口部位甚短，一般用"一指（拇指或食指）定关法"，不必细分寸、关、尺三部。具体操作方法是，用左手握住小儿的手，对3岁以下的小儿，可用右手大拇指按于小儿掌后高骨部脉上，不分三部，以定至数为主。对3~5岁的小儿，则以高骨中线为关，以一指向两侧转动以寻察三部。6~8岁小儿，则可挪动拇指诊三部。9~10岁，可以次第下指，依寸、关、尺三部诊脉。10岁以上，可按成人三部脉法进行辨析。

2. 膈俞、地机定位，刺血拔罐法

膈俞：在脊柱区，第7胸椎棘突下，后正中线旁开1.5寸。

地机：在小腿内侧，阴陵泉下3寸，胫骨内侧缘后际。

刺血拔罐法又称刺络拔罐法。操作方法：①选取适宜体位，充分暴露待拔腧穴。②选择大小适宜的玻璃罐备用。③消毒施术部位，刺络出血：医者戴消毒手套，用碘伏消毒施术部位，持三棱针（或一次性注射针头）点刺局部使之出血，或用皮肤针叩刺出血。④用闪火法留罐，留置10~20分钟后起罐。⑤起罐时不能迅猛，避免罐内污血喷射而污染周围环境。用消毒棉签清理皮肤上残存血液，清洗火罐后进行消毒处理。

3. 患者，男，60岁，排便困难，四肢不温问诊

（1）现病史

1）主症的时间、程度：排便困难持续的时间？大便是否干结？是否先干后溏？有无诱发因素？是否做过相关检查？四肢不温的程度？

2）伴随症状：有无腹痛，得暖则减？腹部是否喜揉按？有无腰膝酸冷？有无乏力倦怠？有无胁肋胀满？有无肛门气坠？有无腹部满闷灼热？是否伴有便血？

3）诊疗经过：是否做过便常规和肛门指诊检查？是否确诊便秘？是否服用泻下药？效果如何？

（2）其他病史：既往史：有无异常？个人史：有无异常？家族史：有无异常？过敏史：有无异常？

4. 黄疸阳黄湿重于热的症状

证候：身目俱黄，其色不甚鲜明，无发热或身热不扬，头重身困，胸脘痞满，食欲减退，恶心呕吐，厌食油腻，腹胀，便溏，小便短黄，舌苔厚腻微黄，脉濡缓或弦滑。

020 号题

【题干】

1. 脉诊的运指手法。
2. 天枢、丰隆定位，天枢舒张进针法及震颤法。
3. 痉证问诊。
4. 郁证治则治法。

【答题要求】

根据你所抽题目的要求，边操作边口述或现场答辩，时间20分钟。

【答案解析】

1. 脉诊的运指手法

（1）举法：是指医生用较轻的指力，按在寸口脉搏跳动部位，以体察脉搏部位的方法。亦称"轻取"或"浮取"。

（2）按法：是指医生用较重的指力，甚至按到筋骨，体察脉象的方法。此法又称"重取"或"沉取"。医生手指用力适中，按至肌肉以体察脉象的方法称为"中取"。

（3）寻法：是指切脉时指力从轻到重，或从重到轻，左右推寻，调节最适当指力的方法。在寸口三部细细寻找脉动最明显的部位，统称寻法，以捕获最丰富的脉象信息。

（4）循法：是指切脉时三指沿寸口脉长轴循行，诊察脉之长短，比较寸关尺三部脉象的特点。

（5）总按：即三指同时用力诊脉的方法。从总体上辨别寸关尺三部和左右两手脉象的形态、脉位的浮沉等。总按时一般指力均匀，但亦有三指用力不一致的情况。

（6）单诊：用一个手指诊察一部脉象的方法。主要用于分别了解寸、关、尺各部脉象的形态特征。应先用总按的方法，从总体上辨别脉象的形态、脉位的浮沉，然后再使用循法和单诊手法等辨别左右寸、关、尺各部脉象的形态特征。

2. 天枢、丰隆定位，天枢舒张进针法及震颤法

丰隆：在小腿，外踝尖上8寸，胫骨前肌的外缘。

天枢：在腹部，横平脐中，前正中线旁开2寸。

舒张进针法：①消毒：腧穴皮肤、医生双手常规消毒。②绷紧皮肤：以押手拇、食指或食、中指将腧穴处皮肤向两侧轻轻撑开，使之绷紧，两指间的距离要适当。③持针：刺手拇、食、中指三指指腹持针。④刺入：刺手持针，于押手两指间的腧穴处迅速刺入。本法适用于皮肤松弛部位腧穴的进针。

震颤法：是指针刺入一定深度后，刺手持针柄，用小幅度、快频率的提插、捻转手法，使针身轻微震颤的方法。操作要点：①进针后刺入一定深度。②刺手拇、食二指或拇、食、中指夹持针柄。③实施提插捻转：小幅度、快频率地提插、捻转，如手颤之状，使针身微微颤动。

3. 痉证问诊

（1）现病史

1）主症的时间，程度：是否突然发病？是否有项背强急，四肢抽搐，甚至角弓反张的症状？

2）伴随症状：发作时是否有恶寒表现？有无汗出？有无高热头痛，口噤齘齿，手足躁动？有无腹满便结，口渴喜冷饮？有无高热烦躁？神志是否清楚？

3）诊疗经过：是否进行过脑脊液、头颅CT、脑电图等检查？是否确诊？是否治疗，怎样治疗，效果如何？

（2）其他病史：既往史：有无异常？个人史：有无异常？家族史：有无异常？过敏史：有无异常？

4. 郁证治则治法

理气开郁、调畅气机、怡情易性是治疗郁证的基本原则。

对于实证，首当理气开郁，并应根据是否兼有血瘀、火郁、痰结、湿滞、食积等而分别采用活血、降火、祛痰、化湿、消食等法。虚证则应根据伤及的脏腑及气血阴精亏虚的不同情况而补之，或养心安神，或补益心脾，或滋养肝肾。对于虚实夹杂者，则又当视虚实的偏重而虚实兼顾。郁证本为精神因素刺激而发病，因此，精神治疗也十分重要。

021 号题

【题干】

1. 脉诊的选指、布指、运指。

2. 中极、三阴交定位，肘推法。

3. 感冒问诊。

4. 血证的病机。

【答题要求】
根据你所抽题目的要求,边操作边口述或现场答辩,时间20分钟。

【答案解析】

1. 脉诊的选指、布指、运指

(1)选指:医生用左手或右手的食指、中指和无名指三个手指指目诊察,指目是指尖和指腹交界棱起之处,是手指触觉较灵敏的部位。诊脉者的手指指端要平齐,即三指平齐,手指略呈弓形,与受诊者体表约呈45°为宜,这样的角度可以使指目紧贴于脉搏搏动处。

(2)布指:中指定关,医生先以中指按在掌后高骨内侧动脉处,然后食指按在关前(腕侧)定寸,无名指按在关后(肘侧)定尺。布指的疏密要与患者手臂长短与医生手指粗细相适应,如病人的手臂长或医者手指较细,布指宜疏,反之宜密。定寸时可选取太渊穴所在位置(腕横纹上),定尺时可考虑按寸到关的距离确定关到尺的长度以明确尺的位置。寸关尺不是一个点,而是一段脉管的诊察范围。

(3)运指:医生运用指力的轻重、挪移及布指变化以体察脉象。常用的指法有举、按、寻、循、总按和单诊等,注意诊察患者的脉位(浮沉、长短)、脉次(至数与均匀度)、脉形(大小、软硬、紧张度等)、脉势(强弱与流利度等)及左右手寸关尺各部表现。

2. 中极、三阴交定位,肘推法

中极:在下腹部,脐中下4寸,前正中线上。

三阴交:在小腿内侧,内踝尖上3寸,胫骨内侧缘后际。

肘推法:

[操作方法]屈肘,以肘关节尺骨鹰嘴突起部着力于施术部位,另一侧手臂抬起,以掌部扶握屈肘侧拳顶以固定助力,以肩关节为支点,上臂部主动施力,做较缓慢的单方向直线推进。

[动作要领]

(1)着力部位要紧贴体表。

(2)推进的速度宜缓慢均匀,压力要平稳适中。

(3)单向直线推进。

(4)肘推法宜顺肌纤维走行方向推进。

3. 感冒问诊

(1)现病史

1)主症的时间,程度:有无恶寒发热?鼻塞、流涕、多嚏持续的时间?鼻涕的颜色?是否咽痒?有无咽痛?有无诱发因素?

2)伴随症状:是否咳痰及咳痰的颜色?有无汗出?是否伴肌肉酸痛?是否伴乏力

倦怠？是否口干口渴？大便情况如何？

　　3）诊疗经过：是否进行过血常规检测？是否确诊？是否治疗？怎样治疗？效果如何？

　　（2）其他病史：既往史：有无异常？个人史：有无异常？家族史：有无异常？过敏史：有无异常？

4. 血证的病机

　　血证的共同病机为火热偏盛、迫血妄行及气虚失摄、血溢脉外这两大方面。火热之中，又有实火、虚火之分。外感风热燥火、湿热内蕴和肝郁化火等均属实火；阴虚之火则属虚火。气虚之中，又分为单纯气虚和气损及阳而致阳气虚衰等两种情况。从证候虚实上来说，火热亢盛所致者属于实证；阴虚火旺或气虚不摄所致者属于虚证。

022 号题

【题干】

1. 脉诊的运指手法。
2. 肺俞、丰隆定位，丰隆提插泻法。
3. 乳房肿块，伴乳房胀痛问诊。
4. 虚喘的主穴。

【答题要求】

根据你所抽题目的要求，边操作边口述或现场答辩，时间 20 分钟。

【答案解析】

1. 脉诊的运指手法

　　（1）举法：是指医生用较轻的指力，按在寸口脉搏跳动部位，以体察脉搏部位的方法。亦称"轻取"或"浮取"。

　　（2）按法：是指医生用较重的指力，甚至按到筋骨，体察脉象的方法。此法又称"重取"或"沉取"。医生手指用力适中，按至肌肉以体察脉象的方法称为"中取"。

　　（3）寻法：是指切脉时指力从轻到重，或从重到轻，左右推寻，调节最适当指力的方法。在寸口三部细细寻找脉动最明显的部位，统称寻法，以捕获最丰富的脉象信息。

　　（4）循法：是指切脉时三指沿寸口脉长轴循行，诊察脉之长短，比较寸关尺三部脉象的特点。

　　（5）总按：即三指同时用力诊脉的方法。从总体上辨别寸关尺三部和左右两手脉象的形态、脉位的浮沉等。总按时一般指力均匀，但亦有三指用力不一致的情况。

　　（6）单诊：用一个手指诊察一部脉象的方法。主要用于分别了解寸、关、尺各部脉象的形态特征。应先用总按的方法，从总体上辨别脉象的形态、脉位的浮沉，然后再使用循法和单诊手法等辨别左右手寸、关、尺各部脉象的形态特征。

2. 肺俞、丰隆定位，丰隆提插泻法

肺俞：在脊柱区，第 3 胸椎棘突下，后正中线旁开 1.5 寸。

丰隆：在小腿外侧，外踝尖上 8 寸，胫骨前肌的外缘。

提插泻法：①进针，行针得气。②先深后浅，轻插重提，提插幅度大，频率快。③反复操作。④操作时间长。

3. 乳房肿块，伴乳房胀痛问诊

（1）现病史

1）主症的时间、程度：肿块发生的部位？是否在外上象限？肿块的形状、大小、质地？肿块能否推动？乳痛和肿块是否与月经周期及情志变化相关？

2）伴随症状：肿块周围皮肤是否有橘皮征？乳头是否内陷？乳头是否有溢液？是否腰酸乏力，神疲倦怠？有无月经失调？月经量、色有无变化？是否烦躁易怒？是否伴有胁肋少腹胀痛？

3）诊疗经过：是否做过乳腺相关检查？结果如何？是否服用乳癖消等药物？效果如何？

（2）其他病史：既往史：有无异常？个人史：有无异常？家族史：有无异常？过敏史：有无异常？

4. 虚喘的主穴

肺俞、膏肓、肾俞、太渊、太溪、足三里、定喘。

023 号题

【题干】

1. 小儿脉诊的操作。

2. 大椎、悬钟定位，耳穴压丸法。

3. 桡骨下端骨折问诊。

4. 晕厥的针灸治法及主穴。

【答题要求】

根据你所抽题目的要求，边操作边口述或现场答辩，时间 20 分钟。

【答案解析】

1. 小儿脉诊的操作

小儿寸口部位甚短，一般用"一指（拇指或食指）定关法"，不必细分寸、关、尺三部。具体操作方法是，用左手握住小儿的手，对 3 岁以下的小儿，可用右手大拇指按于小儿掌后高骨部脉上，不分三部，以定至数为主。对 3～5 岁的小儿，则以高骨中线为关，以一指向两侧转动以寻察三部。6～8 岁小儿，则可挪动拇指诊三部。9～10 岁，可以次第下指，依寸、关、尺三部诊脉。10 岁以上，可按成人三部脉法进行辨析。

2. 大椎、悬钟定位，耳穴压丸法

大椎：在脊柱区，第7颈椎棘突下凹陷中，后正中线上。

悬钟：在小腿，外踝尖上3寸，腓骨前缘。

耳穴压丸法：①选穴：根据耳穴的选穴原则，选择耳穴确定处方。②选择体位：一般以坐位或卧位为宜。③准备丸粒：将小丸粒贴于0.5cm×0.5cm的小方块医用胶布中央，备用，或选用成品耳穴贴。④耳穴皮肤消毒：用75%酒精棉球擦拭消毒，去除污垢和油脂。⑤贴压：一手托住耳郭，另一手持镊子将贴丸胶布对准耳穴进行敷贴，并给予适当按压，使耳郭有发热、胀痛感。压穴时，托指不动压指动，只压不揉，以免胶布移动；用力不能过猛过重。

3. 桡骨下端骨折问诊

（1）现病史

1）主症的时间、程度：受伤的经过？疼痛的部位？皮肤颜色？持续的时间？是否肿胀？

2）伴随症状：是否发热？有无出血？意识是否清楚？

3）诊疗经过：是否拍了X片，结果如何？是否确诊何种类型骨折？是否进行过治疗？怎样治疗？

（2）其他病史：既往史：有无异常？个人史：有无异常？家族史：有无异常？过敏史：有无异常？

4. 晕厥的针灸治法及主穴

治法：苏厥醒神。以督脉及手厥阴经穴为主。

主穴：水沟、百会、内关、涌泉。

024号题

【题干】

1. 脉诊的操作。

2. 合谷、阳陵泉定位，三棱针散刺法。

3. 患者，男，33岁，下肢浮肿1周问诊。

4. 饮留胃肠之痰饮辨证处方。

【答题要求】

根据你所抽题目的要求，边操作边口述或现场答辩，时间20分钟。

【答案解析】

1. 脉诊的操作

（1）患者体位：诊脉时患者应取正坐位或仰卧位，前臂自然向前平展，与心脏置于同一水平，手腕伸直，手掌向上，手指微微弯曲，在腕关节下面垫一松软的脉枕，使寸口部位充分伸展，局部气血畅通，便于诊察脉象。

（2）医生指法：诊脉指法主要包括选指、布指、运指三部分。

1）选指：医生用左手或右手的食指、中指和无名指三个手指指目诊察，指目是指尖和指腹交界棱起之处，是手指触觉较灵敏的部位。诊脉者的手指指端要平齐，即三指平齐，手指略呈弓形，与受诊者体表约呈45°为宜，这样的角度可以使指目紧贴于脉搏搏动处。

2）布指：中指定关，医生先以中指按在掌后高骨内侧动脉处，然后食指按在关前（腕侧）定寸，无名指按在关后（肘侧）定尺。布指的疏密要与患者手臂长短与医生手指粗细相适应，如病人的手臂长或医者手指较细，布指宜疏，反之宜密。定寸时可选取太渊穴所在位置（腕横纹上），定尺时可考虑按寸到关的距离确定关到尺的长度以明确尺的位置。寸关尺不是一个点，而是一段脉管的诊察范围。

3）运指：医生运用指力的轻重、挪移及布指变化以体察脉象。常用的指法有举、按、寻、循、总按和单诊等，注意诊察患者的脉位（浮沉、长短）、脉次（至数与均匀度）、脉形（大小、软硬、紧张度等）、脉势（强弱与流利度等）及左右手寸关尺各部表现。

常用具体指法：①举法：是指医生用较轻的指力，按在寸口脉搏跳动部位，以体察脉搏部位的方法。亦称"轻取"或"浮取"。②按法：是指医生用较重的指力，甚至按到筋骨，体察脉象的方法。此法又称"重取"或"沉取"。医生手指用力适中，按至肌肉以体察脉象的方法称为"中取"。③寻法：是指切脉时指力从轻到重，或从重到轻，左右推寻，调节最适当指力的方法。在寸口三部细细寻找脉动最明显的部位，统称寻法，以捕获最丰富的脉象信息。④循法：是指切脉时三指沿寸口脉长轴循行，诊察脉之长短，比较寸关尺三部脉象的特点。⑤总按：即三指同时用力诊脉的方法。从总体上辨别寸关尺三部和左右两手脉象的形态、脉位的浮沉等。总按时一般指力均匀，但亦有三指用力不一致的情况。⑥单诊：用一个手指诊察一部脉象的方法。主要用于分别了解寸、关、尺各部脉象的形态特征。应先用总按的方法，从总体上辨别脉象的形态、脉位的浮沉，然后再使用循法和单诊手法等辨别左右手寸、关、尺各部脉象的形态特征。

（3）平息：医生在诊脉时注意调匀呼吸，即所谓"平息"。一方面医生保持呼吸调匀，清心宁神，可以自己的呼吸计算病人的脉搏至数，另一方面，平息有利于医生思想集中，可以仔细地辨别脉象。

（4）切脉时间：一般每次诊脉每手应不少于1分钟，两手以3分钟左右为宜。诊脉时应注意每次诊脉的时间至少应在五十动，一则有利于仔细辨别脉象变化，再则切脉时初按和久按的指感有可能不同，对临床辨证有一定意义，所以切脉的时间要适当长些。

（5）小儿脉诊法：小儿寸口部位甚短，一般用"一指（拇指或食指）定关法"，不必细分寸、关、尺三部。具体操作方法是，用左手握住小儿的手，对3岁以下的小儿，可用右手大拇指按于小儿掌后高骨部脉上，不分三部，以定至数为主。对3～5岁的小儿，则以高骨中线为关，以一指向两侧转动以寻察三部。6～8岁小儿，则可挪动拇指诊三部。9～10岁，可以次第下指，依寸、关、尺三部诊脉。10岁以上，可按成人三部脉法进行辨析。

2. 合谷、阳陵泉定位，三棱针散刺法

合谷：在手背，第2掌骨桡侧的中点处。

阳陵泉：在小腿外侧，腓骨头前下方凹陷中。

三棱针散刺法：又叫豹纹刺，是对病变局部周围进行点刺的一种方法。操作要点：①选取适宜体位，充分暴露待针腧穴。②医者戴消毒手套。③穴区皮肤常规消毒。④根据病变部位大小，由病变外缘呈环形向中心部位进行点刺，一般点刺10～20针。⑤点刺后，可见点状出血，若出血不明显，可加用留罐法以增加出血量，放出适量血液（或黏液）。⑥用消毒干棉球按压针孔，施术部位面积较大时，可以敷无菌敷料。

3. 患者，男，33岁，下肢浮肿1周问诊

（1）现病史

1）主症的时间、程度：水肿起始的部位、程度？按压是否随手而起？是否做相关检查？结果如何？

2）伴随症状：是否有恶寒发热？是否有肢节酸楚？是否有小便不利等症？有无咽喉红肿疼痛？有无身体困重，胸闷，纳呆，泛恶等症状？有无烦热口渴，小便短赤，或大便干结？有无脘腹胀闷，食欲不振，便溏，神疲乏力？

3）诊疗经过：是否进行过尿常规和肾功能检测？是否确诊？是否治疗？怎样治疗？效果如何？

（2）其他病史：既往史：有无异常？个人史：有无异常？家族史：有无异常？过敏史：有无异常？

4. 饮留胃肠之痰饮辨证处方

证候：心下坚满或痛，自利，利后反快，虽利，心下续坚满，或水走肠间，沥沥有声，腹满，便秘，口舌干燥，舌苔腻，色白或黄，脉沉弦或伏。

治法：攻下逐饮。

方药：甘遂半夏汤或己椒苈黄丸加减。

025号题

【题干】

1. 小儿脉诊的操作。

2. 昆仑、夹脊定位，拇指后位捏脊法。

3. 内痔问诊。

4. 盗汗的表现及临床意义。

【答题要求】

根据你所抽题目的要求，边操作边口述或现场答辩，时间20分钟。

【答案解析】

1. 小儿脉诊的操作

小儿寸口部位甚短，一般用"一指（拇指或食指）定关法"，不必细分寸、关、尺三部。具体操作方法是，用左手握住小儿的手，对3岁以下的小儿，可用右手大拇指按于小儿掌后高骨部脉上，不分三部，以定至数为主。对3～5岁的小儿，则以高骨中线为关，以一指向两侧转动以寻察三部。6～8岁小儿，则可挪动拇指诊三部。9～10岁，可以次第下指，依寸、关、尺三部诊脉。10岁以上，可按成人三部脉法进行辨析。

2. 昆仑、夹脊定位，拇指后位捏脊法

昆仑：在踝区，外踝尖与跟腱之间的凹陷处。

夹脊：在脊柱区，第1胸椎至第5腰椎棘突下两侧，后正中线旁开0.5寸，一侧17穴。

拇指后位捏脊法：①两手拇指伸直，两指端分置于脊柱两侧，指面向前。②两手食、中指前按，腕关节微屈，以两手拇指与食、中指罗纹面将皮肤捏起，并轻轻提捻，然后向前推行移动，在向前移动的捏脊过程中，两手拇指要前推，而食指、中指则交替前按，两者相互配合，交替捏提捻动前行。③捏脊法每次操作一般均从龟尾穴开始，沿脊柱两侧向上终止于大椎穴为一遍，可连续操作三至五遍。

3. 内痔问诊

（1）现病史

1）主症的时间、程度：便血的颜色？持续的时间？排便时是否有肿物脱出？能否自行回纳？有无诱发因素？肛周是否感觉潮湿、瘙痒？

2）伴随症状：有无疼痛？大便是否干结？是否有口渴？饮食如何？睡眠如何？

3）诊疗经过：是否做过肛门指诊等检查？是否确诊？是否服用止血药物？效果如何？

（2）其他病史：既往史：有无异常？个人史：有无异常？家族史：有无异常？过敏史：有无异常？

4. 盗汗的表现及临床意义

寐中汗出、醒来自止者，称为盗汗，亦称为寝汗。常见于阴虚证。

026号题

【题干】

1. 脉诊的运指手法。

2. 外关、三阴交定位，三阴交回旋灸。

3. 患者，女，29岁，皮肤瘀斑，伴潮热盗汗问诊。

4. 痿证诊断。

【答题要求】

根据你所抽题目的要求,边操作边口述或现场答辩,时间20分钟。

【答案解析】

1. 脉诊的运指手法

(1)举法:是指医生用较轻的指力,按在寸口脉搏跳动部位,以体察脉搏部位的方法。亦称"轻取"或"浮取"。

(2)按法:是指医生用较重的指力,甚至按到筋骨,体察脉象的方法。此法又称"重取"或"沉取"。医生手指用力适中,按至肌肉以体察脉象的方法称为"中取"。

(3)寻法:是指切脉时指力从轻到重,或从重到轻,左右推寻,调节最适当指力的方法。在寸口三部细细寻找脉动最明显的部位,统称寻法,以捕获最丰富的脉象信息。

(4)循法:是指切脉时三指沿寸口脉长轴循行,诊察脉之长短,比较寸关尺三部脉象的特点。

(5)总按:即三指同时用力诊脉的方法。从总体上辨别寸关尺三部和左右两手脉象的形态、脉位的浮沉等。总按时一般指力均匀,但亦有三指用力不一致的情况。

(6)单诊:用一个手指诊察一部脉象的方法。主要用于分别了解寸、关、尺各部脉象的形态特征。应先用总按的方法,从总体上辨别脉象的形态、脉位的浮沉,然后再使用循法和单诊手法等辨别左右手寸、关、尺各部脉象的形态特征。

2. 外关、三阴交定位,三阴交回旋灸

外关:在前臂,腕背侧远端横纹上2寸,尺骨与桡骨间隙中点。

三阴交:在小腿,内踝尖上3寸,胫骨内侧缘后际。

回旋灸:①选取适宜体位,充分暴露待灸腧穴。②点燃艾卷:选用纯艾卷,将其一端点燃。③燃艾施灸:术者手持艾卷的中上部,将艾卷燃烧端对准腧穴,与施灸部位的皮肤保持相对固定的距离(一般在3cm左右),左右平行移动或反复旋转施灸。动作要匀速。若遇到小儿或局部知觉减退者,尤其是糖尿病患者,术者应以食指和中指置于施灸部位两侧,通过医者的手指来测知患者局部受热程度,以便随时调节施灸时间和距离,防止烫伤。④把握灸量:灸至皮肤出现红晕,有温热感而无灼痛为度,一般灸5~10分钟。⑤灸毕熄灭艾火。

3. 患者,女,29岁,皮肤瘀斑,伴潮热盗汗问诊

(1)现病史

1)主症的时间、程度:皮肤瘀斑起病的缓急?瘀斑的分布部位、大小、颜色?瘀斑是否高出皮肤?抚摸是否碍手?有无诱发因素?

2)伴随症状:是否鼻衄、齿衄、便血、尿血?月经量是否过多?有无心烦,口渴,手足心热?

3）诊疗经过：是否做过血小板计数及出凝血时间等相关检查？是否确诊紫癜属于过敏性还是血小板减少性？是否治疗？效果如何？

（2）其他病史：既往史：有无异常？个人史：有无异常？家族史：有无异常？过敏史：有无异常？

4. 痿证诊断

痿证是以肢体痿软不能随意运动为主要症状的一种疾病。痿证辨证，重在辨脏腑病位，审标本虚实。痿证初起症见发热，咳嗽，咽痛，或在热病之后出现肢体软弱不用者，病位多在肺；凡见四肢痿软，食少便溏，面浮，下肢微肿，纳呆腹胀，病位多在脾胃；凡以下肢痿软无力明显，甚则不能站立，腰脊酸软，头晕耳鸣，遗精阳痿，月经不调，咽干目眩，病位多在肝肾。

027 号题

【题干】

1. 小儿脉诊的操作。
2. 后溪、肩井定位，肩井拿法。
3. 患者，女，腹痛隐隐，时作时止问诊。
4. 针灸手法不当弯针的处理。

【答题要求】

根据你所抽题目的要求，边操作边口述或现场答辩，时间 20 分钟。

【答案解析】

1. 小儿脉诊的操作

小儿寸口部位甚短，一般用"一指（拇指或食指）定关法"，不必细分寸、关、尺三部。具体操作方法是，用左手握住小儿的手，对 3 岁以下的小儿，可用右手大拇指按于小儿掌后高骨部脉上，不分三部，以定至数为主。对 3～5 岁的小儿，则以高骨中线为关，以一指向两侧转动以寻察三部。6～8 岁小儿，则可挪动拇指诊三部。9～10 岁，可以次第下指，依寸、关、尺三部诊脉。10 岁以上，可按成人三部脉法进行辨析。

2. 后溪、肩井定位，肩井拿法

后溪：在手内侧，第 5 指掌关节尺侧近端赤白肉际凹陷中。

肩井：在肩胛区，第 7 颈椎棘突与肩峰最外侧点连线的中点。

拿法：以拇指和其余手指的指面相对用力，捏住施术部位肌肤并逐渐收紧、提起，腕关节放松，以拇指同其他手指的对合力轻重交替、连续不断地提捏治疗部位。

3. 患者，女，腹痛隐隐，时作时止问诊

（1）现病史

1）主症的时间、程度：腹痛的部位？疼痛的性质？疼痛持续的时间？发作有无规律？疼痛是否跟月经来潮有关？遇冷是否加重？有无诱发因素？

2）伴随症状：是否神疲乏力，气短懒言？有无形寒肢冷？食欲如何？大小便有何变化？

3）诊疗经过：是否做过相关检查？是否确诊疾病？是否治疗？效果如何？

（2）其他病史：既往史：有无异常？个人史：有无异常？家族史：有无异常？过敏史：有无异常？

4. 针灸手法不当弯针的处理

（1）出现弯针后，不得再行提插、捻转等手法。

（2）根据弯针的程度、原因采取不同的处理方法：①若针柄轻微弯曲者，应慢慢将针起出。②若弯曲角度过大，应轻微摇动针体，并顺着针柄倾斜的方向将针退出。③若针体发生多个弯曲，应根据针柄的倾斜方向分段慢慢向外退出，切勿猛力外拔，以防造成断针。④若因患者体位改变所致者，应嘱患者慢慢恢复到原来体位，局部肌肉放松后再将针缓慢起出。

028号题

【题干】

1. 脉诊的操作。
2. 地仓、内关定位，小鱼际㨰法。
3. 患者小便混浊如米泔水问诊。
4. 针灸起针后出现血肿的处理。

【答题要求】

根据你所抽题目的要求，边操作边口述或现场答辩，时间20分钟。

【答案解析】

1. 脉诊的操作

（1）患者体位：诊脉时患者应取正坐位或仰卧位，前臂自然向前平展，与心脏置于同一水平，手腕伸直，手掌向上，手指微微弯曲，在腕关节下面垫一松软的脉枕，使寸口部位充分伸展，局部气血畅通，便于诊察脉象。

（2）医生指法：诊脉指法主要包括选指、布指、运指三部分。

1）选指：医生用左手或右手的食指、中指和无名指三个手指指目诊察，指目是指尖和指腹交界棱起之处，是手指触觉较灵敏的部位。诊脉者的手指指端要平齐，即三指平齐，手指略呈弓形，与受诊者体表约呈45°为宜，这样的角度可以使指目紧贴于脉搏搏动处。

2）布指：中指定关，医生先以中指按在掌后高骨内侧动脉处，然后食指按在关前（腕侧）定寸，无名指按在关后（肘侧）定尺。布指的疏密要与患者手臂长短与医生手指粗细相适应，如病人的手臂长或医者手指较细，布指宜疏，反之宜密。定寸时可选取太渊穴所在位置（腕横纹上），定尺时可考虑按寸到关的距离确定关到尺的长度以明确尺的位置。寸关尺不是一个点，而是一段脉管的诊察范围。

3）运指：医生运用指力的轻重、挪移及布指变化以体察脉象。常用的指法有举、按、寻、循、总按和单诊等，注意诊察患者的脉位（浮沉、长短）、脉次（至数与均匀度）、脉形（大小、软硬、紧张度等）、脉势（强弱与流利度等）及左右手寸关尺各部表现。

常用具体指法：①举法：是指医生用较轻的指力，按在寸口脉搏跳动部位，以体察脉搏部位的方法。亦称"轻取"或"浮取"。②按法：是指医生用较重的指力，甚至按到筋骨，体察脉象的方法。此法又称"重取"或"沉取"。医生手指用力适中，按至肌肉以体察脉象的方法称为"中取"。③寻法：是指切脉时指力从轻到重，或从重到轻，左右推寻，调节最适当指力的方法。在寸口三部细细寻找脉动最明显的部位，统称寻法，以捕获最丰富的脉象信息。④循法：是指切脉时三指沿寸口脉长轴循行，诊察脉之长短，比较寸关尺三部脉象的特点。⑤总按：即三指同时用力诊脉的方法。从总体上辨别寸关尺三部和左右两手脉象的形态、脉位的浮沉等。总按时一般指力均匀，但亦有三指用力不一致的情况。⑥单诊：用一个手指诊察一部脉象的方法。主要用于分别了解寸、关、尺各部脉象的形态特征。应先用总按的方法，从总体上辨别脉象的形态、脉位的浮沉，然后再使用循法和单诊手法等辨别左右手寸、关、尺各部脉象的形态特征。

（3）平息：医生在诊脉时注意调匀呼吸，即所谓"平息"。一方面医生保持呼吸调匀，清心宁神，可以自己的呼吸计算病人的脉搏至数，另一方面，平息有利于医生思想集中，可以仔细地辨别脉象。

（4）切脉时间：一般每次诊脉每手应不少于1分钟，两手以3分钟左右为宜。诊脉时应注意每次诊脉的时间至少应在五十动，一则有利于仔细辨别脉象变化，再则切脉时初按和久按的指感有可能不同，对临床辨证有一定意义，所以切脉的时间要适当长些。

（5）小儿脉诊法：小儿寸口部位甚短，一般用"一指（拇指或食指）定关法"，不必细分寸、关、尺三部。具体操作方法是，用左手握住小儿的手，对3岁以下的小儿，可用右手大拇指按于小儿掌后高骨部脉上，不分三部，以定至数为主。对3～5岁的小儿，则以高骨中线为关，以一指向两侧转动以寻察三部。6～8岁小儿，则可挪动拇指诊三部。9～10岁，可以次第下指，依寸、关、尺三部诊脉。10岁以上，可按成人三部脉法进行辨析。

2. 地仓、内关定位，小鱼际揉法

地仓：在面部，口角旁约0.4寸（指寸）。

内关：在前臂前区，腕掌侧远端横纹上2寸，掌长肌腱与桡侧腕屈肌腱之间。

小鱼际揉法：拇指自然伸直，余指自然屈曲，无名指与小指的掌指关节屈曲约

90°，余指屈曲的角度则依次减小，手背沿掌横弓排列呈弧面，以第五掌指关节背侧为吸定点吸附于体表施术部位上。以肘关节为支点，前臂主动做推旋运动，带动腕关节做较大幅度的屈伸活动，使小鱼际和手背尺侧部在施术部位上持续不断地来回滚动。

3. 患者小便混浊如米泔水问诊

（1）现病史

1）主症的时间、程度：起病的缓急？持续的时间？有无诱发因素？尿液中有无絮状凝块物或者血块？

2）伴随症状：小便时，尿道是否热涩疼痛？有无尿频？夜尿是否增多？尿时有无阻塞不畅？有无口干？大便是否正常？是否伴畏寒肢冷？

3）诊疗经过：是否做过尿常规或肾功能等相关检查？有无治疗？怎样治疗？效果如何？

（2）其他病史：既往史：有无异常？个人史：有无异常？家族史：有无异常？过敏史：有无异常？

4. 针灸起针后出现血肿的处理

（1）微量的皮下出血，局部小块青紫时，一般不必处理，可待其自行消退。

（2）局部肿胀疼痛较剧，青紫面积大而且影响功能活动时，可先做冷敷止血，再做热敷或在局部轻轻揉按，以促使瘀血消散吸收。

029 号题

【题干】

1. 抖腰法的操作。
2. 血海、照海定位，照海平补平泻。
3. 崩漏问诊。
4. 痛经虚证的针灸取穴，肝肾不足者配穴。

【答题要求】

根据你所抽题目的要求，边操作边口述或现场答辩，时间20分钟。

【答案解析】

1 抖腰法的操作

[操作方法]抖腰法非单纯性抖法，它是牵引法与短阵性较大幅度抖法的结合应用。受术者俯卧位，两手拉住床头或由助手固定其两腋部。以两手握住其两足踝部，两臂伸直，身体后仰，与助手相对用力，牵引其腰部。待受术者腰部放松后，身体前倾，以准备抖动。其后随身体起立之势，瞬间用力，做1～3次较大幅度的抖动，使抖动之力作用于腰部，使其产生较大幅度的波浪状运动。

[动作要领]

（1）被抖动的肢体要自然伸直，并应使肌肉处于最佳松弛状态。

（2）抖动所产生的抖动波应从肢体的远端传向近端。

（3）抖动的幅度要小，频率要快，一般抖动幅度控制在 2～3cm，上肢部抖动频率在每分钟 250 次左右，下肢部抖动频率宜稍慢，一般在每分钟 100 次左右即可。

（4）抖腰法属于复合手法，要以拔伸牵引和较大幅度的短阵性抖动相结合，使受术者腰部放松后再行抖动，要掌握好发力时机。

2. 涌泉、照海定位，照海平补平泻

血海：在股前区，髌底内侧端上 2 寸，当股内侧肌的隆起处。简便取穴法：患者屈膝，医者以左手掌心按于患者右膝髌骨上缘，第 2～5 指向上伸直，与拇指约成 45°斜置，拇指尖下便是穴。对侧取法仿此。

照海：在踝区，内踝尖下 1 寸，内踝下缘边际凹陷处。

平补平泻法：①进针，行针得气。②施予均匀的提插、捻转手法，即每次提插的幅度、捻转的角度要基本一致，频率适中，节律和缓，针感强弱适当。

3. 崩漏问诊

（1）现病史

1）主症的时间、程度：月经周期异常持续的时间？行经期几天？月经量多还是淋漓下血不止？月经颜色深红还是淡红？是否色紫暗有血块？质地是稀还是稠？有无诱发因素？

2）伴随症状：是否神疲气短，或面浮肢肿，小腹空坠，四肢不温？有无头晕耳鸣，腰膝酸软？是否有口渴喜饮？大小便情况如何？

3）诊疗经过：是否做过基础体温、激素六项、宫颈黏液涂片、B 超等相关检查？是否确诊排卵型还是无排卵型？是否服用止血药物、促排卵药物？效果如何？

（2）其他病史：既往史：有无异常？个人史：有无异常？家族史：有无异常？过敏史：有无异常？月经史：是否正常？

（3）有无生殖器官发育异常病史？有无经期感寒或过食生冷食物等影响月经的因素？带下史？

4. 痛经虚证的针灸取穴，肝肾不足者配穴

主穴：关元、足三里、三阴交。

配穴：肝肾不足者，加太溪、肝俞、肾俞。

030 号题

【题干】

1. 脉诊的运指手法。

2. 公孙、内关定位，内关指切进针法及行针弹法。

3. 发热，皮肤紫癜1周问诊。

4. 晕厥的针灸治法及取穴。

【答题要求】

根据你所抽题目的要求，边操作边口述或现场答辩，时间20分钟。

【答案解析】

1. 脉诊的运指手法

（1）举法：是指医生用较轻的指力，按在寸口脉搏跳动部位，以体察脉搏部位的方法。亦称"轻取"或"浮取"。

（2）按法：是指医生用较重的指力，甚至按到筋骨，体察脉象的方法。此法又称"重取"或"沉取"。医生手指用力适中，按至肌肉以体察脉象的方法称为"中取"。

（3）寻法：是指切脉时指力从轻到重，或从重到轻，左右推寻，调节最适当指力的方法。在寸口三部细细寻找脉动最明显的部位，统称寻法，以捕获最丰富的脉象信息。

（4）循法：是指切脉时三指沿寸口脉长轴循行，诊察脉之长短，比较寸关尺三部脉象的特点。

（5）总按：即三指同时用力诊脉的方法。从总体上辨别寸关尺三部和左右两手脉象的形态、脉位的浮沉等。总按时一般指力均匀，但亦有三指用力不一致的情况。

（6）单诊：用一个手指诊察一部脉象的方法。主要用于分别了解寸、关、尺各部脉象的形态特征。应先用总按的方法，从总体上辨别脉象的形态、脉位的浮沉，然后再使用循法和单诊手法等辨别左右手寸、关、尺各部脉象的形态特征。

2. 公孙、内关定位，内关指切进针法及行针弹法

公孙：在跖区，第1跖骨底的前下缘赤白肉际处。

内关：在前臂前区，腕掌侧远端横纹上2寸，掌长肌腱与桡侧腕屈肌腱之间。

指切进针法：①消毒：腧穴皮肤、医生双手常规消毒。②押手固定穴区皮肤：押手拇指或食指指甲切掐固定腧穴处皮肤。③持针：刺手拇、食、中指三指指腹持针。④刺入：将针身紧贴押手指甲缘快速刺入。本法适宜于短针的进针。

弹法：针刺后在留针过程中，以手指轻弹针尾或针柄，使针体微微振动的方法称为弹法，以加强针感，助气运行。

3. 发热，皮肤紫癜1周问诊

（1）现病史

1）主症的时间、程度：皮肤瘀斑起病的缓急？瘀斑的分布部位、大小、颜色？瘀斑是否高出皮肤？抚摸是否碍手？有无诱发因素？是否感冒？发烧多少度？

2）伴随症状：是否鼻衄、齿衄、便血、尿血？月经量是否过多？有无心烦，口渴，手足心热？

3）诊疗经过：是否做过血小板计数及出凝血时间等相关检查？是否确诊紫癜属于过敏性还是血小板减少性？是否治疗？效果如何？

（2）其他病史：既往史：有无异常？个人史：有无异常？家族史：有无异常？过敏史：有无异常？

4.晕厥的针灸治法及取穴

治法：苏厥醒神。以督脉穴为主。

主穴：水沟、内关、涌泉。

配穴：虚证配气海、关元；实证配合谷、太冲。

031 号题

【题干】

1. 脉诊的选指、布指、运指。
2. 水沟、大陵定位，三棱针挑刺法。
3. 间断发热、鼻衄 3 年问诊。
4. 偏头痛主穴，针刺出血瘀血的处理。

【答题要求】

根据你所抽题目的要求，边操作边口述或现场答辩，时间 20 分钟。

【答案解析】

1.脉诊的选指、布指、运指操作

（1）选指：医生用左手或右手的食指、中指和无名指三个手指指目诊察，指目是指尖和指腹交界棱起之处，是手指触觉较灵敏的部位。诊脉者的手指指端要平齐，即三指平齐，手指略呈弓形，与受诊者体表约呈 45°为宜，这样的角度可以使指目紧贴于脉搏搏动处。

（2）布指：中指定关，医生先以中指按在掌后高骨内侧动脉处，然后食指按在关前（腕侧）定寸，无名指按在关后（肘侧）定尺。布指的疏密要与患者手臂长短与医生手指粗细相适应，如病人的手臂长或医者手指较细，布指宜疏，反之宜密。定寸时可选取太渊穴所在位置（腕横纹上），定尺时可考虑按寸到关的距离确定关到尺的长度以明确尺的位置。寸关尺不是一个点，而是一段脉管的诊察范围。

（3）运指：医生运用指力的轻重、挪移及布指变化以体察脉象。常用的指法有举、按、寻、循、总按和单诊等，注意诊察患者的脉位（浮沉、长短）、脉次（至数与均匀度）、脉形（大小、软硬、紧张度等）、脉势（强弱与流利度等）及左右手寸关尺各部表现。

2.水沟、大陵定位，三棱针挑刺法

水沟：在面部，人中沟的上 1/3 与中 1/3 交点处。

大陵：在腕前区，腕掌侧远端横纹中央，掌长肌腱与桡侧腕屈肌腱之间。

挑刺法：①选取适宜体位，充分暴露待针腧穴。②医者戴消毒手套。③局部皮肤严格消毒。④挑破表皮，挑断皮下纤维组织：医者一手按压进针部位两侧或捏起皮肤使之紧绷固定，另一手持针迅速刺入皮肤 1～2mm，随即倾斜针身挑破表皮，使之出少量血液或黏液，也可再刺入 2～5mm，倾斜针身使针尖轻轻挑起，挑断皮下纤维组织。⑤出针，用无菌敷料覆盖创口。

3. 间断发热、鼻衄 3 年问诊

（1）现病史

1）主症的时间、程度：发热的程度？低热还是高热？间断多久发热？鼻衄起病的缓急？出血的颜色？出血量？有无诱发因素？是否具有周期性？跟月经周期是否有关？

2）伴随症状：是否兼齿衄、肌衄？除头晕乏力外，是否伴耳鸣、心悸？有无夜寐不宁？

3）诊疗经过：是否检查血小板计数、出凝血时间？是否确诊？有无治疗？怎样治疗？效果如何？

（2）其他病史：既往史：有无异常？个人史：有无异常？家族史：有无异常？过敏史：有无异常？

4. 偏头痛主穴，针刺出血瘀血的处理

偏头痛主穴：百会、风池、太冲、内关。

针刺出血瘀血的处理：①微量的皮下出血，局部小块青紫时，一般不必处理，可待其自行消退。②局部肿胀疼痛较剧，青紫面积大而且影响功能活动时，可先做冷敷止血，再做热敷或在局部轻轻揉按，以促使瘀血消散吸收。

032 号题

【题干】

1. 脉诊的运指手法。

2. 合谷、膈俞定位，膈俞瘢痕灸。

3. 患者，女，29 岁，产后 5 天发热，恶露量多问诊。

4. 听宫、委中主治。

【答题要求】

根据你所抽题目的要求，边操作边口述或现场答辩，时间 20 分钟。

【答案解析】

1. 脉诊的运指手法

（1）举法：是指医生用较轻的指力，按在寸口脉搏跳动部位，以体察脉搏部位的方法。亦称"轻取"或"浮取"。

（2）按法：是指医生用较重的指力，甚至按到筋骨，体察脉象的方法。此法又称

"重取"或"沉取"。医生手指用力适中，按至肌肉以体察脉象的方法称为"中取"。

（3）寻法：是指切脉时指力从轻到重，或从重到轻，左右推寻，调节最适当指力的方法。在寸口三部细细寻找脉动最明显的部位，统称寻法，以捕获最丰富的脉象信息。

（4）循法：是指切脉时三指沿寸口脉长轴循行，诊察脉之长短，比较寸关尺三部脉象的特点。

（5）总按：即三指同时用力诊脉的方法。从总体上辨别寸关尺三部和左右两手脉象的形态、脉位的浮沉等。总按时一般指力均匀，但亦有三指用力不一致的情况。

（6）单诊：用一个手指诊察一部脉象的方法。主要用于分别了解寸、关、尺各部脉象的形态特征。应先用总按的方法，从总体上辨别脉象的形态、脉位的浮沉，然后再使用循法和单诊手法等辨别左右手寸、关、尺各部脉象的形态特征。

2. 合谷、膈俞定位，膈俞瘢痕灸

合谷：在手背，第2掌骨桡侧的中点处。

膈俞：在背部，第7胸椎棘突下，后正中线旁开1.5寸。

瘢痕灸又名化脓灸。操作要点：①定取腧穴以仰卧位或俯卧位为宜，体位要舒适，充分暴露待灸部位。②对腧穴皮肤进行常规消毒，再将所灸穴位处涂以少量的大蒜汁或医用凡士林或少量清水。③将艾炷平稳放置于腧穴上，用线香点燃艾炷顶部，待其自燃，要求每个艾炷都要燃尽，除灰，更换新艾炷继续施灸，灸满规定壮数为止。④施灸中，当艾炷燃至底部，患者感觉局部灼痛难忍时，术者可用双手拇指在腧穴两旁用力按压，或在腧穴附近用力拍打，以减轻疼痛。⑤灸毕要在施灸处贴敷消炎药膏，用无菌纱布覆盖局部，外用胶布固定，以防感染。⑥灸后局部皮肤黑硬，周边红晕，继而起水疱，一般在7日左右局部出现无菌性炎症，其脓汁清稀色白，形成灸疮，灸疮5~6周自行愈合，留有瘢痕。

3. 患者，女，29岁，产后5天发热，恶露量多问诊

（1）现病史

1）主症的时间、程度：发热的程度？热型？恶露的颜色？是否有臭气？是否夹有血块？是否有诱发因素？产程中是否有会阴部损伤？是否有受凉史？

2）伴随症状：是否有发热？是否伴有寒战？是否腹痛？疼痛的性质？小腹有无压痛、反跳痛？是否有烦躁、口渴？乳房是否胀痛？乳汁是否通畅？

3）诊疗经过：是否确诊发热的原因？是否做过相关检查？是否服用治疗药物？效果如何？

（2）其他病史：既往史：有无异常？个人史：有无异常？家族史：有无异常？过敏史：有无异常？

（3）产前有无不洁性交史？产时是否有裂伤？是否有不洁生产史？

4. 听宫、委中主治

听宫：①耳鸣、耳聋、聤耳等耳疾。②齿痛。

委中：①腰背痛、下肢痿痹等腰及下肢病证。②腹痛、急性吐泻等急症。③遗尿，小便不利。④丹毒，皮肤瘙痒，疔疮。

033 号题

【题干】

1. 小儿脉诊法。
2. 条口、委中定位，回旋灸。
3. 带下病问诊。
4. 腰痛的针灸治法及取穴。

【答题要求】

根据你所抽题目的要求，边操作边口述或现场答辩，时间 20 分钟。

【答案解析】

1. 小儿脉诊法

小儿寸口部位甚短，一般用"一指（拇指或食指）定关法"，不必细分寸、关、尺三部。具体操作方法是，用左手握住小儿的手，对 3 岁以下的小儿，可用右手大拇指按于小儿掌后高骨部脉上，不分三部，以定至数为主。对 3～5 岁的小儿，则以高骨中线为关，以一指向两侧转动以寻察三部。6～8 岁小儿，则可挪动拇指诊三部。9～10 岁，可以次第下指，依寸、关、尺三部诊脉。10 岁以上，可按成人三部脉法进行辨析。

2. 条口、委中定位，回旋灸

条口：在小腿外侧，犊鼻下 8 寸，犊鼻与解溪连线上。

委中：在膝后区，腘横纹中点。

回旋灸：①选取适宜体位，充分暴露待灸腧穴。②点燃艾卷：选用纯艾卷，将其一端点燃。③燃艾施灸：术者手持艾卷的中上部，将艾卷燃烧端对准腧穴，与施灸部位的皮肤保持相对固定的距离（一般在 3cm 左右），左右平行移动或反复旋转施灸，动作要匀速，若遇到小儿或局部知觉减退者，术者应以食指和中指置于施灸部位两侧，通过医者的手指来测知患者局部受热程度，以便随时调节施灸时间和距离，防止烫伤。④把握灸量：灸至皮肤出现红晕，有温热感而无灼痛为度，一般灸 5～10 分钟。⑤灸毕熄灭艾火。

3. 带下病问诊

（1）现病史

1）主症的时间、程度：带下量如何？颜色是白色、黄色，还是五色杂下？气味是否异常？臭秽，还是有腥味？带下呈凝乳状还是泡沫样？是否有鱼腥臭味？

2）伴随症状：是否伴有阴部瘙痒、灼热、疼痛？有无腹痛？有无尿频尿痛？有无面色白或萎黄，四肢倦怠？有无腰酸，畏寒肢冷，小腹冷？是否头晕耳鸣，五心烦热，咽干口燥？大小便情况如何？

3）诊疗经过：是否做过白带检查？是否确诊阴道炎的性质？是否采用药物治疗？效果如何？

（2）其他病史：既往史：有无异常？个人史：有无异常？家族史：有无异常？过敏史：有无异常？

（3）有无生殖器官发育异常病史？有无经期感寒或过食生冷食物等影响月经的因素？带下史？

4.腰痛的针灸治法及取穴

治法：祛瘀消肿，舒筋通络。

主穴：阿是穴、大肠俞、腰痛点、委中。

034 号题

【题干】

1.脉诊的操作。

2.地机、胃俞定位，走罐法。

3.下痢脓血问诊。

4.高热的针灸治法及取穴。

【答题要求】

根据你所抽题目的要求，边操作边口述或现场答辩，时间20分钟。

【答案解析】

1.脉诊的操作

（1）患者体位：诊脉时患者应取正坐位或仰卧位，前臂自然向前平展，与心脏置于同一水平，手腕伸直，手掌向上，手指微微弯曲，在腕关节下面垫一松软的脉枕，使寸口部位充分伸展，局部气血畅通，便于诊察脉象。

（2）医生指法：诊脉指法主要包括选指、布指、运指三部分。

1）选指：医生用左手或右手的食指、中指和无名指三个手指目诊察，指目是指指尖和指腹交界棱起之处，是手指触觉较灵敏的部位。诊脉者的手指指端要平齐，即三指平齐，手指略呈弓形，与受诊者体表约呈45°为宜，这样的角度可以使指目紧贴于脉搏搏动处。

2）布指：中指定关，医生先以中指按在掌后高骨内侧动脉处，然后食指按在关前（腕侧）定寸，无名指按在关后（肘侧）定尺。布指的疏密要与患者手臂长短与医生手指粗细相适应，如病人的手臂长或医者手指较细，布指宜疏，反之宜密。定寸时可选取太渊穴所在位置（腕横纹上），定尺时可考虑按寸到关的距离确定关到尺的长度以明确尺的位置。寸关尺不是一个点，而是一段脉管的诊察范围。

3）运指：医生运用指力的轻重、挪移及布指变化以体察脉象。常用的指法有举、按、寻、循、总按和单诊等，注意诊察患者的脉位（浮沉、长短）、脉次（至数与均匀度）、脉形（大小、软硬、紧张度等）、脉势（强弱与流利度等）及左右手寸关尺各部表现。

常用具体指法：①举法：是指医生用较轻的指力，按在寸口脉搏跳动部位，以体察脉搏部位的方法。亦称"轻取"或"浮取"。②按法：是指医生用较重的指力，甚至按到筋骨，体察脉象的方法。此法又称"重取"或"沉取"。医生手指用力适中，按至肌肉以体察脉象的方法称为"中取"。③寻法：是指切脉时指力从轻到重，或从重到轻，左右推寻，调节最适当指力的方法。在寸口三部细细寻找脉动最明显的部位，统称寻法，以捕获最丰富的脉象信息。④循法：是指切脉时三指沿寸口脉长轴循行，诊察脉之长短，比较寸关尺三部脉象的特点。⑤总按：即三指同时用力诊脉的方法。从总体上辨别寸关尺三部和左右两手脉象的形态、脉位的浮沉等。总按时一般指力均匀，但亦有三指用力不一致的情况。⑥单诊：用一个手指诊察一部脉象的方法。主要用于分别了解寸、关、尺各部脉象的形态特征。应先用总按的方法，从总体上辨别脉象的形态、脉位的浮沉，然后再使用循法和单诊手法等辨别左右手寸、关、尺各部脉象的形态特征。

（3）平息：医生在诊脉时注意调匀呼吸，即所谓"平息"。一方面医生保持呼吸调匀，清心宁神，可以自己的呼吸计算病人的脉搏至数，另一方面，平息有利于医生思想集中，可以仔细地辨别脉象。

（4）切脉时间：一般每次诊脉每手应不少于1分钟，两手以3分钟左右为宜。诊脉时应注意每次诊脉的时间至少应在五十动，一则有利于仔细辨别脉象变化，再则切脉时初按和久按的指感有可能不同，对临床辨证有一定意义，所以切脉的时间要适当长些。

（5）小儿脉诊法：小儿寸口部位甚短，一般用"一指（拇指或食指）定关法"，不必细分寸、关、尺三部。具体操作方法是，用左手握住小儿的手，对3岁以下的小儿，可用右手大拇指按于小儿掌后高骨部脉上，不分三部，以定至数为主。对3～5岁的小儿，则以高骨中线为关，以一指向两侧转动以寻察三部。6～8岁小儿，则可挪动拇指诊三部。9～10岁，可以次第下指，依寸、关、尺三部诊脉。10岁以上，可按成人三部脉法进行辨析。

2. 地机、胃俞定位，走罐法

地机：在小腿内侧，阴陵泉穴下3寸，胫骨内侧缘后际。

胃俞：在脊柱区，第12胸椎棘突下，后正中线旁开1.5寸。

走罐法：①选取适宜体位，充分暴露待拔腧穴。②选择大小适宜的玻璃罐。③在施术部位涂抹适量的润滑剂，如凡士林、水，也可选择红花油等中药制剂。④先用闪火法将罐吸拔在施术部位上，然后用单手或双手握住罐体，在施术部位上下、左右往返推移，走罐时，可将罐口前进侧的边缘稍抬起，另一侧边缘稍着力，以利于罐子的推拉。⑤反复操作，至施术部位红润、充血，甚至瘀血为度。⑥起罐时，一手握罐，另一手用拇指或食指按压罐口周围的皮肤，使之凹陷，空气进入罐内，罐体自然脱下。

3. 下痢脓血问诊

（1）现病史

1）主症的时间、程度：大便次数？脓血便中是赤白相兼，还是白多赤少？有无诱发因素？起病的缓急？

2）伴随症状：是否伴有腹痛？是否有里急后重？有无发热？小便情况？神志是否清楚？有无形寒畏冷，四肢不温？

3）诊疗经过：是否做过便常规检查？是否确诊痢疾？是否服用药物治疗？效果如何？

（2）其他病史：既往史：有无异常？个人史：有无异常？家族史：有无异常？过敏史：有无异常？

4. 高热的针灸治法及取穴

治法：清泄热邪。以取督脉和手阳明经穴、井穴为主。

主穴：大椎、曲池、合谷、十二井穴或十宣穴。

配穴：风热表证配鱼际、尺泽；肺热证配少商、尺泽；气分热盛配内庭、支沟；热入营血配血海、内关；神昏谵语配水沟、内关；抽搐配阳陵泉、太冲。

035 号题

【题干】

1. 脉诊的选指、布指、运指。

2. 下关、神门定位，演示神门温和灸。

3. 患者，女，57 岁，多饮多尿，乏力 7 年问诊。

4. 受凉后肩颈疼痛的针灸治疗主穴、配穴。

【答题要求】

根据你所抽题目的要求，边操作边口述或现场答辩，时间 20 分钟。

【答案解析】

1. 脉诊的选指、布指、运指

（1）选指：医生用左手或右手的食指、中指和无名指三个手指指目诊察，指目是指尖和指腹交界棱起之处，是手指触觉较灵敏的部位。诊脉者的手指指端要平齐，即三指平齐，手指略呈弓形，与受诊者体表约呈45°为宜，这样的角度可以使指目紧贴于脉搏搏动处。

（2）布指：中指定关，医生先以中指按在掌后高骨内侧动脉处，然后食指按在关前（腕侧）定寸，无名指按在关后（肘侧）定尺。布指的疏密要与患者手臂长短与医生手指粗细相适应，如病人的手臂长或医者手指较细，布指宜疏，反之宜密。定寸时可选取太渊穴所在位置（腕横纹上），定尺时可考虑按寸到关的距离确定关到尺的长度以明确尺的位置。寸关尺不是一个点，而是一段脉管的诊察范围。

（3）运指：医生运用指力的轻重、挪移及布指变化以体察脉象。常用的指法有举、按、寻、循、总按和单诊等，注意诊察患者的脉位（浮沉、长短）、脉次（至数与均匀度）、脉形（大小、软硬、紧张度等）、脉势（强弱与流利度等）及左右手寸关尺各部表现。

2. 下关、神门定位，演示神门温和灸

下关：在面部，颧弓下缘中央与下颌切迹之间凹陷中。

神门：在腕前区，腕掌侧远端横纹尺侧端，尺侧腕屈肌腱的桡侧缘。

温和灸：①选取适宜体位，充分暴露待灸腧穴。②点燃艾卷：选用纯艾卷，将其一端点燃。③燃艾施灸：术者手持艾卷的中上部，将艾卷燃烧端对准腧穴，距腧穴皮肤2~3cm进行熏烤，艾卷与施灸处皮肤的距离应保持相对固定。注意：若患者感到局部温热舒适可固定不动；若感觉太烫可加大与皮肤的距离；若遇到小儿或局部知觉减退者，医者可将食、中两指，置于施灸部位两侧，通过医者的手指来测知患者局部受热程度，以便随时调节施灸时间和距离，防止烫伤。④把握灸量：灸至局部皮肤出现红晕，有温热感而无灼痛为度，一般每穴灸10~15分钟。⑤灸毕熄灭艾火。

3. 患者，女，57岁，多饮多尿，乏力7年问诊

（1）现病史

1）主症的时间、程度：每次喝多少？每顿饭大约几两？是否多食易饥？体重下降多少？每天尿量多少？

2）伴随症状：是否有口舌干燥？是否有消瘦？大便情况如何？是否伴有盗汗潮热？是否有腰膝酸软？是否有畏寒肢冷？

3）诊疗经过：是否测过血糖？血糖值是多少？是否确诊糖尿病？是否服用降糖药物？为何种药物？效果如何？

（2）其他病史：既往史：有无异常？个人史：有无异常？家族史：有无异常？过敏史：有无异常？

4. 受凉后肩颈疼痛的针灸治疗主穴、配穴

主穴：外劳宫、天柱、阿是穴。

配穴：风寒袭络配风池、合谷。

036 号题

【题干】

1. 脉诊的运指手法。

2. 条口、肩髃定位，实按灸。

3. 围绕膝关节肿胀 1 年伴发热问诊。

4. 心悸的选穴。

【答题要求】

根据你所抽题目的要求，边操作边口述或现场答辩，时间 20 分钟。

【答案解析】

1. 脉诊的运指手法

（1）举法：是指医生用较轻的指力，按在寸口脉搏跳动部位，以体察脉搏部位的方法。亦称"轻取"或"浮取"。

（2）按法：是指医生用较重的指力，甚至按到筋骨，体察脉象的方法。此法又称"重取"或"沉取"。医生手指用力适中，按至肌肉以体察脉象的方法称为"中取"。

（3）寻法：是指切脉时指力从轻到重，或从重到轻，左右推寻，调节最适当指力的方法。在寸口三部细细寻找脉动最明显的部位，统称寻法，以捕获最丰富的脉象信息。

（4）循法：是指切脉时三指沿寸口脉长轴循行，诊察脉之长短，比较寸关尺三部脉象的特点。

（5）总按：即三指同时用力诊脉的方法。从总体上辨别寸关尺三部和左右两手脉象的形态、脉位的浮沉等。总按时一般指力均匀，但亦有三指用力不一致的情况。

（6）单诊：用一个手指诊察一部脉象的方法。主要用于分别了解寸、关、尺各部脉象的形态特征。应先用总按的方法，从总体上辨别脉象的形态、脉位的浮沉，然后再使用循法和单诊手法等辨别左右手寸、关、尺各部脉象的形态特征。

2. 条口、肩髃定位，实按灸

条口：在小腿外侧，犊鼻下 8 寸，犊鼻与解溪连线上。

肩髃：在三角肌区，肩峰外侧缘前端与肱骨大结节两骨间凹陷中。简便取穴法：屈臂外展，肩峰外侧缘呈现前后两个凹陷，前下方的凹陷即是本穴。

实按灸：①点燃艾卷：将太乙针灸或雷火针灸的艾卷一端点燃。②棉布裹艾：以棉布 6～7 层裹紧艾火端。③持艾灸熨：医者手持艾卷，将艾火端对准腧穴，趁热按到施术部位，停止 1～2 秒然后抬起，进行灸熨。④艾火熄灭则再点燃再按熨。⑤如此反复，灸至皮肤红晕为度，一般灸熨 7～10 次为度。

3. 围绕膝关节肿胀 1 年伴发热问诊

（1）现病史

1）主症的时间、程度：膝关节肿胀的性质？疼痛的部位是否固定？疼痛是否有规律？局部温度如何？有无诱发因素？

2）伴随症状：疼痛是否得冷则舒？是否有手指疼痛？有无皮下结节或红斑？有无发热、恶风、汗出、口渴？有无心悸心慌？

3）诊疗经过：是否做过类风湿因子、手部 X 片等相关检查？是否确诊类风湿关节炎？是否服用非甾体类抗炎药？效果如何？

（2）其他病史：既往史：有无异常？个人史：有无异常？家族史：有无异常？过敏史：有无异常？

4. 心悸的选穴

主穴：内关、神门、郄门、心俞、巨阙。

配穴：阴虚火旺配太溪、肾俞，痰火扰心配尺泽、丰隆，水气凌心配气海、阴陵泉，心脉瘀阻配膻中、膈俞，易惊配大陵，浮肿配水分。

037 号题

【题干】

1. 提插补法。
2. 后溪、肩井定位，肩井回旋灸。
3. 妊娠期，阴道出血，伴神疲乏力问诊。
4. 脾胃虚寒导致的呕吐的针灸取穴。

【答题要求】

根据你所抽题目的要求，边操作边口述或现场答辩，时间 20 分钟。

【答案解析】

1. 提插补法

操作要点：①进针，行针得气。②先浅后深，重插轻提（针下插时速度宜快，用力宜重，提针时速度宜慢，用力宜轻），提插幅度小、频率慢。③反复提插。④操作时间短。

2. 后溪、肩井定位，肩井回旋灸

后溪：在手内侧，第 5 指掌关节尺侧近端赤白肉际凹陷中。

肩井：正坐位，在肩上，当大椎穴（督脉）与肩峰连线的中点取穴。

回旋灸：①选取适宜体位，充分暴露待灸腧穴。②点燃艾卷：选用纯艾卷，将其一端点燃。③燃艾施灸：术者手持艾卷的中上部，将艾卷燃烧端对准腧穴，与施灸部位的皮肤保持相对固定的距离（一般在3cm左右），左右平行移动或反复旋转施灸，动作要匀速，若遇到小儿或局部知觉减退者，术者应以食指和中指置于施灸部位两侧，通过医者的手指来测知患者局部受热程度，以便随时调节施灸时间和距离，防止烫伤。④把握灸量：灸至皮肤出现红晕，有温热感而无灼痛为度，一般灸5～10分钟。⑤灸毕熄灭艾火。

3. 妊娠期，阴道出血，伴神疲乏力问诊

（1）现病史

1）主症的时间、程度：出血起始的时间？持续的时间？出血的颜色？出血量的多少？出血是否夹有血块或胚胎组织？有无诱发因素？

2）症状：有无腹痛腰酸？有无小腹下坠？神志是否清楚？面色如何？有无疲乏无力？有无腰酸腿软？

3）诊疗经过：有无做妇科检查和B超检查？是否确诊？是否使用止血药？效果如何？

（2）其他病史：既往史：有无异常？个人史：有无异常？家族史：有无异常？过敏史：有无异常？

（3）有无生殖器官发育异常病史？有无经期感寒或过食生冷食物等影响月经的因素？带下史？

4. 脾胃虚寒导致的呕吐的针灸取穴

主穴：中脘、内关、胃俞、足三里。

配穴：脾胃虚寒者配脾俞、神阙。

038 号题

【题干】

1. 拳推法的操作。

2. 血海、至阴定位，留罐法（坐罐法）。

3. 发热，倦怠乏力，自汗1个月问诊。

4. 中风的主穴伴腹胀兼痰多配穴。

【答题要求】

根据你所抽题目的要求，边操作边口述或现场答辩，时间20分钟。

【答案解析】

1. 拳推法的操作

[操作方法] 手握实拳，以食指、中指、无名指及小指四指的近侧指间关节的突起部着力于施术部位，腕关节挺紧伸直，肘关节略屈，以肘关节为支点，前臂主动施力，向前呈单方向直线推进。

[动作要领]

（1）着力部位要紧贴体表。

（2）推进的速度宜缓慢均匀，压力要平稳适中。

（3）单向直线推进。

（4）拳推法宜顺肌纤维走行方向推进。

（5）推动的距离宜长。

2. 血海、至阴定位，留罐法（坐罐法）

血海：在股前区，髌底内侧端上2寸，当股内侧肌的隆起处。简便取穴法：患者屈膝，医者以左手掌心按于患者右膝髌骨上缘，第2～5指向上伸直，拇指约呈45°斜置，拇指尖下是穴。对侧取法仿此。

至阴：在足趾，小趾末节外侧，趾甲根角侧后方0.1寸（指寸）。

留罐法：①选取适宜体位，充分暴露待拔腧穴。②根据需要选用大小适宜的罐具。③用止血钳或镊子夹住95%的酒精棉球，点燃，使棉球在罐内壁中段绕1～3圈或短暂停留后迅速退出，迅速将罐扣在应拔的部位，即可吸住。④留罐时间，以局部皮肤红润、充血或瘀血为度，一般为5～15分钟。⑤起罐时，一手握罐，另一手用拇指或食指按压罐口周围的皮肤，使之凹陷，空气进入罐内，罐体自然脱下。

3. 发热，倦怠乏力，自汗1个月问诊

（1）现病史

1）主症的时间、程度：发热的程度？有无规律？倦怠乏力，自汗的程度？有无诱发因素？活动后是否加重？

2）伴随症状：食欲如何？是否有头晕眼花？是否伴有盗汗？

3）诊疗经过：是否做过相关检查？是否确诊？是否服用药物治疗？效果如何？

（2）其他病史：既往史：有无异常？个人史：有无异常？家族史：有无异常？过敏史：有无异常？

4. 中风的主穴伴腹胀兼痰多配穴

中经络主穴：水沟、内关、三阴交、极泉、尺泽、委中。

配穴：腹胀兼痰多配丰隆、风池、足三里。

039号题

【题干】

1. 中指揉中脘穴的操作。

2. 夹脊、少商定位，雀啄灸。

3. 患者，男，下肢肌肉萎缩，腰膝酸痛2年问诊。

4. 急性胆囊炎导致的胆绞痛的针灸治法及取穴。

【答题要求】

根据你所抽题目的要求，边操作边口述或现场答辩，时间20分钟。

【答案解析】

1. 中指揉中脘穴的操作

[定位]中脘穴在前正中线上,脐上4寸。

[操作方法]中指伸直,食指置于中指远端指间关节背侧,腕关节微屈,用中指罗纹面着力于一定的治疗部位或穴位,以肘关节为支点,前臂做主动运动,通过腕关节使中指罗纹面在施术部位上做轻柔的小幅度的环旋或上下、左右运动,频率每分钟120～160次。

[动作要领]

（1）所施压力要小。

（2）动作要灵活而有节律性。

（3）往返移动时应在吸定的基础上进行。

（4）指揉法则腕关节要保持一定紧张度。

2. 夹脊、少商定位,雀啄灸

夹脊:在背腰部,当第1胸椎至第5腰椎棘突下两侧,后正中线旁开0.5寸,一侧17穴。

少商:在手指,拇指末节桡侧,指甲根角侧上0.1（指寸）。

雀啄灸:①选取适宜体位,充分暴露待灸腧穴。②点燃艾卷:选用纯艾卷,将其一端点燃。③术者手持艾卷的中上部,将艾卷燃烧端对准腧穴,像麻雀啄米样一上一下移动,使艾卷燃烧端与皮肤的距离远近不一。动作要匀速,起落幅度应大小一致。④燃艾施灸,如此反复操作,给予施灸局部以变量刺激。若遇到小儿或局部知觉减退者,术者应以食指和中指,置于施灸部位两侧,通过医者的手指来测知患者局部受热程度,以便随时调节施灸时间和距离,防止烫伤。⑤把握灸量:灸至皮肤出现红晕,有温热感而无灼痛为度,一般灸10～15分钟。⑥灸毕熄灭艾火。

3. 患者,男,下肢肌肉萎缩,腰膝酸痛2年问诊

（1）现病史

1）主症的时间、程度:肌肉萎缩的程度？是否能够站立？腰膝酸痛的程度？有无诱发因素？

2）伴随症状:有无肢体疼痛？关节是否变形？是否眩晕耳鸣？有无舌咽干燥？有无遗精或遗尿？

3）诊疗经过:是否做过相关检查？是否确诊？是否可使用药物治疗？效果如何？

（2）其他病史:既往史:有无异常？个人史:有无异常？家族史:有无异常？过敏史:有无异常？

4. 急性胆囊炎导致的胆绞痛的针灸治法及取穴

治法:疏肝利胆,行气止痛。以足少阳经穴及胆的俞募穴为主。

主穴：胆囊穴、阳陵泉、胆俞、日月。

配穴：肝胆气滞配太冲、丘墟；肝胆湿热配行间、阴陵泉；蛔虫妄动配迎香透四白。

040号题

【题干】

1. 拇指端推法。
2. 腰痛点、委中定位，委中三棱针刺络。
3. 头晕耳鸣3年，半身不遂2小时问诊。
4. 呕吐饮食停滞证的取穴。

【答题要求】

根据你所抽题目的要求，边操作边口述或现场答辩，时间20分钟。

【答案解析】

1. 拇指端推法

以拇指端着力于施术部位或穴位上，余四指置于对侧或相应的位置以固定，腕关节略屈并向尺侧偏斜，拇指及腕部主动施力，向拇指端方向呈短距离单向直线推进。

2. 腰痛点、委中定位，委中三棱针刺络

腰痛点：在手背，第2、3掌骨间及第4、5掌骨间，腕背侧远端横纹与掌指关节的中点处，一手2穴。

委中：在膝后区，腘横纹中点。

三棱针刺络：①选择适宜的体位，确定血络。②医者戴消毒手套。③使血络充盈：肘、膝部静脉处放血时，一般要捆扎橡皮管，将橡皮管结扎在针刺部位的上端（近心端），以使血络怒张显现，其他部位则不方便结扎，为使血络充盈，也可轻轻拍打血络处。④将血络处皮肤严格消毒。⑤一手拇指按压在被刺部位的下端，使血络位置相对固定，一手持针，对准针刺部位，顺血络走向，斜向上与之呈45°左右刺入，以刺穿血络前壁为度，一般刺入2～3mm，然后迅速出针。⑥根据病情需要，使其流出一定量的血液，也可轻轻按压静脉上端，以助瘀血外出。⑦松开橡皮管，待出血自然停止。⑧以消毒干棉球按压针孔，并以75%酒精棉球清除针处及其周围的血液。

3. 头晕耳鸣3年，半身不遂2小时问诊

（1）现病史

1）主症的时间、程度：有无口眼㖞斜、肌肤不仁？有无口角流涎、舌强语謇？有无诱发因素？有无进行相关检查？

2）伴随症状：发病之前有无头晕、头痛、肢体一侧麻木等先兆症状？发病后神志如何？是否手足麻木？有无手足拘挛、关节酸痛？手足是否厥冷？是否有腰膝酸软？是否伴有二便失禁或溲赤便干？

3）诊疗经过：是否进行过头颅 CT 检查？是否确诊中风？应用何种药物治疗？是否有效？

（2）其他病史：既往史：有无异常？个人史：有无异常？家族史：有无异常？过敏史：有无异常？

4. 呕吐饮食停滞证的取穴

主穴：中脘、胃俞、足三里、内关。

配穴：饮食停滞配梁门、天枢。

041号题

【题干】

1. 抖上肢法的操作。

2. 印堂、太冲定位，印堂提捏进针。

3. 患者，女性，65岁，手指关节红肿疼痛3年，近1个月来加重问诊。

4. 腹痛的针灸取穴。

【答题要求】

根据你所抽题目的要求，边操作边口述或现场答辩，时间20分钟。

【答案解析】

1. 抖上肢法的操作

［操作方法］受术者取坐位或站立位，肩臂部放松，术者站在其前外侧，身体略为前俯，用双手握住其腕部，慢慢将被抖动的上肢向前外方抬起至60°左右，然后两前臂微用力做连续的小幅度上下抖动，使抖动所产生的抖动波波浪般地传递到肩部，或术者以一手按其肩部，另一手握住其腕部，做连续不断地小幅度上下抖动，抖动中可结合被操作肩关节的前后方向活动，此法又称上肢提抖法。

［动作要领］

（1）被抖动的肢体要自然伸直，并应使肌肉处于最佳松弛状态。

（2）抖动所产生的抖动波应从肢体的远端传向近端。

（3）抖动的幅度要小，频率要快，一般抖动幅度控制在2～3cm，上肢部抖动频率在每分钟250次左右。

2. 印堂、太冲定位，印堂提捏进针

印堂：在头部，两眉毛内侧端中间的凹陷中。

太冲：在足背，第1、2跖骨间，跖骨结合部前方凹陷中，或触及动脉搏动。

提捏进针法：①消毒：腧穴皮肤、医生双手常规消毒。②押手提捏穴旁皮肉：押手拇、食指轻轻提捏腧穴近旁的皮肉，提捏的力度大小要适当。③持针：刺手拇、食、中三指指腹夹持针柄。④刺入：刺手持针快速刺入腧穴，刺入时常与平刺结合。本法适用于皮肉浅薄部位的腧穴进针。

3. 患者，女性，65岁，手指关节红肿疼痛3年，近1个月来加重问诊

（1）现病史

1）主症的时间、程度：手指关节疼痛的性质？疼痛的部位是否固定？疼痛是否有规律？局部温度如何？有无诱发因素？

2）伴随症状：疼痛是否得冷则舒？有无皮下结节或红斑？有无发热、恶风、汗出、口渴？有无心悸心慌？

3）诊疗经过：是否做过类风湿因子、手部X片等相关检查？是否确诊类风湿关节炎？是否服用非甾体类抗炎药？效果如何？

（2）其他病史：既往史：有无异常？个人史：有无异常？家族史：有无异常？过敏史：有无异常？

4. 腹痛的针灸取穴

主穴：中脘、天枢、足三里、三阴交。

配穴：寒邪内积配神阙、关元，湿热壅滞配阴陵泉、内庭，饮食停滞配下脘、梁门，气滞血瘀配太冲、血海。

042号题

【题干】

1. 掌根揉法。

2. 承山、十宣定位，三棱针点刺出血。

3. 患者，男，72岁，小便滴沥而下2年问诊。

4. 针灸治疗胆道蛔虫病所致胆绞痛的治法、出现呕吐症状的配穴。

【答题要求】

根据你所抽题目的要求，边操作边口述或现场答辩，时间20分钟。

【答案解析】

1. 掌根揉法

肘关节微屈，腕关节放松并略背伸，手指自然弯曲，亦可双掌重叠，以掌根部附着于施术部位，以肘关节为支点，前臂做主动运动，带动腕及手掌连同前臂做小幅度的回旋揉动，并带动该处的皮下组织一起运动，频率为每分钟120～160次。

2. 承山、十宣定位，三棱针点刺出血

承山：在小腿后区，腓肠肌两肌腹与肌腱交角处。

十宣：在手指，十指尖端，距指甲游离缘0.1寸（指寸），左右共10穴。

三棱针点刺出血：①选取适宜体位，充分暴露待针腧穴。②医者戴消毒手套。③使施术部位充血，可先在针刺部位及其周围，轻轻地推、揉、挤、捋，使局部充血。④穴区皮肤常规消毒。⑤医者用一手固定点刺部位，另一手持针，露出针尖3～5mm，对准点刺部位快速刺入，迅速出针，一般刺入2～3mm。⑥轻轻挤压针孔周围，使之适量出血或出黏液。⑦用消毒干棉球按压针孔，可在点刺部位贴敷创可贴。

3. 患者，男，72岁，小便滴沥而下2年问诊

（1）现病史

1）主症的时间、程度：小便滴沥而下起病的缓急？尿后是否有滴白？有无诱发因素？

2）伴随症状：是否伴尿频、尿急、尿痛？排尿是否有中断？小便是否混浊？尿中是否有血？小便量是否减少？是否口渴喜饮？是否胸闷痞满？有无渴不欲饮？有无形寒肢冷？

3）诊疗经过：是否做过相关检查？是否确诊癃闭？是否治疗？使用何种药物？效果如何？

（2）其他病史：既往史：有无异常？个人史：有无异常？家族史：有无异常？过敏史：有无异常？

4. 针灸治疗胆道蛔虫病所致胆绞痛的治法、出现呕吐症状的配穴

治法：解痉利胆，驱蛔止痛。以足少阳、手足阳明经穴为主。

主穴：胆囊穴、阳陵泉、迎香、四白、鸠尾、日月。

配穴：呕吐者，加内关、足三里。

043号题

【题干】

1. 小儿脉诊的操作。

2. 环跳、公孙定位，晕针的处理。

3. 心悸时发时作，胸闷烦躁伴口干口苦10天问诊。

4. 癃闭取穴。

【答题要求】

根据你所抽题目的要求，边操作边口述或现场答辩，时间20分钟。

【答案解析】

1. 小儿脉诊的操作

小儿寸口部位甚短，一般用"一指（拇指或食指）定关法"，不必细分寸、关、尺三部。具体操作方法是，用左手握住小儿的手，对3岁以下的小儿，可用右手大拇指按于小儿掌后高骨部脉上，不分三部，以定至数为主。对3～5岁的小儿，则以高骨中线为关，以一指向两侧转动以寻察三部。6～8岁小儿，则可挪动拇指诊三部。9～10岁，可以次第下指，依寸、关、尺三部诊脉。10岁以上，可按成人三部脉法进行辨析。

2. 环跳、公孙定位，晕针的处理

环跳：在臀区，股骨大转子最凸点与骶管裂孔连线的外1/3与内2/3交点处。

公孙：在跖区，第1跖骨底的前下缘赤白肉际处。

晕针的处理：①立即停针、起针，立即停止针刺并将已刺之针迅速全部起出。②平卧、宽衣、保暖，将患者扶至空气流通之处，让患者头低脚高位平卧，松开衣带，且要注意保暖。③症状轻者静卧休息，给予温开水或糖水，即可恢复。④在上述处理的基础上，可针刺人中、素髎、内关、涌泉、足三里等穴，或温灸百会、气海、关元等，尤其是艾灸百会，对晕针有较好的疗效，可用艾条于百会穴上悬灸，至知觉恢复，症状消退。⑤经以上处理，仍不省人事，呼吸细微，脉细弱者，要及时配合现代急救处理措施，如人工呼吸等。

3. 心悸时发时作，胸闷烦躁伴口干口苦10天问诊

（1）现病史

1）主症的时间、程度：心悸起病的缓急？每次持续的时间？有无诱发因素？跟受惊、生气是否有关？

2）伴随症状：心悸发作时是否有停跳感？是否受惊易作？有无失眠多梦？是否大便秘结？小便有何改变？是否伴气短乏力？是否伴有胸痛？

3）诊疗经过：是否做过心电图、超声心动等检查？是否确诊？是否治疗？效果如何？

（2）其他病史：既往史：有无异常？个人史：有无异常？家族史：有无异常？过敏史：有无异常？

4. 癃闭取穴

主穴：中极、膀胱俞、秩边、阴陵泉、三阴交。

配穴：膀胱湿热配委阳，肺热壅盛配尺泽，肝郁气滞配太冲、大敦，浊瘀阻塞配次髎、膈俞。

044号题

【题干】

1. 温针灸。

2. 神门、肾俞定位，耳穴压丸法。

3. 患者，女，抑郁易怒，胸胁胀满问诊。

4. 中脘、膻中的主治。

【答题要求】

根据你所抽题目的要求，边操作边口述或现场答辩，时间20分钟。

【答案解析】

1. 温针灸

①准备艾卷或艾绒，截取2cm艾卷一段，将一端中心扎一小孔，深1～1.5cm，也可选用艾绒，艾绒要柔软，易搓捏。②选取适宜体位，充分暴露待灸腧穴。③针刺得气留针：腧穴常规消毒，直刺进针，行针得气，将针留在适当的深度。④插套艾卷或搓捏艾绒，点燃：将艾卷有孔的一端经针尾插套在针柄上，插牢，不可偏歪，或将少许艾绒搓捏在针尾上，要捏紧，不可松散，以免滑落，点燃施灸。⑤艾卷燃尽去灰，重新置艾：待艾卷或艾绒完全燃尽成灰时，将针稍倾斜，把艾灰掸落在容器中，每穴每次可施灸1～3壮。⑥待针柄冷却后出针。

2. 神门、肾俞定位，耳穴压丸法

神门：在腕前区，腕掌侧远端横纹尺侧端，尺侧腕屈肌腱的桡侧缘。

肾俞：在脊柱区，第2腰椎棘突下，后正中线旁开1.5寸。

耳穴压丸法：①选穴：根据耳穴的选穴原则，选择耳穴，确定处方。②选择体位：一般以坐位或卧位为宜。③准备丸粒：将小丸粒贴于0.5cm×0.5cm的小方块医用胶布中央，备用，或选用成品耳穴贴。④耳穴皮肤消毒：用75%酒精棉球擦拭消毒，去除污垢和油脂。⑤贴压：一手托住耳郭，另一手持镊子将贴丸胶布对准耳穴进行敷贴，并给予适当按压，使耳郭有发热、胀痛感，压穴时，托指不动压指动，只压不揉，以免胶布移动，用力不能过猛过重。

3. 患者，女，抑郁易怒，胸胁胀满问诊

（1）现病史

1）主症的时间、程度：抑郁起病的缓急？具体表现？胸胁胀满发生是否跟情绪变化有关？有无诱发因素？

2）伴随症状：是否有咽中如有物阻，咳之不出，吞之不下？是否有善悲易哭？是否口苦而干？有无头痛？是否目赤、耳鸣？有无嘈杂吞酸？大便是否正常？

3）诊疗经过：是否做过相关检查？是否确诊？是否治疗，怎样治疗，效果如何？

（2）其他病史：既往史：有无异常？个人史：有无异常？家族史：有无异常？过敏史：有无异常？

4. 中脘、膻中的主治

中脘：①胃痛、呕吐、完谷不化、食欲不振、腹胀、泄泻、小儿疳积等脾胃病证。②癫痫、不寐等神志病。③黄疸。

膻中：①咳嗽、气喘、胸闷等胸肺气机不畅病证。②心痛、心悸等心疾。③产后乳少、乳痈、乳癖等乳病。④呕吐、呃逆等胃气上逆证。

045号题

【题干】

1. 脉诊的操作。
2. 地机、外关定位,行针摇法。
3. 患者,女,29岁,皮肤瘀斑,伴潮热盗汗问诊。
4. 高热的针灸取穴及风热证的配穴。

【答题要求】

根据你所抽题目的要求,边操作边口述或现场答辩,时间20分钟。

【答案解析】

1. 脉诊的操作

(1)患者体位:诊脉时患者应取正坐位或仰卧位,前臂自然向前平展,与心脏置于同一水平,手腕伸直,手掌向上,手指微微弯曲,在腕关节下面垫一松软的脉枕,使寸口部位充分伸展,局部气血畅通,便于诊察脉象。

(2)医生指法:诊脉指法主要包括选指、布指、运指三部分。

1)选指:医生用左手或右手的食指、中指和无名指三个手指指目诊察,指目是指尖和指腹交界棱起之处,是手指触觉较灵敏的部位。诊脉者的手指指端要平齐,即三指平齐,手指略呈弓形,与受诊者体表约呈45°为宜,这样的角度可以使指目紧贴于脉搏搏动处。

2)布指:中指定关,医生先以中指按在掌后高骨内侧动脉处,然后食指按在关前(腕侧)定寸,无名指按在关后(肘侧)定尺。布指的疏密要与患者手臂长短与医生手指粗细相适应,如病人的手臂长或医者手指较细,布指宜疏,反之宜密。定寸时可选取太渊穴所在位置(腕横纹上),定尺时可考虑按寸到关的距离确定关到尺的长度以明确尺的位置。寸关尺不是一个点,而是一段脉管的诊察范围。

3)运指:医生运用指力的轻重、挪移及布指变化以体察脉象。常用的指法有举、按、寻、循、总按和单诊等,注意诊察患者的脉位(浮沉、长短)、脉次(至数与均匀度)、脉形(大小、软硬、紧张度等)、脉势(强弱与流利度等)及左右手寸关尺各部表现。

常用具体指法:①举法:是指医生用较轻的指力,按在寸口脉搏跳动部位,以体察脉搏部位的方法。亦称"轻取"或"浮取"。②按法:是指医生用较重的指力,甚至按到筋骨,体察脉象的方法。此法又称"重取"或"沉取"。医生手指用力适中,按至肌肉以体察脉象的方法称为"中取"。③寻法:是指切脉时指力从轻到重,或从重到轻,左右推寻,调节最适当指力的方法。在寸口三部细细寻找脉动最明显的部位,统称寻法,以捕获最丰富的脉象信息。④循法:是指切脉时三指沿寸口脉长轴循行,诊察脉之长短，比较寸关尺三部脉象的特点。⑤总按：即三指同时用力诊脉的方法。从总体上辨别寸关尺三部和左右两手脉象的形态、脉位的浮沉等。总按时一般指力均匀，但亦有三指用力不一致的情况。⑥单诊：用一个手指诊察一部脉象的方法。主要用于分别了解寸、关、尺各部脉象的形态特征。应先用总按的方法，从总体上辨别脉象的形态、脉位的浮沉，然后再使用循法和单诊手法等辨别左右手寸、关、尺各部脉象的形态特征。

（3）平息：医生在诊脉时注意调匀呼吸，即所谓"平息"。一方面医生保持呼吸调匀，清心宁神，可以自己的呼吸计算病人的脉搏至数，另一方面，平息有利于医生思想集中，可以仔细地辨别脉象。

（4）切脉时间：一般每次诊脉每手应不少于1分钟，两手以3分钟左右为宜。诊脉时应注意每次诊脉的时间至少应在五十动，一则有利于仔细辨别脉象变化，再则切脉时初按和久按的指感有可能不同，对临床辨证有一定意义，所以切脉的时间要适当长些。

（5）小儿脉诊法：小儿寸口部位甚短，一般用"一指（拇指或食指）定关法"，不必细分寸、关、尺三部。具体操作方法是，用左手握住小儿的手，对3岁以下的小儿，可用右手大拇指按于小儿掌后高骨部脉上，不分三部，以定至数为主。对3～5岁的小儿，则以高骨中线为关，以一指向两侧转动以寻察三部。6～8岁小儿，则可挪动拇指诊三部。9～10岁，可以次第下指，依寸、关、尺三部诊脉。10岁以上，可按成人三部脉法进行辨析。

2. 地机、外关定位，行针摇法

地机：在小腿内测，阴陵泉穴下3寸，胫骨内侧缘后际。

外关：在前臂后区，腕背侧远端横纹上2寸，尺骨与桡骨间隙中点。

摇法：是指毫针刺入一定深度后，手持针柄，将针轻轻摇动的方法。摇法分为两种，一是直立针身而摇，二是卧倒针身而摇。

1）直立针身而摇：①采用直刺进针。②刺入一定深度。③手持针柄，如摇辘轳状呈划圈样摇动，或如摇橹状进行前后或左右的摇动。④反复摇动数次。

2）卧倒针身而摇：①采用斜刺或平刺进针。②刺入一定深度。③手持针柄，如摇橹状进行左右摇动。④反复摇动数次。

3. 患者，女，29岁，皮肤瘀斑，伴潮热盗汗问诊

（1）现病史

1）主症的时间、程度：皮肤瘀斑起病的缓急？瘀斑的分布部位、大小、颜色？瘀斑是否高出皮肤？抚摸是否碍手？有无诱发因素？

2）伴随症状：是否鼻衄、齿衄、便血、尿血？月经量是否过多？有无心烦，口渴，手足心热？

3）诊疗经过：是否做过血小板计数及出凝血时间等相关检查？是否确诊紫癜属于过敏性还是血小板减少性？是否治疗？效果如何？

（2）其他病史：既往史：有无异常？个人史：有无异常？家族史：有无异常？过敏史：有无异常？

4. 高热的针灸取穴及风热证的配穴

主穴：大椎、曲池、合谷、十二井穴或十宣穴。

配穴：风热表证配鱼际、尺泽。

046 号题

【题干】

1. 脉诊的选指、布指、运指。

2. 下关、支沟定位，立掟法。

3. 患者，女，左颈前肿痛 4 天问诊。

4. 患者，女，34 岁。每于经前一二日或月经期小腹胀痛，拒按，伴胸胁、乳房作胀，经量小，经行不畅，经色紫暗有块，血块排出后痛减，经净疼痛消失，舌紫暗或有瘀点，脉弦或弦涩。请说出该患者的针灸治疗主穴和配穴。

【答题要求】

根据你所抽题目的要求，边操作边口述或现场答辩，时间 20 分钟。

【答案解析】

1. 脉诊的选指、布指、运指

（1）选指：医生用左手或右手的食指、中指和无名指三个手指目诊察，指目是指尖和指腹交界棱起之处，是手指触觉较灵敏的部位。诊脉者的手指指端要平齐，即三指平齐，手指略呈弓形，与受诊者体表约呈 45° 为宜，这样的角度可以使指目紧贴于脉搏搏动处。

（2）布指：中指定关，医生先以中指按在掌后高骨内侧动脉处，然后食指按在关前（腕侧）定寸，无名指按在关后（肘侧）定尺。布指的疏密要与患者手臂长短与医生手指粗细相适应，如病人的手臂长或医者手指较细，布指宜疏，反之宜密。定寸时可选取太渊穴所在位置（腕横纹上），定尺时可考虑按寸到关的距离确定关到尺的长度以明确尺的位置。寸关尺不是一个点，而是一段脉管的诊察范围。

（3）运指：医生运用指力的轻重、挪移及布指变化以体察脉象。常用的指法有举、按、寻、循、总按和单诊等，注意诊察患者的脉位（浮沉、长短）、脉次（至数与均匀度）、脉形（大小、软硬、紧张度等）、脉势（强弱与流利度等）及左右手寸关尺各部表现。

2. 下关、支沟定位，立掟法

下关：在面部，颧弓下缘中央与下颌切迹之间凹陷中。

支沟：在前臂后区，腕背侧远端横纹上 3 寸，尺骨与桡骨间隙中点。

立滚法：以第五掌指关节背侧为吸定点，以第四掌指关节至第五掌骨基底部与掌背尺侧缘形成的扇形区域为滚动着力面，腕关节略屈向尺侧，以肘关节为支点，前臂主动做推旋运动，带动腕关节做较大幅度的屈伸活动，使小指、无名指、中指及食指的掌指关节背侧在施术部位上持续不断地来回滚动。

3. 患者，女，左颈前肿痛 4 天问诊

（1）现病史

1）主症的时间、程度：肿痛的程度如何？有无诱发因素？是否有易饥多食？是否有消瘦？

2）伴随症状：是否有疲乏无力？是否有心悸胸闷？是否有突眼？是否有月经异常？

3）诊疗经过：是否测定过血清甲状腺激素？是否测过血清 TSH？是否测过甲状腺抗体？是否治疗？效果如何？

（2）其他病史：既往史：有无异常？个人史：有无异常？家族史：有无异常？过敏史：有无异常？

4. 患者，女，34 岁。每于经前一二日或月经期小腹胀痛，拒按，伴胸胁、乳房作胀，经量少，经行不畅，经色紫暗有块，血块排出后痛减，经净疼痛消失，舌紫暗或有瘀点，脉弦或弦涩。请说出该患者的针灸治疗主穴和配穴。

根据患者表现，判定为痛经，属气滞血瘀证。

主穴：中极、次髎、地机、三阴交、十七椎。

配穴：气滞血瘀配太冲、血海。

047 号题

【题干】

1. 脉诊的运指手法。
2. 天柱、中极定位，夹搓法。
3. 患者，男，70 岁。排尿困难 10 年，加重半年问诊。
4. 百会的主治，昏仆的针刺穴位。

【答题要求】

根据你所抽题目的要求，边操作边口述或现场答辩，时间 20 分钟。

【答案解析】

1. 脉诊的运指手法

（1）举法：是指医生用较轻的指力，按在寸口脉搏跳动部位，以体察脉搏部位的方法。亦称"轻取"或"浮取"。

（2）按法：是指医生用较重的指力，甚至按到筋骨，体察脉象的方法。此法又称

"重取"或"沉取"。医生手指用力适中，按至肌肉以体察脉象的方法称为"中取"。

（3）寻法：是指切脉时指力从轻到重，或从重到轻，左右推寻，调节最适当指力的方法。在寸口三部细细寻找脉动最明显的部位，统称寻法，以捕获最丰富的脉象信息。

（4）循法：是指切脉时三指沿寸口脉长轴循行，诊察脉之长短，比较寸关尺三部脉象的特点。

（5）总按：即三指同时用力诊脉的方法。从总体上辨别寸关尺三部和左右两手脉象的形态、脉位的浮沉等。总按时一般指力均匀，但亦有三指用力不一致的情况。

（6）单诊：用一个手指诊察一部脉象的方法。主要用于分别了解寸、关、尺各部脉象的形态特征。应先用总按的方法，从总体上辨别脉象的形态、脉位的浮沉，然后再使用循法和单诊手法等辨别左右手寸、关、尺各部脉象的形态特征。

2. 天柱、中极定位，夹搓法

天柱：在颈后区，横平第2颈椎棘突上际斜方肌外缘凹陷中。

中极：在下腹部，脐中下4寸，前正中线上。

夹搓法是以双手掌面夹住施术部位，令受术者肢体放松，以肘关节和肩关节为支点，前臂与上臂部主动施力，做相反方向的较快速搓动，并同时做上下往返移动。

[动作要领]

（1）操时动作要协调、连贯，搓法含有擦、揉、摩、推等多种成分。搓动时掌面在施术部位体表有小幅度位移，受术者有较强的疏松感。

（2）搓动的速度应快，而上下移动的速度宜慢。

（3）夹搓法双手用力要对称。

3. 排尿困难10年，加重半年问诊

（1）现病史

1）主症的时间、程度：小便是否滴沥而下？起病的缓急？尿后是否有滴白？有无诱发因素？

2）伴随症状：是否伴尿频、尿急、尿痛？排尿是否有中断？小便是否混浊？尿中是否有血？小便量是否减少？是否口渴喜饮？是否胸闷痞满？有无渴不欲饮？有无形寒肢冷？

3）诊疗经过：是否做过相关检查？是否确诊癃闭？是否治疗？使用何种药物？效果如何？

（2）其他病史：既往史：有无异常？个人史：有无异常？家族史：有无异常？过敏史：有无异常？

4. 百会的主治，昏仆的针刺穴位

百会主治：①痴呆、中风、失语、瘛疭、失眠、健忘、癫狂痫证、癔病等神志病证。②头风、头痛、眩晕、耳鸣等头面病证。③脱肛、阴挺、胃下垂、肾下垂等气失固摄而致的下陷性病证。

昏仆针刺穴位：

主穴：水沟、百会、内关、涌泉。

配穴：虚证配气海、关元，实证配合谷、太冲。

048 号题

【题干】

1. 皮肤针法。
2. 环跳、阳陵泉定位，指按法。
3. 右下肢肿胀 6 年询问现病史。
4. 泄泻的主穴及寒湿证的配穴。

【答题要求】

根据你所抽题目的要求，边操作边口述或现场答辩，时间 20 分钟。

【答案解析】

1. 皮肤针法

（1）操作要点：①选取适宜体位，充分暴露待针腧穴。②穴区皮肤常规消毒。③软柄、硬柄皮肤针持针姿势不同。硬柄皮肤针持针式：用拇指和中指夹持针柄两侧，食指置于针柄中段上面，无名指和小指将针柄末端固定于大小鱼际之间。软柄皮肤针持针式：将针柄末端置于掌心，拇指居上，食指在下，中指、无名指、小指呈握拳状固定针柄末端。④叩刺：叩刺时，主要运用腕力，要求针尖垂直叩击皮肤，并立即弹起，如此反复操作。⑤用无菌干棉球或棉签擦拭。

（2）刺激强度：①轻刺：用较轻的腕力进行叩刺，针尖垂直叩打皮肤后立即弹起，针尖接触皮肤时间短，以局部皮肤略见潮红为度。②中刺：用中等的腕力进行叩刺，使针尖垂直叩打在皮肤上，针尖接触皮肤时间略长，立即弹起，以局部皮肤明显潮红，微有渗血为度。③重刺：用中重腕力进行叩刺，使针尖垂直叩打在皮肤上，针尖接触皮肤时间长，再弹起，以局部皮肤明显潮红、出血为度。

2. 环跳、阳陵泉定位，指按法

环跳：在臀区，股骨大转子最凸点与骶管裂孔连线的外 1/3 与内 2/3 交点处。

阳陵泉：在小腿外侧，腓骨头前下方凹陷中。

指按法：以拇指罗纹面着力于施术部位，余四指张开，置于相应位置以支撑助力，腕关节屈曲 40°～60°。拇指主动用力，垂直向下按压。当按压力达到所需的力度后，要稍停片刻，然后松劲撤力，再做重复按压，使按压动作既平稳又有节奏性。

3. 右下肢肿胀 6 年询问现病史

（1）主症的时间、程度：肿胀的程度？是否有疼痛？有无诱发因素？

（2）伴随症状：是否有晨僵现象？肿胀是否对称？是否有关节变形？是否有皮下结节？是否有发热、乏力？

（3）诊疗经过：是否做过相关检查？是否治疗？使用何种药物？效果如何？

4. 泄泻的主穴及寒湿证的配穴

主穴：天枢、上巨虚、阴陵泉、水分。

配穴：寒湿内盛配神阙。

049 号题

【题干】

1. 脉诊的选指、布指、运指。
2. 命门、大肠俞定位，中指揉法。
3. 多饮、多食伴消瘦问诊。
4. 天枢、迎香主治。

【答题要求】

根据你所抽题目的要求，边操作边口述或现场答辩，时间20分钟。

【答案解析】

1. 脉诊的选指、布指、运指

（1）选指：医生用左手或右手的食指、中指和无名指三个手指指目诊察，指目是指尖和指腹交界棱起之处，是手指触觉较灵敏的部位。诊脉者的手指指端要平齐，即三指平齐，手指略呈弓形，与受诊者体表约呈45°为宜，这样的角度可以使指目紧贴于脉搏搏动处。

（2）布指：中指定关，医生先以中指按在掌后高骨内侧动脉处，然后食指按在关前（腕侧）定寸，无名指按在关后（肘侧）定尺。布指的疏密要与患者手臂长短与医生手指粗细相适应，如病人的手臂长或医者手指较细，布指宜疏，反之宜密。定寸时可选取太渊穴所在位置（腕横纹上），定尺时可考虑按寸到关的距离确定关到尺的长度以明确尺的位置。寸关尺不是一个点，而是一段脉管的诊察范围。

（3）运指：医生运用指力的轻重、挪移及布指变化以体察脉象。常用的指法有举、按、寻、循、总按和单诊等，注意诊察患者的脉位（浮沉、长短）、脉次（至数与均匀度）、脉形（大小、软硬、紧张度等）、脉势（强弱与流利度等）及左右手寸关尺各部表现。

2. 命门、大肠俞定位，中指揉法

命门：在脊柱区，第2腰椎棘突下凹陷中，后正中线上。

大肠俞：在脊柱区，第4腰椎棘突下，后正中线旁开1.5寸。

中指揉法：中指伸直，食指置于中指远端指间关节背侧，腕关节微屈，用中指罗纹面着力于一定的治疗部位或穴位。以肘关节为支点，前臂做主动运动，通过腕关节使中指罗纹面在施术部位上做轻柔的小幅度的环旋运动。

3. 多饮、多食伴消瘦问诊

（1）现病史

1）主症的时间、程度：每次喝多少？每顿饭大约几两？是否多食易饥？体重下降多少？

2）伴随症状：是否伴有多尿？是否有口舌干燥？有无乏力倦怠？大便情况如何？是否伴有盗汗潮热？是否有腰膝酸软？是否有畏寒肢冷？

3）诊疗经过：是否测过血糖？血糖值是多少？是否确诊糖尿病？是否服用降糖药物？为何种药物？效果如何？

（2）其他病史：既往史：有无异常？个人史：有无异常？家族史：有无异常？过敏史：有无异常？

4. 天枢、迎香主治

天枢：①绕脐腹痛、腹胀、便秘、泄泻、痢疾等脾胃肠病证。②癥瘕、月经不调、痛经等妇科病证。

迎香：①鼻塞、鼻衄、鼻渊等鼻病。②口㖞、面痒、面肿等面口部病证。③胆道蛔虫病。

050号题

【题干】

1. 小儿脉诊法。
2. 关元、听宫定位，三指推法。
3. 女性便血的问诊。
4. 心绞痛的主配穴。

【答题要求】

根据你所抽题目的要求，边操作边口述或现场答辩，时间20分钟。

【答案解析】

1. 小儿脉诊法

小儿寸口部位甚短，一般用"一指（拇指或食指）定关法"，不必细分寸、关、尺三部。具体操作方法是，用左手握住小儿的手，对3岁以下的小儿，可用右手大拇指按于小儿掌后高骨部脉上，不分三部，以定至数为主。对3～5岁的小儿，则以高骨中线为关，以一指向两侧转动以寻察三部。6～8岁小儿，则可挪动拇指诊三部。9～10岁，可以次第下指，依寸、关、尺三部诊脉。10岁以上，可按成人三部脉法进行辨析。

2. 关元、听宫定位，三指推法

关元：在下腹部，脐中下3寸，前正中线上。

听宫：在面部，耳屏正中与下颌骨髁状突之间的凹陷中。

三指推法：施术者将食、中、无名指并拢，以指端部着力于施术部位上，腕关节略屈，前臂部主动施力，通过腕关节及掌部使食、中及无名三指向指端方向做单向直线推进。

3. 女性便血的问诊

（1）现病史

1）主症的时间、程度：便血的颜色？持续的时间？排便时是否有肿物脱出？能否自行回纳？有无诱发因素？肛周是否感觉潮湿、瘙痒？

2）伴随症状：有无疼痛？大便是否干结？是否有口渴？饮食如何？睡眠如何？

3）诊疗经过：是否做过肛门指诊等检查？是否确诊？是否服用止血药物？效果如何？

（2）其他病史：既往史：有无异常？个人史：有无异常？家族史：有无异常？过敏史：有无异常？

4. 心绞痛的主配穴

主穴：内关、神门、郄门、心俞、巨阙。

配穴：阴虚火旺配太溪、肾俞，痰火扰心配尺泽、丰隆，水气凌心配气海、阴陵泉，心脉瘀阻配膻中、膈俞，易惊配大陵，浮肿配水分。

051号题

【题干】

1. 脉诊常用运指手法。
2. 气海、神门定位，肘推法。
3. 患者，女，21岁，未婚，经行腹痛7年问诊。
4. 两颧潮红、脉细的临床意义。

【答题要求】

根据你所抽题目的要求，边操作边口述或现场答辩，时间20分钟。

【答案解析】

1. 脉诊常用运指手法

（1）举法：是指医生用较轻的指力，按在寸口脉搏跳动部位，以体察脉搏部位的方法。亦称"轻取"或"浮取"。

（2）按法：是指医生用较重的指力，甚至按到筋骨，体察脉象的方法。此法又称"重取"或"沉取"。医生手指用力适中，按至肌肉以体察脉象的方法称为"中取"。

（3）寻法：是指切脉时指力从轻到重，或从重到轻，左右推寻，调节最适当指力的方法。在寸口三部细细寻找脉动最明显的部位，统称寻法，以捕获最丰富的脉象信息。

（4）循法：是指切脉时三指沿寸口脉长轴循行，诊察脉之长短，比较寸关尺三部脉象的特点。

（5）总按：即三指同时用力诊脉的方法。从总体上辨别寸关尺三部和左右两手脉象的形态、脉位的浮沉等。总按时一般指力均匀，但亦有三指用力不一致的情况。

（6）单诊：用一个手指诊察一部脉象的方法。主要用于分别了解寸、关、尺各部脉象的形态特征。应先用总按的方法，从总体上辨别脉象的形态、脉位的浮沉，然后再使用循法和单诊手法等辨别左右手寸、关、尺各部脉象的形态特征。

2. 气海、神门定位，肘推法

气海：在下腹部，脐中下 1.5 寸，前正中线上。

神门：在腕前区，腕掌侧远端横纹尺侧端，尺侧腕屈肌腱的桡侧缘。

肘推法

［操作方法］屈肘，以肘关节尺骨鹰嘴突起部着力于施术部位，另一侧手臂抬起，以掌部扶握屈肘侧拳顶以固定助力。以肩关节为支点，腰部发力，上臂部主动施力，做较缓慢的单方向直线推进。

［动作要领］

（1）着力部位要紧贴体表。

（2）推进的速度宜缓慢均匀，压力要平稳适中。

（3）单向直线推进。

（4）肘推法宜参考经络走行、气血运行及肌纤维走行方向推进。

3. 患者，女，21 岁，未婚，经行腹痛 7 年问诊

（1）现病史

1）主症的时间、程度：疼痛发作的时间在经前、经期还是经后？疼痛的性质是刺痛、胀痛、隐痛？疼痛的程度？疼痛得热是否缓解？疼痛是否喜揉按？

2）伴随症状：月经量是否正常？经血的颜色、质地如何？有无血块、异味？月经周期是否正常？有无乳房胀痛、胸闷不舒？白带是否正常？有无腰骶酸痛、头晕耳鸣、健忘失眠？

3）诊疗经过：是否确诊？是否经过中药或针灸治疗？是否服用元胡止痛片？效果如何？

（2）其他病史：既往史：有无异常？个人史：有无异常？家族史：有无异常？过敏史：有无异常？

（3）有无生殖器官发育异常病史？有无经期感寒或过食生冷食物等影响月经的因素？带下史？

4. 两颧潮红、细脉的临床意义

两颧潮红者，多属阴虚阳亢的虚热证；久病重病面色苍白，却颧颊部嫩红如妆，游移不定者，属戴阳证，是脏腑精气衰竭殆尽，阴阳虚极，阴不敛阳，虚阳浮越所致，属病重。

细脉主气血俱虚，湿证。

二者并见，主阴虚内热。

052 号题

【题干】

1. 隔姜灸操作。
2. 天柱、肾俞定位，推搓法。
3. 阴道出血伴右腹部疼痛问诊。
4. 濡脉的特征及临床意义。

【答题要求】

根据你所抽题目的要求，边操作边口述或现场答辩，时间20分钟。

【答案解析】

1. 隔姜灸操作

操作方法：①制备姜片：切取生姜片，每片直径2～3cm，厚0.2～0.3cm，中间以针刺数孔。②选取适宜体位，充分暴露待灸腧穴。③放置姜片和艾炷，点燃艾炷：将姜片置于穴上，把艾炷置于姜片中心，点燃艾炷尖端，任其自燃。④调适温度：如患者感觉局部灼痛不可耐受，术者可用镊子将姜片一侧夹住端起，稍待片刻，重新放下再灸。⑤更换艾炷和姜片：艾炷燃尽，除去艾灰，更换艾炷依前法再灸。施灸数壮后，姜片焦干萎缩时，应置换新的姜片。⑥把握灸量：一般每穴灸6～9壮，至局部皮肤潮红而不起疱为度。灸毕去除姜片及艾灰。

2. 天柱、肾俞定位，推搓法

天柱：在颈后区，横平第2颈椎棘突上际，斜方肌外缘凹陷中。

肾俞：在脊柱区，第2腰椎棘突下，后正中线旁开1.5寸。

推搓法：以单手或双手掌面着力于施术部位。以肘关节为支点，前臂部主动施力，做较快速的推去拉回的搓动。

3. 阴道出血伴右腹部疼痛问诊

（1）现病史

1）主症的时间、程度：出血量多少？疼痛的性质是刺痛、胀痛、剧痛？疼痛的程度？是否妊娠？

2）伴随症状：月经量是否正常？经血的颜色、质地如何？有无血块、异味？月经周期是否正常？有无乳房胀痛、胸闷不舒？白带是否正常？有无腰骶酸痛、头晕耳鸣、健忘失眠？

3）诊疗经过：是否确诊？是否经过阴道后穹窿穿刺？是否有不凝血？是否做过B超检查？是否经过治疗？效果如何？

（2）其他病史：既往史：有无异常？个人史：有无异常？家族史：有无异常？过敏史：有无异常？

（3）有无生殖器官发育异常病史？有无经期感寒或过食生冷食物等影响月经的因素？带下史？

4. 濡脉的特征及临床意义

浮细无力而软。主虚证，湿困。

053号题

【题干】

1. 脉诊的操作。
2. 膻中、环跳定位，呼吸补泻法。
3. 患者，女，27岁，产后发热腹痛问诊。
4. 喘息不得卧，卧则气逆的临床意义。

【答题要求】

根据你所抽题目的要求，边操作边口述或现场答辩，时间20分钟。

【答案解析】

1. 脉诊的操作

（1）患者体位：诊脉时患者应取正坐位或仰卧位，前臂自然向前平展，与心脏置于同一水平，手腕伸直，手掌向上，手指微微弯曲，在腕关节下面垫一松软的脉枕，使寸口部位充分伸展，局部气血畅通，便于诊察脉象。

（2）医生指法：诊脉指法主要包括选指、布指、运指三部分。

1）选指：医生用左手或右手的食指、中指和无名指三个手指指目诊察，指目是指尖和指腹交界棱起之处，是手指触觉较灵敏的部位。诊脉者的手指指端要平齐，即三指平齐，手指略呈弓形，与受诊者体表约呈45°为宜，这样的角度可以使指目紧贴于脉搏搏动处。

2）布指：中指定关，医生先以中指按在掌后高骨内侧动脉处，然后食指按在关前（腕侧）定寸，无名指按在关后（肘侧）定尺。布指的疏密要与患者手臂长短与医生手指粗细相适应，如病人的手臂长或医者手指较细，布指宜疏，反之宜密。定寸时可选取太渊穴所在位置（腕横纹上），定尺时可考虑按寸到关的距离确定关到尺的长度以明确尺的位置。寸关尺不是一个点，而是一段脉管的诊察范围。

3）运指：医生运用指力的轻重、挪移及布指变化以体察脉象。常用的指法有举、按、寻、循、总按和单诊等，注意诊察患者的脉位（浮沉、长短）、脉次（至数与均匀度）、脉形（大小、软硬、紧张度等）、脉势（强弱与流利度等）及左右手寸关尺各部表现。

常用具体指法：①举法：是指医生用较轻的指力，按在寸口脉搏跳动部位，以体察脉搏部位的方法。亦称"轻取"或"浮取"。②按法：是指医生用较重的指力，甚至按到筋骨，体察脉象的方法。此法又称"重取"或"沉取"。医生手指用力适中，按至肌肉以体察脉象的方法称为"中取"。③寻法：是指切脉时指力从轻到重，或从重到轻，左右推寻，调节最适当指力的方法。在寸口三部细细寻找脉动最明显的部位，统称寻法，以捕获最丰富的脉象信息。④循法：是指切脉时三指沿寸口脉长轴循行，诊察脉之长短，比较寸关尺三部脉象的特点。⑤总按：即三指同时用力诊脉的方法。从总体上辨别寸关尺三部和左右两手脉象的形态、脉位的浮沉等。总按时一般指力均匀，但亦有三指用力不一致的情况。⑥单诊：用一个手指诊察一部脉象的方法。主要用于分别了解寸、关、尺各部脉象的形态特征。应先用总按的方法，从总体上辨别脉象的形态、脉位的浮沉，然后再使用循法和单诊手法等辨别左右手寸、关、尺各部脉象的形态特征。

（3）平息：医生在诊脉时注意调匀呼吸，即所谓"平息"。一方面医生保持呼吸调匀，清心宁神，可以自己的呼吸计算病人的脉搏至数，另一方面，平息有利于医生思想集中，可以仔细地辨别脉象。

（4）切脉时间：一般每次诊脉每手应不少于1分钟，两手以3分钟左右为宜。诊脉时应注意每次诊脉的时间至少应在五十动，一则有利于仔细辨别脉象变化，再则切脉时初按和久按的指感有可能不同，对临床辨证有一定意义，所以切脉的时间要适当长些。

（5）小儿脉诊法：小儿寸口部位甚短，一般用"一指（拇指或食指）定关法"，不必细分寸、关、尺三部。具体操作方法是，用左手握住小儿的手，对3岁以下的小儿，可用右手大拇指按于小儿掌后高骨部脉上，不分三部，以定至数为主。对3～5岁的小儿，则以高骨中线为关，以一指向两侧转动以寻察三部。6～8岁小儿，则可挪动拇指诊三部。9～10岁，可以次第下指，依寸、关、尺三部诊脉。10岁以上，可按成人三部脉法进行辨析。

2. 膻中、环跳定位，呼吸补泻法

膻中：在胸部，横平第4肋间隙，前正中线上。

环跳：在臀部，股骨大转子最凸点与骶管裂孔连线的外1/3与内2/3交点处。

呼吸补泻法操作要点：

（1）补法：病人呼气时进针，吸气时出针。

（2）泻法：病人吸气时进针，呼气时出针。

3. 患者，女，27岁，产后发热腹痛问诊

（1）现病史

1）主症的时间、程度：发热的程度？热型？腹痛的程度？恶露的颜色？是否有臭气？是否夹有血块？是否有诱发因素？产程中是否有会阴部损伤？是否有受凉史？

2）伴随症状：是否有发热？是否伴有寒战？是否腹痛？疼痛的性质？小腹有无压痛、反跳痛？是否有烦躁、口渴？乳房是否胀痛？乳汁是否通畅？

3）诊疗经过：是否确诊发热的原因？是否做过相关检查？是否服用治疗药物？效果如何？

（2）其他病史：既往史：有无异常？个人史：有无异常？家族史：有无异常？过敏史：有无异常？

（3）产前有无不洁性交史？产时是否有裂伤？是否有不洁生产史？

4. 喘息不得卧，卧则气逆的临床意义

咳逆倚息不得卧，卧则气逆，多为肺气壅滞，或心阳不足，水气凌心，或肺有伏饮。

054 号题

【题干】

1. 小儿脉诊法。
2. 条口、关元定位，关元隔附子饼灸。
3. 患者，女，31岁，阴道淋漓出血9天问诊。
4. 诊小儿食指络脉，脉络增粗，浮显，色鲜红，显于风关的临床意义。

【答题要求】

根据你所抽题目的要求，边操作边口述或现场答辩，时间20分钟。

【答案解析】

1. 小儿脉诊法

小儿寸口部位甚短，一般用"一指（拇指或食指）定关法"，不必细分寸、关、尺三部。具体操作方法是，用左手握住小儿的手，对3岁以下的小儿，可用右手大拇指按于小儿掌后高骨部脉上，不分三部，以定至数为主。对3～5岁的小儿，则以高骨中线为关，以一指向两侧转动以寻察三部。6～8岁小儿，则可挪动拇指诊三部。9～10岁，可以次第下指，依寸、关、尺三部诊脉。10岁以上，可按成人三部脉法进行辨析。

2. 条口、关元定位，关元隔附子饼灸

条口：在小腿外侧，犊鼻下8寸，犊鼻与解溪连线上。

关元：在下腹部，脐中下3寸，前正中线上。

隔附子饼灸：①将附子研成细末用黄酒适量调成泥状，做成直径约3cm、厚约

0.8cm 的圆饼，中间用针穿刺数孔备用。②选取适宜体位，充分暴露待灸腧穴。③先将附子饼置于穴上，再将中号或大号艾炷置于附子饼上，点燃艾炷尖端，任其自燃。④艾炷燃尽，去艾灰，更换艾炷，依前法再灸，施灸中，若感觉施灸局部灼痛不可耐受，术者用镊子将附子饼一端夹住端起，稍待片刻，重新放下再灸。⑤灸完规定壮数为止，一般每穴灸3～9壮。⑥灸毕去除附子片及艾灰。

3. 患者，女，31岁，阴道淋漓出血9天问诊

（1）现病史

1）主症的时间、程度：出血量多少？是否妊娠？

2）伴随症状：月经量是否正常？经血的颜色、质地如何？有无血块、异味？月经周期是否正常？有无乳房胀痛、胸闷不舒？白带是否正常？有无腰骶酸痛、头晕耳鸣、健忘失眠？

3）诊疗经过：是否确诊？是否经过阴道后穹隆穿刺？是否有不凝血？是否做过B超检查？是否经过治疗？效果如何？

（2）其他病史：既往史：有无异常？个人史：有无异常？家族史：有无异常？过敏史：有无异常？

（3）有无生殖器官发育异常病史？有无经期感寒或过食生冷食物等影响月经的因素？带下史？

4. 诊小儿食指络脉，脉络增粗，浮显，色鲜红，显于风关的临床意义

诊小儿食指络脉的临床意义是浮沉分表里，红紫辨寒热，淡滞定虚实，三关测轻重。该患儿脉络浮显，为病在表。色鲜红，主寒证。显于风关，属病轻。综合判断该患儿属于表寒证。

055号题

【题干】

1. 脉诊的选指、布指、运指。

2. 肩井、中脘定位，准头、阙上定位及所属脏腑。

3. 患者，男，60岁，排尿困难，四肢不温问诊。

4. 牙痛的主穴及胃火牙痛的配穴。

【答题要求】

根据你所抽题目的要求，边操作边口述或现场答辩，时间20分钟。

【答案解析】

1. 脉诊的选指、布指、运指

（1）选指：医生用左手或右手的食指、中指和无名指三个手指指目诊察，指目是指尖和指腹交界棱起之处，是手指触觉较灵敏的部位。诊脉者的手指指端要平齐，即三指平齐，手指略呈弓形，与受诊者体表约呈 45°为宜，这样的角度可以使指目紧贴于脉搏搏动处。

（2）布指：中指定关，医生先以中指按在掌后高骨内侧动脉处，然后食指按在关前（腕侧）定寸，无名指按在关后（肘侧）定尺。布指的疏密要与患者手臂长短与医生手指粗细相适应，如病人的手臂长或医者手指较细，布指宜疏，反之宜密。定寸时可选取太渊穴所在位置（腕横纹上），定尺时可考虑按寸到关的距离确定关到尺的长度以明确尺的位置。寸关尺不是一个点，而是一段脉管的诊察范围。

（3）运指：医生运用指力的轻重、挪移及布指变化以体察脉象。常用的指法有举、按、寻、循、总按和单诊等，注意诊察患者的脉位（浮沉、长短）、脉次（至数与均匀度）、脉形（大小、软硬、紧张度等）、脉势（强弱与流利度等）及左右手寸关尺各部表现。

2. 肩井、中脘定位，准头、阙上定位及所属脏腑

肩井：在肩胛区，第 7 颈椎棘突与肩峰最外侧点连线的中点。

中脘：在上腹部，前正中线上，脐上 4 寸。

准头、阙上定位及所属脏腑：鼻称明堂，眉间叫阙，额称庭或颜，颊侧称藩，耳门为蔽。庭候首面，阙上候咽喉，阙中（印堂）候肺，阙下（下极，山根）候心，下极之下（年寿）候肝，肝部左右候胆，肝下（准头）候脾，方上（脾两旁）候胃，中央（颧下）候大肠，夹大肠候肾，明堂（鼻端）以上候小肠，明堂以下候膀胱、子处。

3. 男，60 岁，排尿困难，四肢不温问诊

（1）现病史

1）主症的时间、程度：排尿困难持续的时间？是点滴而下，还是点滴不下，还是排尿中断？有无诱发因素？

2）伴随症状：除四肢不温外，是否伴有尿频、尿急、尿痛？有无小腹引痛？有无腰膝酸软？小便是否混浊？尿中是否有沙石或者血块？

3）诊疗经过：是否做过尿常规、肛门指诊等相关检查？是否确诊？是否治疗？效果如何？

（2）其他病史：既往史：有无异常？个人史：有无异常？家族史：有无异常？过敏史：有无异常？

4. 牙痛的主穴及胃火牙痛的配穴

主穴：合谷、颊车、下关。

配穴：胃火牙痛配内庭、二间。

056 号题

【题干】

1. 小儿脉诊的操作。

2. 犊鼻、水沟定位，拇指平推法。

3. 患儿，8岁，双下肢浮肿3天，伴血尿问诊。

4. 颤动舌的表现及临床意义。

【答题要求】

根据你所抽题目的要求，边操作边口述或现场答辩，时间20分钟。

【答案解析】

1. 小儿脉诊的操作

小儿寸口部位甚短，一般用"一指（拇指或食指）定关法"，不必细分寸、关、尺三部。具体操作方法是，用左手握住小儿的手，对3岁以下的小儿，可用右手大拇指按于小儿掌后高骨部脉上，不分三部，以定至数为主。对3～5岁的小儿，则以高骨中线为关，以一指向两侧转动以寻察三部。6～8岁小儿，则可挪动拇指诊三部。9～10岁，可以次第下指，依寸、关、尺三部诊脉。10岁以上，可按成人三部脉法进行辨析。

2. 犊鼻、水沟定位，拇指平推法

犊鼻：在膝前区，髌骨下缘，在髌韧带外侧凹陷中。又名外膝眼。

水沟：在面部，在人中沟的上1/3与下2/3交点处。

拇指平推法：以拇指罗纹面着力于施术部位或穴位上，余四指置于其前外方以助力，腕关节略屈曲。拇指及腕部主动施力，向其食指方向呈短距离、单向直线推进。在推进过程中，拇指罗纹面的着力部分应逐渐偏向桡侧，且随着拇指的推进腕关节应逐渐伸直。

3. 患儿，8岁，双下肢浮肿3天，伴血尿问诊

（1）现病史

1）主症的时间、程度：水肿起始的部位、程度？按压是否随手而起？水肿发生前是否有呼吸道或皮肤感染？是否做相关检查？结果如何？

2）伴随症状：是否有恶寒发热？肢节酸楚的程度？是否有小便不利等症？有无咽喉红肿疼痛？有无身体困重，胸闷，纳呆，泛恶等症状？有无烦热口渴，小便短赤，或大便干结？有无脘腹胀闷，食欲不振，便溏，神疲乏力？

3）诊疗经过：是否进行过尿常规和肾功能检测？是否确诊？是否治疗，怎样治疗，效果如何？

（2）其他病史：既往史：有无异常？个人史：有无异常？家族史：有无异常？过敏史：有无异常？

4. 颤动舌的表现及临床意义

颤动舌指舌体震颤抖动不能自主的表现，轻者仅伸舌时颤动，重者不伸舌时，亦抖颤难宁，颤动舌为肝风内动的表现，可因热盛、阳亢、阴亏、血虚等所致。①久病舌淡白而颤动：多属血虚动风。②新病舌绛而颤动：多属热极生风。③舌红少津而颤动：多属阴虚动风。④酒毒内蕴：亦可见舌体颤动。

057号题

【题干】

1. 脉诊的选指、布指、运指。
2. 膈俞、期门定位，无瘢痕灸。
3. 患儿，男，6岁，皮下瘀斑1周，伴双膝肿痛1天问诊。
4. 痿软舌的表现及临床意义。

【答题要求】

根据你所抽题目的要求，边操作边口述或现场答辩，时间20分钟。

【答案解析】

1. 脉诊的选指、布指、运指

（1）选指：医生用左手或右手的食指、中指和无名指三个手指指目诊察，指目是指尖和指腹交界棱起之处，是手指触觉较灵敏的部位。诊脉者的手指指端要平齐，即三指平齐，手指略呈弓形，与受诊者体表约呈45°为宜，这样的角度可以使指目紧贴于脉搏搏动处。

（2）布指：中指定关，医生先以中指按在掌后高骨内侧动脉处，然后食指按在关前（腕侧）定寸，无名指按在关后（肘侧）定尺。布指的疏密要与患者手臂长短与医生手指粗细相适应，如病人的手臂长或医者手指较细，布指宜疏，反之宜密。定寸时可选取太渊穴所在位置（腕横纹上），定尺时可考虑按寸到关的距离确定关到尺的长度以明确尺的位置。寸关尺不是一个点，而是一段脉管的诊察范围。

（3）运指：医生运用指力的轻重、挪移及布指变化以体察脉象。常用的指法有举、按、寻、循、总按和单诊等，注意诊察患者的脉位（浮沉、长短）、脉次（至数与均匀度）、脉形（大小、软硬、紧张度等）、脉势（强弱与流利度等）及左右手寸关尺各部表现。

2. 膈俞、期门定位，无瘢痕灸

膈俞：在背部，第7胸椎棘突下，后正中线旁开1.5寸。

期门：在胸部，乳头直下，第6肋间隙，前正中线旁开4寸。

无瘢痕灸又名非化脓灸。操作要点：①定取腧穴宜采取仰卧位或俯卧位，充分暴露待灸部位。②用棉签蘸少许大蒜汁或医用凡士林或涂清水于穴区皮肤，用以黏附艾炷。③将艾炷平置于腧穴上，用线香点燃艾炷顶部，待其自燃，要求每个艾炷不可燃尽，当艾炷燃剩至1/3，患者感觉腧穴局部有灼痛时，即可易炷再灸。④灸满规定壮数为止，一般应灸至腧穴局部皮肤呈现红晕而不起疱为度。

3. 患儿，男，6岁，皮下瘀斑1周，伴双膝肿痛1天问诊

（1）现病史

1）主症的时间、程度：皮肤瘀斑起病的缓急？瘀斑的分布部位、大小、颜色？瘀斑是否高出皮肤？抚摸是否碍手？有无诱发因素？双膝肿痛的程度？

2）伴随症状：是否鼻衄、齿衄、便血、尿血？有无心烦，口渴，手足心热？

3）诊疗经过：是否做过血小板计数及出凝血时间等相关检查？是否确诊紫癜属于过敏性还是血小板减少性？是否治疗？效果如何？

（2）其他病史：既往史：有无异常？个人史：有无异常？家族史：有无异常？过敏史：有无异常？

4. 痿软舌的表现及临床意义

痿软舌指舌体软弱、无力屈伸痿废不灵的表现。痿软舌多见于伤阴或气血俱虚。痿软舌多因气血亏虚、阴液亏损、舌肌筋脉失养而废弛，致使舌体痿软。①舌淡白而痿软：多是气血俱虚。②新病舌干红而痿软：多是热灼津伤。③久病舌绛少苔或无苔而痿软：多见于外感病后期，热极伤阴或内伤杂病，阴虚火旺。

058 号题

【题干】

1. 脉诊的运指手法。
2. 昆仑、至阴定位，按尺肤。
3. 突发胆区绞痛问诊。
4. 弦脉的特征及临床意义。

【答题要求】

根据你所抽题目的要求，边操作边口述或现场答辩，时间 20 分钟。

【答案解析】

1. 脉诊的运指手法

（1）举法：是指医生用较轻的指力，按在寸口脉搏跳动部位，以体察脉搏部位的方法。亦称"轻取"或"浮取"。

（2）按法：是指医生用较重的指力，甚至按到筋骨，体察脉象的方法。此法又称"重取"或"沉取"。医生手指用力适中，按至肌肉以体察脉象的方法称为"中取"。

（3）寻法：是指切脉时指力从轻到重，或从重到轻，左右推寻，调节最适当指力的方法。在寸口三部细细寻找脉动最明显的部位，统称寻法，以捕获最丰富的脉象信息。

（4）循法：是指切脉时三指沿寸口脉长轴循行，诊察脉之长短，比较寸关尺三部脉象的特点。

（5）总按：即三指同时用力诊脉的方法。从总体上辨别寸关尺三部和左右两手脉象的形态、脉位的浮沉等。总按时一般指力均匀，但亦有三指用力不一致的情况。

（6）单诊：用一个手指诊察一部脉象的方法。主要用于分别了解寸、关、尺各部脉象的形态特征。应先用总按的方法，从总体上辨别脉象的形态、脉位的浮沉，然后再使用循法和单诊手法等辨别左右手寸、关、尺各部脉象的形态特征。

2. 昆仑、至阴的定位，按尺肤

昆仑：在踝区，外踝尖与跟腱之间的凹陷中。

至阴：在足趾，小趾末节外侧，趾甲根角侧后方 0.1 寸（指寸）。

按尺肤：受检者可采取坐位或仰卧位。诊左尺肤时，医生用右手握住病人上臂近肘处，左手握住病人手掌，同时向桡侧转前臂，使前臂内侧面向上平放，尺肤部充分暴露，医生用指腹或手掌平贴尺肤处并上下滑动来感觉尺肤的寒热、滑涩、缓急（紧张度）。诊右尺肤时，医生操作手法同上，左、右手置换位置，方向相反。

3. 突发胆区绞痛问诊

（1）现病史

1）主症的时间、程度：胆区绞痛发病的时间？疼痛的程度？绞痛呈持续性还是间断性？有无诱发因素？跟进食或者活动是否有关？是否有放射感？

2）伴随症状：是否伴有黄疸？是否有恶心呕吐？大小便颜色是否有改变？

3）诊疗经过：是否进行过肝胆 B 超、肝功能等相关检查？是否确诊胆石症？是否用药？效果如何？

（2）其他病史：既往史：有无异常？个人史：有无异常？家族史：有无异常？过敏史：有无异常？

4. 弦脉的特征及临床意义

端直以长，如按琴弦。见于肝胆病、疼痛、痰饮等，以及老年健康者。

059 号题

【题干】

1. 小儿脉诊法。

2. 大陵、外关定位，闪罐法。

3. 男童，9 岁，发热，两腮肿痛 3 天问诊。

4. 老人去世前精神焕发，脉疾，说出老人对应的证，疾脉的临床表现。

【答题要求】

根据你所抽题目的要求，边操作边口述或现场答辩，时间 20 分钟。

【答案解析】

1. 小儿脉诊法

小儿寸口部位甚短，一般用"一指（拇指或食指）定关法"，不必细分寸、关、尺三部。具体操作方法是，用左手握住小儿的手，对 3 岁以下的小儿，可用右手大拇指按于小儿掌后高骨部脉上，不分三部，以定至数为主。对 3～5 岁的小儿，则以高骨中线为关，以一指向两侧转动以寻察三部。6～8岁小儿，则可挪动拇指诊三部。9～10岁，可以次第下指，依寸、关、尺三部诊脉。10岁以上，可按成人三部脉法进行辨析。

2. 大陵、外关定位，闪罐法

大陵：在腕前区，腕掌侧远端横纹中，掌长肌腱与桡侧腕屈肌腱之间。

外关：在前臂后区，腕背侧远端横纹上2寸，尺骨与桡骨间隙中点。

闪罐法：①选取适宜体位，充分暴露待拔腧穴。②选用大小适宜的罐具。③用镊子夹紧95%的酒精棉球一个，点燃，使棉球在罐内壁中段绕1～3圈或短暂停留后迅速退出，迅速将罐扣在应拔的部位，再立即将罐起下。④如此反复多次地拔住起下、起下拔住。⑤拔至施术部位皮肤潮红、充血或瘀血为度。

3. 男童，9岁，发热，两腮肿痛3天问诊

（1）现病史

1）主症的时间、程度：发热的热势？热型？腮部肿胀疼痛时间、程度？有无规律，跟进食是否有关，有无急性腮腺炎病人接触史。

2）伴随症状：发热时是否有恶寒表现？有无汗出？有无口渴？有无头痛，呕吐，四肢抽搐和颈项僵直？神志是否清楚？有无睾丸肿痛？

3）诊疗经过：确诊急性腮腺炎否？口服抗病毒西药或中药否？治疗效果如何？

（2）其他病史：既往史：有无异常？个人史：有无异常？家族史：有无异常？过敏史：有无异常？

（3）预防接种情况如何？是否全程接种？尤其是麻风腮疫苗是否接种过。

4. 老人去世前精神焕发，脉疾，说出老人对应的证，疾脉的临床表现

此患者属于假神的表现，提示脏腑精气耗竭殆尽，正气将绝，阴不敛阳，虚阳外越，阴阳即将离决，属病危。常见于临终之时，为死亡的预兆，故古人比喻为回光返照、残灯复明。

疾脉表现为脉来急疾，一息七八至。主阳极阴竭，元气欲脱。

060号题

【题干】

1. 毫针捻转法。

2. 大椎、曲池定位，大椎刺络拔罐法。

3. 小儿腹泻问诊。

4. 踝部扭伤的取穴，申脉的主治。

【答题要求】

根据你所抽题目的要求，边操作边口述或现场答辩，时间20分钟。

【答案解析】

1. 毫针捻转法

捻转法是指将针刺入腧穴一定深度后，施以向前向后的捻转动作，使针在腧穴内反复前后来回旋转的行针手法，是毫针行针的基本手法。操作要点：①消毒：腧穴皮肤、医生双手常规消毒。②刺入毫针：将毫针刺入腧穴的一定深度。③实施捻转操作：针身向前向后持续均匀来回捻转，要保持针身在腧穴基点上左右旋转运动，如此反复捻转。

2. 大椎、曲池定位，大椎刺络拔罐法

大椎：在脊柱区，第7颈椎棘突下凹陷中，后正中线上。

曲池：在肘区，尺泽与肱骨外上髁连线的中点处。

刺络拔罐法：①选取适宜体位，充分暴露待拔腧穴。②选择大小适宜的玻璃罐备用。③消毒施术部位，刺络出血：医者戴消毒手套，用碘伏消毒施术部位，持三棱针（或一次性注射针头）点刺局部使之出血，或用皮肤针叩刺出血。④用闪火法留罐，留置5～15分钟后起罐。⑤起罐时不能迅猛，避免罐内污血喷射而污染周围环境。用消毒棉签清理皮肤上残存血液，清洗火罐后进行消毒处理。

3. 小儿腹泻问诊

（1）现病史

1）主症的时间、程度：大便次数、颜色、质地？腹泻持续的时间？有无诱发因素？是否做过相关检查？

2）伴随症状：有无腹痛、里急后重？大便是否夹有脓血？有无呕吐？食欲如何？有无口干欲饮？小便量色质？眼窝是否凹陷？精神状态如何？四肢温度如何？

3）诊疗经过：是否进行过血常规和便常规检查？是否确诊？是否服用止泻药物？效果如何？

（2）其他病史：既往史：有无异常？个人史：有无异常？家族史：有无异常？过敏史：有无异常？

4. 踝部扭伤的取穴，申脉的主治

踝部扭伤：取阿是穴、申脉、解溪、丘墟。

申脉主治：①头痛、眩晕等头部疾病。②癫狂痫等神志病证。③嗜睡、不寐、眼睛开合不利病证。④腰腿酸痛，下肢运动不利。

第三站 西医临床

001号题

【题干】

1. 头颈部淋巴结检查。
2. 外科手消毒。
3. 类风湿关节炎关节的表现。

【答题要求】

根据你所抽题目的要求，边操作边口述或现场答辩，时间20分钟。

【答案解析】

1. 头颈部淋巴结检查

[检查方法]

（1）检查某部淋巴结时，应使该部皮肤和肌肉松弛，以利于触摸。

（2）检查左颌下淋巴结时，将左手置于被检查者头顶，使头微向左前倾斜，右手四指并拢，屈曲掌指及指间关节，沿下颌骨内缘向上滑动触摸，检查右侧时，两手换位，使被检查者头向右前倾斜。

（3）检查颈部淋巴结时，可站在被检查者前面或背后，嘱其头稍低，并向检查侧倾斜，然后用手指紧贴检查部位，由浅入深进行滑动触诊。

[临床意义]颌下淋巴结肿大常由口腔内炎症所致。颈部淋巴结肿大常由化脓性扁桃体炎、齿龈炎等急慢性炎症所致。淋巴结结核时，淋巴结肿大常发生在颈部血管周围，多发性，质地较硬，大小不等，可互相粘连或与邻近组织、皮肤粘连，移动性稍差。

2. 外科手消毒

（1）洗手：①用流动水冲洗双手、前臂和上臂下1/3。②取适量抗菌洗手液（约3mL）涂满双手、前臂、上臂至肘关节以上10cm处，按七步洗手法清洗双手、前臂至肘关节以上 10cm 处。七步洗手法：手掌相对→手掌对手背→双手十指交叉→双手互握→揉搓拇指→指尖→手腕、前臂至肘关节以上 10cm 处。两侧在同一水平交替上升，不得回搓。③用流动水冲洗清洗剂，水从指尖到双手、前臂、上臂，使水从肘下流走，沿一个方向冲洗，不可让水倒流，彻底冲洗干净。④再取适量抗菌洗手液（约 3mL）揉搓双手，按照七步洗手法第二次清洗双手及前臂至肘关节以上 10cm。⑤用流动水冲洗清洗剂，水从指尖到双手、前臂、上臂，使水从肘下流走，沿一个方向冲洗，不可让水倒流，彻底冲洗干净。⑥抓取无菌小毛巾中心部位，先擦干双手，然后将无菌小毛巾对折呈三角形，底边置于腕部，直角部位向指端，以另手拉住两侧对角，边转动边顺势向上移动至肘关节以上 10cm 处，擦干经过部位水迹，不得回擦；翻转毛巾，用毛巾的另一面以相同方法擦干另一手臂。操作完毕将擦手巾弃于指定容器内。⑦保持手指朝上，将双手悬空举在胸前，自然晾干手及手臂。

（2）手消毒：①取适量外科手消毒液（约 3mL）于一手的掌心，将另一手指尖在消毒液内浸泡约 5 秒，搓揉双手，然后将消毒液环形涂抹于前臂直至肘上约 10cm 处，确保覆盖到所有皮肤。②以相同方法消毒另一侧手、前臂至肘关节以上 10cm 处。③取外科手消毒液（约 3mL），涂抹双手所有皮肤，按七步洗手法揉搓双手，直至消毒剂干燥。④整个涂抹揉搓过程约 3 分钟。⑤保持手指朝上，将双手悬空举在胸前，待外科手消毒液自行挥发至彻底干燥。

3. 类风湿关节炎关节的表现

（1）晨僵：早晨起床后病变关节感觉僵硬，如胶黏着样感觉，持续 1 小时以上，称为晨僵，常被作为观察本病活动指标之一。

（2）关节痛与压痛：关节痛是最早的症状，最常出现的部位为腕、掌指关节、近端指间关节，其次是足趾、膝、踝、肘、肩等关节。多呈对称性、持续性，但时轻时重，疼痛的关节往往伴有压痛，受累关节的皮肤出现褐色色素沉着。

（3）关节肿胀：凡受累的关节均可肿胀，呈对称性。

（4）关节畸形：见于较晚期患者，最为常见的晚期关节畸形是腕和肘关节强直、掌指关节的半脱位、手指向尺侧偏斜和呈"天鹅颈样"及"纽扣花样"表现。

（5）关节功能障碍：关节肿痛和结构破坏都引起关节的活动障碍。

002 号题

【题干】

1. 左颌下淋巴结触诊。

2. 普通伤口换药。

3. 血沉加快的临床意义。

【答题要求】

根据你所抽题目的要求,边操作边口述或现场答辩,时间20分钟。

【答案解析】

1. 左颌下淋巴结检查

[检查方法]检查左颌下淋巴结时,将左手置于被检查者头顶,使头微向左前倾斜,右手四指并拢,屈曲掌指及指间关节,沿下颌骨内缘向上滑动触摸。检查时如发现有肿大的淋巴结,应记录其数目、大小、质地、移动度、表面是否光滑,有无红肿、压痛和波动,是否有瘢痕、溃疡和瘘管等。

[临床意义]颌下淋巴结肿大常由口腔内炎症所致。

2. 普通伤口换药

[操作前准备]

(1)清洗双手,戴好帽子、口罩。

(2)核对患者信息,复习病历,明确诊断与换药的目的。

(3)与患者进行床边交流,告知操作的目的,取得患者配合。

(4)根据操作目的及前次换药记录准备换药物品,包括一次性无菌换药包1个(内含弯盘2个、垫单1块、镊子2把、纱布及棉球若干、消毒剂等),医用剪刀1把,医用胶带、医用绷带等。如换药伤口或切口面积较大,估计无菌换药包中的纱布、棉球及消毒剂数量不足时,另用无菌换药弯盘取适量干棉球、纱布及消毒剂作补充,严禁中断操作过程进行物品补充。

(5)特殊伤口在不增加患者痛苦的前提下,可事先查验伤口,以便根据需要另备无菌血管钳、无菌手术剪、生理盐水棉球、凡士林纱布及抗生素药物等。

[操作步骤与方法]

(1)根据病情及换药需要,给患者取恰当的体位,要求使患者舒适不易疲劳,不易发生意外污染事件,伤口暴露充分,采光良好,便于操作者及需要时有助手相助的操作,伤口部位尽量避开患者的视线。

(2)将一次性换药包打开,并将其他换药物品合理地放置在医用推车上,再一次查验物品是否齐全、能用且够用。

(3)操作开始,先用手取下外层敷料(勿用镊子),再用1把镊子取下内层敷料。揭除内层敷料应轻巧,一般应沿伤口长轴方向揭除;若内层敷料粘连在创面上,不可硬揭,可用生理盐水棉球浸湿后稍等片刻再揭去,以免伤及创面引起出血。

(4)双手执镊,右手镊子接触伤口,左手镊子保持无菌,从换药碗中夹取无菌物品传递给右手镊子,两镊不可碰触。

(5)普通伤口,用0.75%吡咯烷酮碘(碘伏)或2.5%碘酊消毒,由伤口中心向外侧消毒伤口及周围皮肤,涂擦时沿切口方向单向涂擦,范围半径距切口3~5cm,连续擦拭2～3遍。如用2.5%碘酊消毒，待碘酊干后再用70%酒精涂擦2～3遍脱碘。

（6）伤口分泌物较多且创面较深时，先用干棉球及生理盐水棉球清除分泌物，然后按感染伤口方法消毒。

（7）消毒完毕，一般创面用消毒凡士林纱布覆盖，污染伤口或易出血伤口根据需要放置引流纱条。

（8）用无菌纱布覆盖伤口，覆盖范围应超过伤口边缘3cm以上，一般8～10层纱布，医用胶带固定，贴胶带的方向应与肢体或躯干长轴垂直。

3. 血沉加快的临床意义

（1）生理性增快：见于妇女月经期、妊娠、儿童、老年人。

（2）病理性增快：见于：①各种炎症：如细菌性急性炎症、风湿热和结核病活动期。②损伤及坏死，如急性心肌梗死、严重创伤、骨折等。③恶性肿瘤。④各种原因导致的高球蛋白血症，如多发性骨髓瘤、感染性心内膜炎、系统性红斑狼疮、肾炎、肝硬化等。⑤贫血。

003号题

【题干】

1. 液波震颤。

2. 穿手术衣。

3. 急性乳腺炎的临床表现。

【答题要求】

根据你所抽题目的要求，边操作边口述或现场答辩，时间20分钟。

【答案解析】

1. 液波震颤

[检查方法] 检查时患者平卧，医师以一手掌面贴于患者一侧腹壁，另一手四指并拢屈曲，用指端冲击患者另一侧腹壁，如有大量液体存在，则贴于腹壁的手掌有被液体波动冲击的感觉，即液波震颤（波动感）。为防止腹壁本身震动传至对侧，可让另一人将手掌尺侧缘压于脐部腹中线上。

[临床意义] 用于3000～4000mL以上腹水的检查。

2. 穿手术衣

[操作前准备]

（1）基础着装符合手术室及相关操作工作间的管理要求。

（2）戴好帽子、口罩。

（3）按照操作要求已完成外科手消毒。

（4）查看无菌手术衣的类型、号码是否合适及无菌有效期。

[操作步骤与方法]

(1)从已打开的无菌手术衣包内取出无菌手术衣一件,环视四周,选择较大的空间穿手术衣。

(2)提起手术衣两肩及衣领折叠处,将衣领展开,内面朝向自己,正面向外,轻轻将手术衣抖开。

(3)稍向上掷起手术衣,顺势将两手同时插入对应的衣袖内并尽量向前伸,将两手自袖口伸出。如双手未能完全伸出,可由巡回护士(或助手)在后面拉紧领部衣带将手伸出袖口。

(4)由巡回护士(或助手)在身后系好领部、背部系带。

(5)戴好无菌手套,然后一手提起腰带,传递给巡回护士(或助手),协助将腰带绕过后背至前侧部,并将手术衣的后面衣幅完全包盖住后背部,由本人自行系好腰带。

3. 急性乳腺炎的临床表现

[症状]

(1)乳房肿胀疼痛:初起时患乳肿大,胀痛或触痛,翻身或吮乳时痛甚,疼痛部位多在乳房的外下象限,乳汁排泄不畅,病情发展到成脓阶段时,患部疼痛加剧,呈持续性搏动性疼痛或刺痛,脓成溃破后脓流通畅,则逐渐肿消痛止,若脓流不畅,肿势不消,疼痛不减,多为有袋脓现象,或脓液波及其他乳腺叶而引起病变。

(2)发热:初起时可出现恶寒发热,化脓时可有高热、寒战,若感染严重,并发败血症者,常可在突然的剧烈寒战后出现高达40～41℃的发热。

(3)其他症状:初起时可出现骨节酸痛、胸闷、呕吐、恶心等症状,化脓时可有口渴、纳差、小便黄、大便干结等症状。

[体征]初起时患部压痛,结块或有或无,皮色微红或不红,化脓时患部肿块逐渐增大,结块明显,皮肤红热水肿,触痛显著,拒按,脓已成时肿块变软,按之有波动感,若病变部位较深,则皮肤发红及波动感均不甚明显,已溃者创口流脓黄白而稠厚,若脓肿向乳管内穿破,可自乳头流出脓液,患侧腋下常可扪及肿大的淋巴结,并有触痛。

004 号题

【题干】

1. 肠鸣音和振水音。

2. 阑尾手术的术前消毒。

3. 直肠癌早期的临床症状。

【答题要求】

根据你所抽题目的要求,边操作边口述或现场答辩,时间20分钟。

【答案解析】

1. 肠鸣音和振水音

（1）肠鸣音

[检查方法] 检查时，被检者取仰卧位，医生将听诊器体件放在腹部进行听诊，正常时每分钟4～5次肠鸣音，脐部听诊最清楚。

[临床意义] 肠鸣音超过每分钟10次时，称肠鸣音频繁，见于服泻药后、急性肠炎或胃肠道大出血等。如肠鸣音次数多，且呈响亮、高亢的金属音，称肠鸣音亢进，见于机械性肠梗阻。若肠鸣音明显少于正常，或3～5分钟以上才听到一次，称为肠鸣音减弱或稀少，见于老年性便秘、电解质紊乱（低血钾）及胃肠动力低下等。如持续听诊3～5分钟未闻及肠鸣音，称肠鸣音消失或静腹，见于急性腹膜炎或各种原因所致的麻痹性肠梗阻。

（2）振水音

[检查方法] ①被检者取仰卧位，医师用耳凑近被检者上腹部或将听诊器体件放于此处，然后用稍弯曲的手指以冲击触诊法连续迅速冲击其上腹部，如听到胃内液体与气体相撞击的声音，称为振水音。②也可用双手左右摇晃患者上腹部以闻及振水音。

[临床意义] 正常人餐后或饮入多量液体时，上腹部可出现振水音。但若在空腹或餐后6～8小时以上仍有此音，则提示胃内有液体潴留，见于胃扩张、幽门梗阻及胃液分泌过多等。

2. 阑尾手术的术前消毒

（1）将无菌纱布或消毒大棉球用消毒剂彻底浸透，用卵圆钳夹住消毒纱布或大棉球，由手术切口中心向四周稍用力涂擦，涂擦某一部位时方向保持一致，严禁做往返涂擦动作，消毒范围应包括手术切口周围半径15cm的区域，并应根据手术可能发生的变化适当扩大范围

（2）重复涂擦3遍，第2、3遍涂擦的范围均不能超出上一遍的范围

（3）消毒皮肤时涂擦应稍加用力，方向应一致，不可遗漏空白处，严禁自外周返回中心部位，已经接触污染部位的消毒纱布不应再返回涂擦清洁处

（4）阑尾炎手术属于腹部手术，先滴少许消毒剂于脐孔，以延长消毒时间。

（5）用0.75%吡咯烷酮碘（碘伏）消毒时，不需要用70%酒精脱碘，用2.5%碘酊消毒时，待碘酊干后再用70%酒精涂擦2～3遍脱碘。

（6）使用过的消毒纱布或大棉球应按手术室要求处置。

3. 直肠癌早期的临床症状

（1）排便习惯改变：排便习惯改变是常见早期症状，排便次数增多或便意频数、里急后重、肛门下坠感或排便不尽感等直肠刺激症状，有时伴有轻微腹痛。

（2）出血：出血也是最常见的早期症状，癌表面黏膜被粪便或异物擦伤所引起，易

误诊为痔疮出血。

（3）脓血便：当供应癌肿生长的血液不能满足肿瘤生长速度时，肿瘤发生出血坏死、溃烂，继发感染则出现脓血便或里急后重等直肠炎症状，易误诊为肠炎或痢疾。

（4）大便变细或变形：此是病至后期癌肿增大，使肠腔狭窄引起的症状，当出现肠管部分内容物通过障碍时，则有腹痛、腹胀、肠鸣音亢进等不全性肠梗阻表现。

005 号题

【题干】

1. 甲状腺前位触诊，甲状腺肿大的分度。
2. 感染区穿非一次性隔离衣。
3. 阴道瘙痒、带下量多，为了便于诊断，需要的检查项目。

【答题要求】

根据你所抽题目的要求，边操作边口述或现场答辩，时间 20 分钟。

【答案解析】

1. 甲状腺前位触诊，甲状腺肿大的分度

[检查方法]包括甲状腺峡部和甲状腺侧叶的检查。①甲状腺峡部：甲状腺峡部位于环状软骨下方第二至第四气管环前面。站于受检者前面用拇指从胸骨上切迹向上触摸，可感到气管前软组织，判断有无增厚，配合吞咽动作，判断有无增大和肿块。②甲状腺侧叶：一手拇指施压于一侧甲状软骨，将气管推向对侧，另一手食、中指在对侧胸锁乳突肌后缘向前推挤甲状腺侧叶，拇指在胸锁乳突肌前缘触诊，配合吞咽动作，重复检查，用同样方法检查另一侧甲状腺。

[甲状腺肿大分度]甲状腺肿大分为三度，不能看出肿大但能触及者为Ⅰ度，既可看出肿大又能触及，但在胸锁乳突肌以内区域者为Ⅱ度，肿大超出胸锁乳突肌外缘者为Ⅲ度。

2. 感染区穿非一次性隔离衣

（1）戴好帽子及口罩，取下手表，卷袖过肘，洗手。

（2）手持衣领取下隔离衣，清洁面（内侧面）朝向自己；将衣领两端向外平齐对折并对齐肩缝，露出两侧袖子内口。

（3）右手抓住衣领，将左手伸入衣袖内；右手将衣领向上拉，使左手伸出袖口。

（4）换左手抓住衣领，将右手伸入衣袖内；左手将衣领向上拉，使右手伸出袖口。

（5）两手持衣领，由领子前正中顺着边缘向后将领子整理好并扣好领扣，然后分别扎好袖口或系好袖口扣子（此时手已污染）。

（6）松开收起腰带的活结，将隔离衣一边约在腰下 5cm 处渐向前拉，直到见边缘后捏住；同法捏住另一侧边缘的相同部位，注意手勿碰触到隔离衣的内面。然后双手在

背后将边缘对齐，向一侧折叠，将后背完全包裹。一手按住折叠处，另一手将腰带拉至背后压住折叠处，将腰带在背后交叉，绕回到前面系好。

3. 阴道瘙痒、带下量多，为了便于诊断，需要的检查项目

白带检查、阴道黏膜改变、阴道 pH、胺试验及镜检病原体。

006 号题

【题干】

1. 布鲁津斯基征。
2. 感染区脱非一次性隔离衣。
3. 肾病综合征的诊断。

【答题要求】

根据你所抽题目的要求，边操作边口述或现场答辩，时间 20 分钟。

【答案解析】

1. 布鲁津斯基征

[检查方法] 患者去枕仰卧，双下肢自然伸直，医师左手托患者枕部，右手置于患者胸前，使颈部移动前屈，如两膝关节和髋关节反射性屈曲为阳性。

[临床意义] 脑膜刺激征阳性最多见于脑膜炎，也可见于蛛网膜下腔出血、脑脊液压力增高等。

2. 感染区脱非一次性隔离衣

（1）解开腰带，在前面打一活结。

（2）解开两袖口，在肘部将部分袖子套塞入袖内，便于消毒双手。

（3）消毒清洗双手后，解开领扣，右手伸入左手腕部套袖内，拉下袖子过手，用遮盖着的左手握住右手隔离衣袖子的外面，将右侧袖子拉下，双手转换渐从袖管中退出。

（4）用左手自衣内握住双肩肩缝撤右手，再用右手握住衣领外面反折，脱出左手。

（5）左手握住领子，右手将隔离衣两边对齐，挂在衣钩上。挂在污染区，则污染面朝外。

3. 肾病综合征的诊断

（1）大量蛋白尿（>3.5g/d）。

（2）低蛋白血症（血浆白蛋白≤30g/L）。

（3）明显水肿。

（4）高脂血症。

其中（1）、（2）两项为诊断所必需。同时必须首先除外继发性病因和遗传性疾病才能诊断为原发性肾病综合征，最好能进行肾活检得出病理诊断，另外还要判定有无并发症。

007 号题

【题干】

1. 周围血管征的检查操作和意义。
2. 女患者导尿术。
3. 二度房室传导阻滞心电图特点。

【答题要求】

根据你所抽题目的要求,边操作边口述或现场答辩,时间 20 分钟。

【答案解析】

1. 周围血管征的检查操作和意义

(1)毛细血管搏动征:用手指轻压被检者指甲床末端,或以干净玻片轻压被检者口唇黏膜,如见到红白交替的、与其心脏搏动一致的节律性微血管搏动现象,称为毛细血管搏动征阳性。

(2)枪击音与杜氏双重杂音:将听诊器体件放在肱动脉或股动脉处,可听到与心跳一致短促如射枪的"嗒、嗒"音,称为枪击音,这是由于脉压增大使脉波冲击动脉壁所致。如再稍加压力,则可听到收缩期与舒张期双重吹风样杂音,称为杜氏双重杂音。

(3)周围血管征包括头部随脉搏呈节律性点头运动、颈动脉搏动明显、毛细血管搏动征、水冲脉、枪击音与杜氏双重杂音

[临床意义] 周围血管征均由脉压增大所致,常见于主动脉瓣关闭不全、重症贫血及甲状腺功能亢进症等。

2. 女患者导尿术

(1)携带导尿物品至患者床旁,告知房间内除患者以外的其他人员暂时离开,关闭门窗,拉上隔帘(或用屏风遮挡)以保护患者隐私。

(2)能自理的患者,嘱其清洗外阴,不能完成的患者,协助其清洗外阴。

(3)协助患者退下对侧(左侧)裤腿盖在近侧(右侧)腿上,将盖被斜盖在对侧(左侧)腿上以保暖。嘱患者取仰卧位,双腿稍屈膝外展,露出外阴,将尿垫垫于臀下。

(4)打开一次性无菌导尿包,将弯盘放于患者两腿之间,取消毒棉球 1 包倒入弯盘内的右侧,左手戴手套,右手用镊子夹取消毒棉球,进行第一次消毒,消毒顺序是由上至下,由外向内,阴阜→两侧大阴唇→两侧小阴唇→尿道口,最后一个消毒棉球消毒尿道口至肛门。用过的棉球放在弯盘内左侧,每个棉球只能用一次,第一次消毒完毕,脱下手套放入弯盘内一并移至床尾。

(5)将打开的一次性无菌导尿包移至患者两腿之间,双手戴好手套,铺洞巾(洞巾

的下缘连接导尿包包布形成临时无菌区），将未使用的弯盘放置于会阴部。

（6）检查导尿管是否通畅，气囊是否漏气。撕开石蜡油棉球包，用石蜡油棉球润滑导尿管前端18～20cm后放于治疗盘内。撕开消毒棉球包，将消毒棉球倒入弯盘内右侧。

（7）以左手拇、食指分开并固定小阴唇，右手持镊子夹住消毒棉球进行第二次消毒，顺序是尿道口→两侧小阴唇→尿道口，每个部位用一个消毒棉球，每个棉球只用一次。污染物放于床尾弯盘内。

（8）嘱患者放松并张口呼吸，左手固定小阴唇，将导尿管尾端置于治疗盘内，右手持卵圆钳夹住导尿管轻轻插入尿道内4～6cm，插进过程中注意观察患者的表情，询问有无不适，见尿液流出后再插入1～2cm，然后固定导尿管，将尿液引流入治疗盘内，仔细观察尿液外观，需要时留取尿标本，嘱患者放松。

（9）导尿结束，缓慢拔除尿管，用纱布擦净外阴。

（10）如需留置导尿管，用注射器向气囊管内注入无菌水约10mL，并稍用力牵拉导尿管观察是否已固定，连接一次性尿袋，尿袋引流管用别针挂于床旁，将尿管标识粘贴在引流管上。

（11）撤去导尿用物品，脱下手套后协助患者穿好裤子，盖好被子，告知患者导尿结束，询问患者有无不适、需要及疑问。拉开床间隔帘（或撤去屏风）。

（12）妥善处理导尿用物品，记录导尿量、尿液外观特征等，如留有标本及时送检。

3. 二度房室传导阻滞心电图特点

（1）二度Ⅰ型：又称莫氏Ⅰ型或文氏型。心电图表现为：①P波规律地出现。②P-R间期呈进行性延长（而R-R间距则进行性缩短），直至出现一次心室漏搏，其后P-R间期又恢复为最短，再逐渐延长，直至又出现心室漏搏。这种周而复始的现象，称为房室传导的文氏现象。房室传导比例常为3∶2、4∶3、5∶4等。

（2）二度Ⅱ型：又称莫氏Ⅱ型。心电图表现为：P波有规律地出现，发生心室漏搏之前和之后的所有下传搏动的P-R间期都恒定（正常范围或延长），QRS波群成比例地脱漏，形态一般正常或增宽畸形。房室传导比例常为2∶1、3∶2、4∶3等。

008号题

【题干】

1. 肺和胸膜的听觉语音和耳语音。
2. 胸椎损伤现场搬运。
3. 腰椎间盘突出的手法治疗。

【答题要求】

根据你所抽题目的要求，边操作边口述或现场答辩，时间20分钟。

【答案解析】
1. 肺和胸膜的听觉语音和耳语音
（1）听觉语音

［检查方法］嘱被检者按一般的说话音调发"一、二、三"音，检查者在胸壁上用听诊器可听到柔和而模糊的声音，即听觉语音，也称语音共振。

［临床意义］听觉语音减弱见于过度衰弱、支气管阻塞、胸腔积液、气胸、胸膜增厚、胸壁水肿、慢性阻塞性肺气肿等，听觉语音增强见于肺实变、肺空洞、压迫性肺不张，听觉语音增强、响亮，且音节清晰，称为支气管语音，见于肺组织实变，常伴有触觉语颤增强、病理性支气管呼吸音等肺实变体征，但以支气管语音出现最早。

（2）耳语音

［检查方法］被检者用耳语声调发"一、二、三"音，在胸壁上听诊，正常在肺泡呼吸音的听诊区域只能听到极微弱的声音，此音为耳语音。

［临床意义］耳语音增强见于肺实变、肺空洞及压迫性肺不张，耳语音增强且字音清晰者为胸耳语音，是广泛肺实变的体征。

2. 胸椎损伤现场搬运
（1）在搬动时，尽可能减少不必要的活动，以免引起或加重脊髓损伤。

（2）搬运一般需要由三人或四人共同完成，可求助于现场的成年目击者。进行搬运时一人蹲在伤者的头顶侧，负责托下颌和枕部，并沿脊柱纵轴略加牵引力，使颈部保持中立位，与躯干长轴呈一条直线，其他三人分别蹲在伤者的右侧胸部、右侧腰臀部及右下肢旁，由头侧的搬运者发出口令，四人动作协调一致并保持脊柱平直，将伤者平抬平放至硬质担架（或木板）上。

（3）分别在胸部、腰部及下肢处用固定带将伤者捆绑在硬质担架（或木板）上，保持脊柱伸直位。

3. 腰椎间盘突出的手法治疗
主要适用于首次发作，病程较短，或病程虽长，但症状较轻，诊断为单侧隐藏型和突出型，同时影像学显示椎管无狭窄或无骨质疏松者，尤其对大多数青壮年患者更为适用。

（1）循经按揉法：患者取俯卧位，术者先以揉法沿脊柱两侧自上而下数次放松骶棘肌，力度适中，侧重腰部肌肉的放松，继以大鱼际或掌根循两侧足太阳膀胱经反复按揉3遍，再以双手叠掌，掌根自胸腰椎督脉向下逐次移动按压，以患者能耐受为度。

（2）穴位点压法：以两手拇指指腹对应，在腰椎横突上及秩边、环跳、殷门、承山等穴按压，至患者感觉酸胀时止，再以掌根轻柔按摩。

（3）脊柱斜扳法：患者取侧卧位，术者面向患者，术者一手按肩后部，一手按髂前上棘，两手同时做相反方向斜扳，通常可闻及一清脆的弹响声。

（4）拔伸按腰法：患者取俯卧位，嘱患者双手上举拉住床头，一助手双手握患者双踝做拔伸牵引，术者叠掌按压突出部位棘突，在助手持续拔伸牵引下骤然向上抖动时用力下压掌根，要配合默契，动作协调。

（5）屈膝屈髋法：患者仰卧位屈膝屈髋，术者两手扶患者双膝关节做正、反方向环转后用力下按，尽量使膝关节贴近胸壁，然后将患肢由屈膝屈髋位拉向伸直位，反复3次。

（6）俯卧扳腿法：患者俯卧位，术者一手按压突出部位棘突，一手托住患者对侧膝部，使下肢尽量后伸，双手同时协调用力，左右各1次。

（7）直腿抬高法：患者仰卧位，嘱尽量抬高患侧下肢，术者以一手推膝部，另一手握足前部，使踝关节尽量背伸。

（8）坐位旋转法：患者取坐位，下肢相对固定，术者一手拇指按压突出部位偏歪的棘突旁，一手穿过偏歪一侧的腋下按颈后部，双手相对用力，使脊柱做顺时针或逆时针方向旋转。

上述手法，可根据病情需要及患者的具体情况有针对性地选用，对中央型突出者，或骨质增生明显、突出物有钙化者，或骨质疏松者，或病程长、反复发作，以及已经多次手法治疗效果欠佳者，则不宜手法治疗。

009号题

【题干】

1. 心脏瓣膜区听诊。
2. 上臂闭合性骨折的简易固定。
3. 低密度脂蛋白升高的临床意义。

【答题要求】

根据你所抽题目的要求，边操作边口述或现场答辩，时间20分钟。

【答案解析】

1. 心脏瓣膜区听诊

（1）心脏瓣膜听诊区分布：①二尖瓣区：位于心尖搏动最强处，又称心尖区。一般情况下，位于第5肋间隙左锁骨中线内侧。②主动脉瓣区：主动脉瓣有两个听诊区。主动脉瓣听诊区位于胸骨右缘第2肋间隙，主动脉瓣狭窄时的收缩期杂音在此区最响；主动脉瓣第二听诊区位于胸骨左缘第3、4肋间隙，主动脉瓣关闭不全时的舒张期杂音在此区最响。③肺动脉瓣区：在胸骨左缘第2肋间隙。④三尖瓣区：在胸骨体下端近剑突偏右或偏左处。

（2）体位：心脏听诊时，被检者多取坐位或仰卧位，为使听诊清楚，可嘱被检者按要求变化体位。

（3）听诊顺序：二尖瓣区→肺动脉瓣区→主动脉瓣区→主动脉瓣第二听诊区→三尖瓣区（或二尖瓣区→主动脉瓣区→主动脉瓣第二听诊区→肺动脉瓣区→三尖瓣区）。无论何种顺序均应以不遗漏听诊区为准。

2. 上臂闭合性骨折的简易固定

伤肢取肘关节屈曲呈直角位，长夹板放在上臂的外侧，长及肩关节及肘关节，短夹板放置在上臂内侧，用绷带分三个部位捆绑固定，然后用一条三角巾将前臂悬吊于胸前，用另一条三角巾将伤肢与胸廓固定在一起。若无可用的夹板，可用三角巾先将伤肢固定于胸廓，然后用另一条三角巾将伤肢悬吊于胸前。

3. 低密度脂蛋白升高的临床意义

［参考值］低密度脂蛋白胆固醇（LDL-C）：≤3.12mmol/L 为合适范围，3.15～3.61mmol/L 为边缘性升高，＞3.64mmol/L 为升高。

［临床意义］低密度脂蛋白（LDL）与冠心病发病呈正相关，LDL 升高是动脉粥样硬化的潜在危险因素。

010 号题

【题干】

1. 移动性浊音。
2. 普通伤口换药。
3. 胸痛有哪些诊断要点首先考虑心绞痛。

【答题要求】

根据你所抽题目的要求，边操作边口述或现场答辩，时间 20 分钟。

【答案解析】

1. 移动性浊音

［检查方法］检查者自腹中部脐水平面开始向患者左侧叩诊，由鼓音变为浊音时，板指固定不动，嘱患者右侧卧位，再度叩诊，如呈鼓音，表明浊音移动。同样方法向右侧叩诊，叩得浊音后嘱患者左侧卧位，核实浊音是否移动。这种因体位不同而出现浊音区变动的现象，称移动性浊音阳性。

［临床意义］当腹腔内有较多游离液体（在 1000mL 以上）时，如患者仰卧位，液体因重力作用多积聚于腹腔低处，含气的肠管漂浮其上，故叩诊腹中部呈鼓音，腹部两侧呈浊音；在患者侧卧位时，液体随之流动，叩诊上侧腹部转为鼓音，下侧腹部呈浊音。

2. 普通伤口换药

［操作前准备］

（1）清洗双手，戴好帽子、口罩。

（2）核对患者信息，复习病历，明确诊断与换药的目的。

（3）与患者进行床边交流，告知操作的目的，取得患者配合。

（4）根据操作目的及前次换药记录准备换药物品，包括一次性无菌换药包1个（内含弯盘2个、垫单1块、镊子2把、纱布及棉球若干、消毒剂等），医用剪刀1把，医用胶带、医用绷带等。如换药伤口或切口面积较大，估计无菌换药包中的纱布、棉球及消毒剂数量不足时，另用无菌换药弯盘取适量干棉球、纱布及消毒剂作补充，严禁中断操作过程进行物品补充。

（5）特殊伤口在不增加患者痛苦的前提下，可事先查验伤口，以便根据需要另备无菌血管钳、无菌手术剪、生理盐水棉球、凡士林纱布及抗生素药物等。

[操作步骤与方法]

（1）根据病情及换药需要，给患者取恰当的体位，要求使患者舒适不易疲劳，不易发生意外污染事件，伤口暴露充分，采光良好，便于操作者及需要时有助手相助的操作，伤口部位尽量避开患者的视线。

（2）将一次性换药包打开，并将其他换药物品合理地放置在医用推车上，再一次查验物品是否齐全、能用且够用。

（3）操作开始，先用手取下外层敷料（勿用镊子），再用1把镊子取下内层敷料。揭除内层敷料应轻巧，一般应沿伤口长轴方向揭除；若内层敷料粘连在创面上，不可硬揭，可用生理盐水棉球浸湿后稍等片刻再揭去，以免伤及创面引起出血。

（4）双手执镊，右手镊子接触伤口，左手镊子保持无菌，从换药碗中夹取无菌物品传递给右手镊子，两镊不可碰触。

（5）普通伤口，用0.75%吡咯烷酮碘（碘伏）或2.5%碘酊消毒，由伤口中心向外侧消毒伤口及周围皮肤，涂擦时沿切口方向单向涂擦，范围半径距切口3~5cm，连续擦拭2~3遍。如用2.5%碘酊消毒，待碘酊干后再用70%酒精涂擦2~3遍脱碘。

（6）伤口分泌物较多且创面较深时，先用干棉球及生理盐水棉球清除分泌物，然后按感染伤口方法消毒。

（7）消毒完毕，一般创面用消毒凡士林纱布覆盖，污染伤口或易出血伤口根据需要放置引流纱条。

（8）用无菌纱布覆盖伤口，覆盖范围应超过伤口边缘3cm以上，一般8~10层纱布，医用胶带固定，贴胶带的方向应与肢体或躯干长轴垂直。

3. 胸痛有哪些诊断要点首先考虑心绞痛

（1）部位：主要在胸骨体中段或上段之后，可波及心前区，常放射至左肩、左臂内侧达无名指和小指，或至颈、咽或下颌部。

（2）性质：阵发性的胸痛常为压榨性、闷胀性或窒息性，也可有烧灼感。

（3）诱因：发作常由体力劳动或情绪激动（如愤怒、焦急、过度兴奋等）所诱发，饱食、寒冷、吸烟、心动过速、休克等亦可诱发

（4）持续时间：疼痛出现后常逐步加重，然后在3～5分钟内渐消失，很少超过15分钟。

（5）缓解方式：一般在停止诱发症状的活动后即可缓解，舌下含服硝酸甘油能在几分钟内缓解。

011号题

【题干】

1. 肝绝对浊音界的叩诊。
2. 戴无菌手套。
3. 喘息型慢性支气管炎和支气管哮喘的鉴别。

【答题要求】

根据你所抽题目的要求，边操作边口述或现场答辩，时间20分钟。

【答案解析】

1. 肝绝对浊音界的叩诊

［检查方法］肝脏叩诊时用间接叩诊法，被检者取仰卧位。叩诊确定肝上界时，一般是沿右锁骨中线、右腋中线和右肩胛线，由肺区往下叩向腹部，当清音转为浊音时，即为肝上界，此处相当于被肺遮盖的肝顶部，故又称肝相对浊音界；再往下叩1～2肋间，由浊音转为实音时，此处肝脏不被肺遮盖，直接贴近胸壁，称肝绝对浊音界。确定肝下界时，由腹部鼓音区沿右锁骨中线或前正中线向上叩，当鼓音转为浊音处即是。体形匀称型者，正常肝上界在右锁骨中线上第5肋间，下界位于右季肋下缘，两者之间的距离为肝上下径，为9～11cm；在右腋中线上肝上界在第7肋间，下界相当于第10肋骨水平；在右肩胛线上，肝上界为第10肋间，下界不易叩出。瘦长型者肝上下界均可低一个肋间，矮胖型者则可高一个肋间。

［临床意义］病理情况下，肝浊音界向上移位见于右肺不张、右肺纤维化、气腹及鼓肠等；肝浊音界向下移位见于肺气肿、右侧张力性气胸等。肝浊音界扩大见于肝炎、肝脓肿、肝淤血、肝癌和多囊肝等；肝浊音界缩小见于急性重型肝炎、晚期肝硬化和胃肠胀气等；肝浊音界消失代之以鼓音者，多因肝表面有气体覆盖所致，是急性胃肠穿孔的一个重要征象，亦可见于人工气腹等。

2. 戴无菌手套

［操作前准备］

（1）着装符合手术室及相关操作工作间的管理要求。

（2）戴好帽子、口罩。

（3）按照操作要求已完成外科手消毒。

（4）查看无菌手套类型、号码是否合适及无菌有效期。

[操作步骤与方法]

（1）选取合适的操作空间，确保戴无菌手套过程中不会因为手套放置不当或空间不足而发生污染事件。

（2）撕开无菌手套外包装，取出内包装平放在操作台上。

（3）一手捏住两只手套翻折部分，提出手套，适当调整使两只手套拇指相对并对齐。

（4）右手（或左手）手指并拢插入对应的手套内，然后适当张开手指伸入对应的指套内，再用戴好手套的右手（或左手）的2～5指插入左手（或右手）手套的翻折部内，用相同的方法将左手（或右手）插入手套内，并使各手指到位。

（5）分别将手套翻折部分翻回盖住手术衣袖口。

（6）在手术或操作开始前，应将双手举于胸前，严禁碰触任何物品而发生污染事件。

3. 喘息型慢性支气管炎和支气管哮喘的鉴别

喘息型慢性支气管炎一般多见于中老年，咳嗽、咳痰症状较为突出，多因咳嗽反复发作、迁延不愈而伴有喘息。支气管哮喘患者常有个人或家族过敏性病史，多数自幼得病，早期以哮喘症状为主，突发突止，应用解痉药症状可明显缓解，间歇期一般可无症状，支气管哮喘反复发作多年后并发慢性支气管炎，二者不易鉴别，应全面详细分析病史，以明确诊断。

012号题

【题干】

1. 肺部听诊。

2. 胸膜腔穿刺术。

3. 病毒性心肌炎临床表现。

【答题要求】

根据你所抽题目的要求，边操作边口述或现场答辩，时间20分钟。

【答案解析】

1. 肺部听诊

[检查方法] 被检者取坐位或卧位，嘱被检者微张口或均匀的呼吸，必要时可做较深呼吸或咳嗽数声后继续听诊，这样更有利于觉察呼吸音及附加音的变化。听诊顺序一般由肺尖开始，自上而下，分别检查前胸部、侧胸部和背部，注意上下左右对称部位进行对比。听诊时注意呼吸音的变化，是否有异常的附加音，如啰音、胸膜摩擦音等。

[临床意义] 肺部病变时，听诊会有异常发现，如干湿啰音、胸膜摩擦音、异常呼吸音等。

2. 胸膜腔穿刺术

（1）再次核对患者基本信息及诊断。

（2）根据患者病情及穿刺目的，给患者取恰当的体位并确定、标记穿刺点。①胸膜腔穿刺抽气者，患者取仰卧半坐位，穿刺点选择在患侧叩诊为鼓音或听诊呼吸音降低最明显的部位，一般位于患侧锁骨中线第 2 肋间。②胸膜腔穿刺抽液者，一般情况良好者，反向骑跨坐于带靠背的椅子上，上肢屈肘交叉置于椅背，前额伏于前臂上，坐好后询问患者是否舒适，能否坚持此坐姿。病情不允许久坐的患者，取仰卧半卧位，患侧后背稍向前垫高，患侧前臂上举抱于枕部，充分暴露胸部后外侧。胸膜腔穿刺抽液的穿刺点应选择在叩诊为实音或听诊呼吸音降低最明显的部位，一般取肩胛线或腋后线第 7~8 肋间，腋中线第 6~7 肋间，腋前线第 5 肋间。③包裹性积液和局限性积气患者，须结合 X 线或 B 超定位穿刺点。④确定穿刺点后用蘸龙胆紫的棉签在皮肤上做精确的标记，或用拇指指甲在患者皮肤上稍用力掐压出一个"+"字掐痕。

（3）用无菌医用棉签蘸取消毒液进行穿刺点周围皮肤的常规消毒，由穿刺点向外展开，范围超过穿刺点半径 15cm，消毒 2~3 次，后一次消毒范围应小于前一次范围。戴无菌手套，覆盖消毒洞巾。

（4）让助手打开局部麻醉剂安瓿，用 5mL 注射器抽取麻醉剂，在穿刺点的下一肋间上缘倾斜进针穿入皮下，以免损伤肋间血管和神经，少量推注麻醉剂后，将注射针直立，自皮肤至胸膜壁层逐层进行局部浸润麻醉。麻醉过程中边进针边回抽，直至有突破感并能回抽出积液或积气，用无菌纱布压住进针部位拔出注射器，进针深度作为胸腔穿刺针进针深度的参考。

（5）胸穿针连接好胶皮管，用血管钳将胶皮管夹闭。一手食指、中指绷紧并固定住穿刺处皮肤，另一手持胸穿针刺入穿刺点皮下，然后沿肋骨上缘按局部浸润麻醉的路径缓慢进针，当有落空感时提示穿透壁层胸膜进入胸膜腔。

（6）助手将胶皮管末端接排空的 50mL 注射器，松开夹闭胶皮管的血管钳，开始抽液或抽气。注射器吸满后，先用血管钳夹闭胶皮管，拔出注射器将液体注入留标本试管及备好的容器内（气体则排入大气内），排空注射器后再接上胶皮管松开血管钳继续抽液或抽气。反复操作达到穿刺目的，注意记录抽液量或抽气量。

（7）夹闭乳胶管，用无菌纱布按压住穿刺点拔出穿刺针，压迫穿刺点片刻（1~2分钟）后，用无菌棉签蘸取消毒液进行局部消毒，观察针刺点有无溢液，覆盖无菌纱布，用医用胶带固定。

（8）详细记录抽出液体的量、色泽、混浊度等，并尽快送检标本。

（9）协助患者回到病床，整理好衣服，仰卧位休息，与患者简单交流操作情况，检查血压、脉搏有无明显变化，术后严密观察患者有无气胸、血胸、肺水肿及胸腔感染等并发症。

（10）按要求妥善处理穿刺用物品。

3. 病毒性心肌炎临床表现

（1）症状

1）病毒感染表现：多数患者发病前 1~3 周内有呼吸道或消化道感染的病史，表现为发热、咽痛、咳嗽、全身不适、乏力等"感冒"样症状或恶心、呕吐、腹泻等胃肠道症状。

2）心脏受累表现：病毒感染1~3周后，患者出现心悸、气短、心前区不适或隐痛，重者呼吸困难、浮肿等，大部分患者以心律失常为主诉或首发症状，少数患者无明显症状，还有极少数患者发生阿-斯综合征、心力衰竭、心源性休克或猝死。

（2）体征

1）心率增快：心率增快与发热不平衡，休息及睡眠时亦快，或心率异常缓慢，均为心肌炎的可疑征象。

2）心脏扩大：轻者可无扩大，一般为暂时性扩大。

3）心音改变：重症心肌炎听诊心尖区可有第一心音减弱，和/或闻及病理性第三心音，或呈钟摆联律或胎心律

4）心脏杂音和心包摩擦音：心室扩大者有相对性二尖瓣关闭不全，在心尖区可闻及收缩期杂音，心包受累时可闻及心包摩擦音。

013号题

【题干】

1. 肝脏触诊。

2. 气囊-面罩简易呼吸器的使用。

3. 下肢深静脉血栓形成周围型的临床表现。

【答题要求】

根据你所抽题目的要求，边操作边口述或现场答辩，时间20分钟。

【答案解析】

1. 肝脏触诊

[检查方法]被检查者处于仰卧位，两膝关节屈曲，使腹壁放松，并做较深腹式呼吸以使肝脏上下移动。检查者立于患者右侧，将右手四指并拢，掌指关节伸直，以食指前端的桡侧或食指与中指指端对着肋缘，自髂前上棘连线水平，分别沿右锁骨中线、前正中线自下而上触诊，随患者呼气时，手指压向腹壁深部，吸气时，手指缓慢抬起，朝肋缘向上迎触下移的肝缘。如此反复进行，手指逐渐向肋缘移动，直到触及肝缘或肋缘为止。需在右锁骨中线上及前正中线上分别触诊肝缘，并在平静呼吸时分别测量其与肋缘或剑突根部的距离，以厘米表示。

[临床意义]正常成人的肝脏一般触不到，但腹壁松弛的瘦者于深吸气时可触及肝下缘，多在肋弓下1cm以内，剑突下如能触及肝左叶，多在3cm以内。2岁以下小儿的肝脏相对较大，易触及。正常肝脏质地柔软，表面光滑，无压痛和叩击痛。触及肝脏后，应详细描述以下几点：大小、质地、表面形态及边缘、压痛。

2. 气囊－面罩简易呼吸器的使用

［操作前准备］检查气囊－面罩简易呼吸器各装置是否无破损，单向活瓣工作正常，管道通畅。

［操作步骤与方法］

（1）简易呼吸器连接氧气，氧流量8～10mL/min。

（2）患者取去枕仰卧位，清除口腔分泌物，摘除假牙，头后仰打开气道。

（3）施救者站在患者头顶处或头部一侧，一手托起患者下颌，使患者头后仰以打开气道，将气囊面罩尖端向上罩在患者的口鼻部。

（4）一手以"CE"手法固定面罩（C法：拇指和食指将面罩紧扣于患者口鼻部，固定面罩，保持面罩密闭无漏气；E法：中指、无名指和小指放在患者下颌角处，向前上托起下颌，保持气道通畅）；另一手用拇指与其余四指的对应力挤压简易呼吸器气囊，每次挤压时间大于1秒，潮气量为8～12mL/kg，成人频率为12～16次/分，按压和放松气囊的时间比为1：（1.5～2）。

3. 下肢深静脉血栓形成周围型的临床表现

下肢深静脉血栓形成周围型常见于股腘静脉及小腿端深静脉处血栓形成。

（1）症状：大腿或小腿肿痛、沉重、酸胀，发生在小腿深静脉者疼痛明显，不能踏平行走。

（2）体征：股静脉为主的大腿肿胀，程度不是很重，皮温一般升高不明显，皮肤颜色正常或稍红，局限于小腿深静脉者，小腿剧痛，不能行走，行走则疼痛加重，往往呈跛行，腓肠肌压痛明显，Homans征阳性（即仰卧时双下肢伸直，将踝关节过度背屈，会引发腓肠肌紧张性疼痛）。

014号题

【题干】

1. 脾脏触诊。

2. 胸外心脏按压。

3. 肺结核的常见症状。

【答题要求】

根据你所抽题目的要求，边操作边口述或现场答辩，时间20分钟。

【答案解析】

1. 脾脏触诊

［检查方法］脾脏明显肿大而位置较表浅时，用单手浅部触诊即可触及。如肿大的脾脏位置较深，则用双手触诊法进行检查。被检者取仰卧位，双腿稍屈曲，医师左手绕过被检者腹部前方，手掌置于其左腰部第9～11肋处，将脾从后向前托起，右手掌平

放于上腹部,与肋弓成垂直方向,以稍弯曲的手指末端轻压向腹部深处,随被检者腹式呼吸运动,由下向上逐渐移近左肋弓,直到触及脾缘或左肋缘。脾脏轻度肿大而仰卧位不易触及时,可嘱被检者改为右侧卧位,右下肢伸直,左下肢屈髋、屈膝,用双手触诊较易触及。触及脾脏后应注意其大小、质地、表面形态、有无压痛及摩擦感等。

[临床意义]

(1)轻度脾肿大:见于慢性肝炎、粟粒型肺结核、伤寒、感染性心内膜炎、败血症和急性疟疾等,一般质地较柔软。

(2)中度脾肿大:见于肝硬化、慢性溶血性黄疸、慢性淋巴细胞性白血病、系统性红斑狼疮、疟疾后遗症及淋巴瘤等,一般质地较硬。

(3)高度脾肿大:表面光滑者见于慢性粒细胞性白血病、慢性疟疾和骨髓纤维化症等,表面不平而有结节者见于淋巴瘤等。

2. 胸外心脏按压

[按压部位]胸骨中下1/3处(少年儿童及成年男性可直接取两侧乳头连线的中点)。

[按压方法]一手掌根部放置在按压点上紧贴患者的胸部皮肤,手指翘起脱离患者胸部皮肤。将另一手掌跟重叠在接触按压部位手掌根背部,手指紧扣向其掌心部,上半身稍向前倾,双侧肘关节伸直,双肩连线位于患者的正上方,保持前臂与患者胸骨垂直,用上半身的力量垂直向下用力按压,然后放松使胸廓充分弹起。放松时掌根不脱离患者胸部皮肤,按压与放松的时间比为1:1。

[按压要求]成人按压时使胸骨下陷5~6cm,按压频率为100~120次/分。连续按压30次后给予2次人工呼吸。有多位施救者分工实施心肺复苏术时,每2分钟或5个周期后,可互换角色,保证按压质量。

3. 肺结核的常见症状

(1)全身症状:发热为肺结核最常见的全身性中毒症状,表现为长期低热,多见于午后,可伴乏力、盗汗、食欲减退、体重减轻、面颊潮红、妇女月经失调等。当肺部病灶急剧进展播散时,可有高热,多呈稽留热或弛张热。

(2)呼吸系统症状

1)咳嗽、咳痰:早期可有干咳或有少量黏液痰,如继发感染则痰呈脓性。

2)咯血:可见于半数患者。痰中带血是因病灶炎性反应使毛细血管扩张所致。若小血管破损或空洞的血管瘤破裂可引起中到大量咯血。咯血易引起结核病灶播散,如伴有持续高热则为有力佐证。

3)胸痛:炎症波及壁层胸膜时可引起相应部位的刺痛,随呼吸和咳嗽加重。

4)呼吸困难:慢性重症肺结核时,肺功能受损或胸膜广泛粘连,胸廓活动受限,可出现渐进性呼吸困难。并发气胸或大量胸腔积液时,则呼吸困难可急骤加重。

015 号题

【题干】

1. 心脏左界叩诊。
2. 口对口人工呼吸。
3. 房性早搏心电图判读。

【答题要求】

根据你所抽题目的要求,边操作边口述或现场答辩,时间 20 分钟。

【答案解析】

1. 心脏左界叩诊

[叩诊方法] 心脏叩诊采用间接叩诊法,被检者取仰卧位时,检查者立于被检者右侧,左手叩诊板指与肋间平行;被检者取坐位时,宜保持上半身直立姿势,平稳呼吸,检查者面对被检者,左手叩诊板指一般与肋间垂直,通常左侧心浊音界采用轻叩诊法,以叩诊音由清音变浊音来确定心浊音界。

[叩诊顺序] 从心尖搏动最强点外 2～3cm 处开始,沿肋间由外向内,叩诊音由清音变浊音时翻转板指,在板指中点相应的胸壁处用标记笔做一标记。如此自下而上,叩至第 2 肋间,分别标记。用直尺测量左锁骨中线与前正中线间的垂直距离,以及左右心界各标记的浊音点距前正中线的垂直距离,并记录。

2. 口对口人工呼吸

(1) 在患者口部覆盖无菌纱布或一次性屏障消毒面膜(施救者戴着一次性口罩时不需要覆盖无菌纱布,可直接吹气)。

(2) 施救者用左手拇指和食指堵住患者鼻孔,右手固定患者下颌,打开患者口腔。

(3) 施救者张大口将患者口唇严密包裹住,稍缓慢吹气,吹气时用眼睛的余光观察患者胸廓是否隆起。

(4) 每次吹气时间不少于 1 秒,吹气量 500～600mL,以胸廓明显起伏为有效。

(5) 吹气完毕,松开患者鼻孔,使患者的胸廓自然回缩将气体排出,随后立即给予第 2 次吹气。

(6) 吹气 2 次后立即实施下一周期的心脏按压,交替进行。

(7) 心脏按压与吹气的比例为 30:2。

3. 房性早搏心电图判读

①提早出现的房性 P' 波,形态与窦性 P 波不同。②P'-R 间期 ≥ 0.12s。③房性 P' 波后有正常形态的 QRS 波群。④房性早搏后的代偿间歇不完全,即房早前后的两个窦性 P 波的时距小于窦性 P-P 间距的两倍。

016 号题

【题干】

1. 心脏右界的叩诊。
2. 颈部有损伤的气道开放。
3. 抗链球菌溶血素"O"升高的临床意义。

【答题要求】

根据你所抽题目的要求,边操作边口述或现场答辩,时间 20 分钟。

【答案解析】

1. 心脏右界的叩诊

[叩诊方法] 心脏叩诊采用间接叩诊法,被检者取仰卧位时,检查者立于被检者右侧,左手叩诊板指与肋间平行;被检者取坐位时,宜保持上半身直立姿势,平稳呼吸,检查者面对被检者,左手叩诊板指一般与肋间垂直,通常右侧宜使用较重的叩诊法,以叩诊音由清音变浊音来确定心浊音界。

[叩诊顺序] 叩右界时,先沿右锁骨中线,自上而下,叩诊音由清音变浊音时为肝上界。然后,于其上一肋间(一般为第 4 肋间)由外向内叩出浊音点,继续向上,分别于第 3、第 2 肋间叩出浊音点,并标记。用直尺测量左锁骨中线与前正中线间的垂直距离,以及左右心界各标记的浊音点距前正中线的垂直距离,并记录。

2. 颈部有损伤的气道开放

采用双手托颌法。病人平卧,抢救者用双手从两侧抓紧病人的双下颌并托起,使头后仰,下颌骨前移,即可打开气道。此法适用于颈部有外伤者,以下颌上提为主,不能将病人头部后仰及左右转动。注意,颈部有外伤者只能采用双手托颌法开放气道,不宜采用仰头举颏法和仰头托颈法,以避免进一步损伤脊髓。

3. 抗链球菌溶血素"O"升高的临床意义

[参考值] 定性:阴性。定量:ASO < 500U(乳胶凝集法)。

[临床意义] ASO 升高常见于 A 群溶血性链球菌感染及感染后免疫反应所致的疾病,如感染性心内膜炎及扁桃体炎、风湿热、链球菌感染后急性肾小球肾炎等。

017 号题

【题干】

1. 直接叩诊法。
2. 颈椎损伤现场搬运。
3. 糖尿病酮症酸中毒的治疗。

【答题要求】

根据你所抽题目的要求,边操作边口述或现场答辩,时间20分钟。

【答案解析】

1. 直接叩诊法

[检查方法]用右手拇指以外的四指掌面直接拍击被检查部位,根据拍击的音响和指下的震动感来判断病变情况的方法,称为直接叩诊法。

[适应证]本法适用于胸部或腹部面积较广泛的病变,如胸膜粘连或增厚、气胸、大量胸水或腹水等。

2. 颈椎损伤现场搬运

(1)可先用颈托固定颈部。

(2)搬运一般需要由三人或四人共同完成,可求助于现场的成年目击者。进行搬运时一人蹲在伤者的头顶侧,负责托下颌和枕部,并沿脊柱纵轴略加牵引力,使颈部保持中立位,与躯干长轴呈一条直线,其他三人分别蹲在伤者的右侧胸部、右侧腰臀部及右下肢旁,由头侧的搬运者发出口令,四人动作协调一致将伤者平直地抬到担架(或木板)上。

(3)放置头部固定器将伤者的头颈部与担架固定在一起,或在伤者头及颈部两侧放置沙袋或卷紧的衣服等,然后用三角巾或长条围巾等将伤者头颈部与担架(或木板)捆扎固定在一起,防止在搬运中发生头颈部移动,并保持呼吸道通畅。

3. 糖尿病酮症酸中毒的治疗

[治疗原则]快速静脉补液恢复有效循环血容量,以适当速度降低血糖,纠正电解质及酸碱平衡失调,积极查明和消除诱因,防治并发症,降低病死率。

[救治措施]

(1)静脉补液:补液是治疗的关键环节,根据具体病情把握补液量和速度,DKA失水量可达体重10%以上,因此,应按照患者原有体重及失水程度计算补液量,一般为原有体重的10%左右。常规首先补充0.9%氯化钠注射液,开始时输液速度较快,在1~2小时内输入0.9%氯化钠1000~2000mL,前4小时输入所计算失水量1/3的液体,以改善周围循环和肾功能。以后根据血压、心率、每小时尿量、末梢循环情况,以及有无发热、吐泻等决定输液量和速度。老年患者及原有心、肾疾病的患者,补液过程中应严密监测心肾功能,一般每4~6小时输液1000mL。24小时输液量应包括已失水量和部分继续失水量,一般为4000~6000mL,严重失水者可达6000~8000mL。当血糖下降至13.9mmol/L时可开始应用含糖的液体,如5%葡萄糖液,每2~4g葡萄糖加入1U短效胰岛素。

(2)应用胰岛素:目前采用持续小剂量(短效)胰岛素治疗方案,即每小时每千克体重给予0.1U胰岛素,使血清胰岛素浓度恒定达到100~200μU/mL。有休克和/或严重酸中毒及昏迷的重症患者，可静脉注射首次负荷剂量胰岛素10～20U。血糖下降速度一般以每小时降低3.9～6.1mmol/L为宜，每1～2小时复查血糖，及时调节输液中胰岛素的比例，病情稳定后过渡到胰岛素常规皮下注射。

（3）纠正电解质及酸碱平衡失调：①纠正酸中毒：严重酸中毒者，血pH＜7.1，HCO_3^-＜5mmol/L者应给予补碱治疗，但补碱不宜过多、过快。常用5%碳酸氢钠溶液。②纠正低血钾：DKA患者有不同程度失钾，治疗前的血钾水平不能真实反映体内缺钾程度，补钾应根据血钾和尿量。治疗前血钾低于正常，立即开始补钾，第一个2～4小时每小时补氯化钾1.0～1.5g；血钾正常、尿量＜30mL/h，暂缓补钾，待尿量增加后再开始补钾。治疗过程中定时监测血钾和尿量，调整补钾量和速度。

（4）去除诱因及防治并发症：①防治脏器功能衰竭：在抢救过程中要注意治疗措施之间的协调，特别是预防脑水肿、心力衰竭和肾功能衰竭，预防上消化道出血，维持重要脏器功能。②控制感染：严重感染是常见诱因，亦可是发病后的合并症，应积极处理。

018号题

【题干】

1. 膀胱叩诊。
2. 屈曲加垫止血法。
3. 房颤的心电图表现。

【答题要求】

根据你所抽题目的要求，边操作边口述或现场答辩，时间20分钟。

【答案解析】

1. 膀胱叩诊

［检查方法］采用间接叩诊法，被检者多取仰卧位，在耻骨联合上方进行叩诊。

［临床意义］膀胱空虚时，因小肠位于耻骨上方遮盖膀胱，故叩诊呈鼓音，叩不出膀胱的轮廓。膀胱充盈时，耻骨上方叩出圆形浊音区。妊娠、卵巢囊肿或子宫肌瘤等，该区叩诊也呈浊音，应予鉴别。腹水时，耻骨上方叩诊可呈浊音区，但此区的弧形上缘凹向脐部，而膀胱胀大的浊音区弧形上缘凸向脐部。排尿或导尿后复查，如浊音区转为鼓音，即提示为尿潴留而致的膀胱胀大。

2. 屈曲加垫止血法

［临床应用］适用于肘、膝关节远端肢体受伤出血。

［操作方法］在肘、腘窝垫以棉垫卷或绷带卷，将肘关节或膝关节尽力屈曲，借衬垫物压住动脉，并用绷带或三角巾将肢体固定于屈曲位，精确记录止血的时间并标记在垫布上。

[注意事项]应用屈曲加垫止血法，必须先确定局部有无骨关节损伤，有骨关节损伤者禁用。

3. 房颤的心电图表现

（1）P波消失，代之以大小不等、形态不同、间隔不等的f波，频率为350～600次/分。

（2）QRS波群形态通常正常，但当心室率过快时，QRS波群可增宽畸形（室内差异传导）。

（3）心室率快而不规则，多在每分钟160～180次。

（4）当心室率极快而无法辨别f波时，主要根据心室率完全不规则及QRS波群与T波形状变异诊断。

019号题

【题干】

1. 眼球运动检查。
2. 前臂闭合性骨折的固定。
3. 急性心肌梗死心电图表现。

【答题要求】

根据你所抽题目的要求，边操作边口述或现场答辩，时间20分钟。

【答案解析】

1. 眼球运动检查

[检查方法]检查眼球运动，医师左手置于被检查者头顶并固定头部，使头部不能随眼转动，右手指尖（或棉签）放在被检查者眼前30～40cm处，嘱被检查者两眼随医师右手指尖移动方向运动。一般按被检查者的左侧、左上、左下、右侧、右上、右下共6个方向进行，注意眼球运动幅度、灵活性、持久性，两眼是否同步，并询问病人有无复视出现。

[临床意义]眼球运动受动眼神经（Ⅲ）、滑车神经（Ⅳ）和外展神经（Ⅵ）支配，这些神经麻痹时，会引起眼球运动障碍，并伴有复视。

2. 前臂闭合性骨折的固定

伤肢取肘关节屈曲呈直角位，将两块夹板分别置于前臂的屈侧及伸侧面，用绷带分别捆绑固定肘、腕关节，然后用三角巾将肘关节屈曲功能位悬吊于胸前，用另一条三角巾将伤肢固定于胸廓。若无夹板，先用三角巾将伤肢悬吊于胸前，然后用另一条三角巾将伤肢固定于胸廓。

3. 急性心肌梗死心电图表现

（1）缺血型T波改变：表现为两支对称的、尖而深的、倒置T波，即"冠状T波"。

（2）损伤型ST段改变：主要表现为面向损伤心肌的导联ST段呈弓背向上抬高，甚至形成单向曲线（心肌梗死急性期的特征）。

（3）坏死型Q波改变：主要表现为面对梗死心肌的导联上Q波异常加深增宽，即宽度≥0.04s，深度≥同导联R波的1/4，R波振幅降低，甚至R波消失而呈QS型。

020号题

【题干】

1. 肱三头肌反射。
2. 污染区脱一次性隔离衣。
3. 消化性溃疡疼痛性质。

【答题要求】

根据你所抽题目的要求，边操作边口述或现场答辩，时间20分钟。

【答案解析】

1. 肱三头肌反射

[检查方法] 患者半屈肘关节，上臂稍外展，医师左手托扶患者肘部，右手用叩诊锤直接叩击尺骨鹰嘴突上方的肱三头肌腱附着处。正常时肱三头肌收缩，出现前臂伸展。反射中枢为颈髓6～7节。

[临床意义]

（1）深反射减弱或消失：一般是相应脊髓节段或所属脊神经病变，常见于末梢神经炎、神经根炎、脊髓灰质炎、脑或脊髓休克状态等。

（2）深反射亢进：见于锥体束的病变，如急性脑血管病、急性脊髓炎休克期过后等。

2. 污染区脱一次性隔离衣

（1）解开腰带，在前面将腰带打结收起。

（2）抓起肘部的衣袖将部分袖子向上向内套塞入袖内，暴露出双手及手腕部，清洗、消毒双手。

（3）消毒双手后，解开领扣，右手伸入左手腕部的衣袖内，抓住衣袖内面将衣袖拉下；用遮盖着衣袖的左手抓住右手隔离衣袖子的外面，将右侧袖子拉下，使双手从袖管中退出。

（4）用左手自隔离衣内面抓住肩缝处协助将右手退出，再用右手抓住衣领外面，协助将左手退出。

（5）脱下隔离衣后将隔离衣污染面（正面）向内折叠打卷后，掷于指定的污物桶内。

3. 消化性溃疡疼痛性质

周期性、节律性上腹痛为主要症状。

（1）性质：多为灼痛，或钝痛、胀痛、剧痛和/或饥饿样不适感。

（2）部位：多位于上腹，可偏左或偏右。

（3）典型节律性：DU空腹痛和/或午夜痛，腹痛多于进食或服用抗酸药后缓解；GU患者也可发生规律性疼痛，但多为餐后痛，偶有夜间痛。

021号题

【题干】

1. 奥本海姆征。
2. 污染区脱一次性隔离衣。
3. 原发性高血压的诊断。

【答题要求】

根据你所抽题目的要求，边操作边口述或现场答辩，时间20分钟。

【答案解析】

1. 奥本海姆征

［检查方法］检查者用拇指和食指，或弯曲的食指和中指沿被检者胫骨前缘用力由上而下滑压。

［临床意义］如出现拇趾背屈，其余四趾呈扇形分开为阳性。阳性表现提示锥体束病变。

2. 污染区脱一次性隔离衣

（1）解开腰带，在前面将腰带打结收起。

（2）抓起肘部的衣袖将部分袖子向上向内套塞入袖内，暴露出双手及手腕部，清洗、消毒双手。

（3）消毒双手后，解开领扣，右手伸入左手腕部的衣袖内，抓住衣袖内面将衣袖拉下；用遮盖着衣袖的左手抓住右手隔离衣袖子的外面，将右侧袖子拉下，使双手从袖管中退出。

（4）用左手自隔离衣内面抓住肩缝处协助将右手退出，再用右手抓住衣领外面，协助将左手退出。

（5）脱下隔离衣后将隔离衣污染面（正面）向内折叠打卷后，掷于指定的污物桶内。

3. 原发性高血压的诊断

在未使用降压药物的情况下，非同日3次测量血压，收缩压≥140mmHg和/或舒张压≥90mmHg，即可诊断为高血压。收缩压≥140mmHg和舒张压＜90mmHg为单纯性收缩期高血压。患者既往有高血压史，目前正在使用降压药物，血压虽然低于140/90mmHg，也诊断为高血压。排除继发性高血压，可诊断为原发性高血压。

022号题

【题干】

1. 胸廓扩张度检查。
2. 腹腔穿刺术。
3. 胰腺炎的诊断要点。

【答题要求】

根据你所抽题目的要求,边操作边口述或现场答辩,时间20分钟。

【答案解析】

1. 胸廓扩张度检查

[检查方法]检查前胸时,被检查者取坐位或仰卧位,检查者两手掌置于胸廓前下部对称部位,左右拇指分别沿两侧肋缘指向剑突,拇指尖在前正中线两侧对称部位,而手掌和伸展的手指置于前侧胸壁,嘱被检者做深呼吸运动,观察比较两手的动度是否一致。检查背部时,被检查者取坐位,将两手掌面平置于肩胛下区对称部位,拇指在后正中线对称部位,并将两侧皮肤向中线轻推,其余四指并拢紧贴于后胸廓两侧,同样嘱被检者做深呼吸运动,观察两侧的呼吸动度是否一致。正常人两侧呼吸动度相等,发生病变时可见一侧或局部胸廓扩张度减弱,而对侧或其他部位动度增强。

[临床意义]一侧或局部胸廓扩张度减弱或消失见于大叶性肺炎、中等量以上胸腔积液或气胸、胸膜肥厚或粘连、单侧严重肺纤维化、肺不张、肋骨骨折等。同时可见对侧呼吸动度增强。两侧呼吸动度减弱见于重度肺气肿、双侧肺纤维化、呼吸肌麻痹等。两侧呼吸运动增强见于剧烈运动及酸中毒大呼吸。

2. 腹腔穿刺术

(1)再次核对患者基本信息及诊断,视诊、叩诊腹部,用皮尺测量腹围,核实腹水情况。

(2)根据患者病情及穿刺目的,给患者取恰当的体位并确定、标记穿刺点。

1)疑为腹腔内出血或腹水量少,进行诊断性腹腔穿刺时,患者取侧卧位,穿刺点选择在贴近床面侧脐水平线与腋前线或腋中线交点处。

2)抽取腹水缓解腹腔内压力时,患者取仰卧半卧位或平卧位,穿刺点有两个:①脐与左髂前上棘连线的中外1/3交界处,此处穿刺可避免损伤腹壁下动脉及肠管(放腹水时首选用左侧)。②下腹部正中线上脐与耻骨联合上缘连线中点的上1cm,偏左或偏右1~1.5cm处,此处穿刺较安全。

(3)用无菌医用棉签蘸取皮肤消毒液(碘伏等),在穿刺部位自内向外进行画圈式皮肤消毒,消毒范围直径约15cm,待消毒液晾干后,再重复消毒1次,第2次消毒范围应略小于第一次。查看局部麻醉药名称及剂量。

（4）打开一次性腹腔穿刺包，戴无菌手套，检查一次性腹腔穿刺包内物品是否齐全。

（5）铺无菌洞巾，助手打开局部麻醉剂安瓿，操作者用5mL注射器抽取，一手拇指与食指绷紧穿刺点皮肤，另一手持针斜行刺进穿刺点皮下，注射麻醉剂形成小皮丘后，自皮肤至腹膜壁层逐层注射麻醉。每次注药前应回抽观察有无血液、腹水抽出。

（6）检查穿刺针，夹闭穿刺针连接的胶皮管，操作者用左手拇指与食指固定穿刺部位皮肤，右手持腹腔穿刺针在麻醉处先稍倾斜刺进皮下然后垂直刺入腹壁，待有明显抵抗感时，提示针尖已穿过腹膜壁层。助手戴手套后，用消毒血管钳在皮肤接近进针处协助固定穿刺针，操作者用50mL注射器连接胶皮管抽取腹水，并留样送检。

（7）诊断性穿刺时，可直接用20mL或50mL注射器及适当长度针头直接进行穿刺。大量放液时，每次应夹闭胶皮管后再拔出注射器排放腹水，注意抽取腹水的速度不宜过快，将腹水注入备好的容器中计量并根据需要送实验室检查。

（8）抽液完毕，用无菌纱布压住穿刺部位拔出穿刺针，穿刺点用消毒棉球擦拭后，覆盖无菌纱布，稍用力压迫穿刺部位数分钟，用医用胶带固定。

（9）操作结束后协助患者平卧位休息，测量腹围、脉搏、血压，检查腹部体征。简单与患者沟通操作情况，嘱患者卧床休息，如有不适及时呼叫医护人员。

（10）详细记录穿刺操作过程及腹水性状、抽取腹水量等。

3. 胰腺炎的诊断要点

（1）胆石症、大量饮酒和暴饮暴食等病史及典型的临床表现，如上腹痛或恶心呕吐，伴有上腹部压痛或腹膜刺激征。

（2）血清、尿液或腹腔穿刺液有淀粉酶含量增加。

（3）图像检查（超声、CT）显示有胰腺炎症或手术所见胰腺炎病变。

（4）能除外其他类似临床表现的病变。

023号题

【题干】

1. 胸膜摩擦感和心包摩擦感。

2. 加压包扎止血法。

3. 确诊溃疡性结肠炎需要的检查。

【答题要求】

根据你所抽题目的要求，边操作边口述或现场答辩，时间20分钟。

【答案解析】

1. 胸膜摩擦感和心包摩擦感

（1）胸膜摩擦感

[检查方法]检查者用手掌轻贴胸壁，令被检查者反复做深呼吸，此时若有皮革相

互摩擦的感觉,即为胸膜摩擦感,胸膜的任何部位均可出现,但以腋中线第 5~7 肋间隙最易触到。

[临床意义] 见于急性胸膜炎。

(2)心包摩擦感

[检查方法] 急性心包炎早期,可在心前区或胸骨左缘第 3、4 肋间触及收缩期和舒张期双相的粗糙摩擦感,以收缩期、前倾体位和呼气末更明显,若在该部位听诊可闻及心包摩擦音。

[临床意义] 见于结核性、化脓性心包炎,以及风湿热、尿毒症、急性心肌梗死、系统性红斑狼疮等引起的心包炎。

2. 加压包扎止血法

适用于中、小静脉,小动脉或毛细血管出血。用无菌敷料或洁净的毛巾、手绢、三角巾等覆盖伤口,加压包扎达到止血目的。必要时可将手掌放在敷料上均匀加压。

3. 确诊溃疡性结肠炎需要的检查

(1)血液检查:可有轻、中度贫血。重症患者白细胞计数增高,红细胞沉降率加速。严重者血清白蛋白及钠、钾、氯降低。缓解期如有血清 α_2 球蛋白增加、γ 球蛋白降低常是病情复发的先兆。

(2)粪便检查:活动期有黏液脓血便,反复检查包括常规、培养、孵化等均无特异病原体发现,如阿米巴包囊、血吸虫卵等。

(3)纤维结肠镜检查:纤维结肠镜检查是最有价值的诊断方法,通过结肠黏膜活检,可明确病变的性质。病变多从直肠开始,呈连续性、弥漫性分布,表现:①黏膜血管纹理模糊、紊乱,黏膜充血、水肿、易脆、出血及有脓性分泌物附着,亦常见黏膜粗糙,呈细颗粒状。②病变明显处可见弥漫性多发糜烂或溃疡。③慢性病变者可见结肠袋囊变浅、变钝或消失,假息肉及桥形黏膜等。

(4)钡剂灌肠检查:钡剂灌肠检查为重要的诊断方法。主要改变:①黏膜粗乱和/或颗粒样改变。②肠管边缘呈锯齿状或毛刺样,肠壁有多发性小充盈缺损。③肠管短缩,袋囊消失呈铅管样。重型或暴发型病例一般不宜做本检查,以免加重病情或诱发中毒性巨结肠。

(5)黏膜组织学检查有活动期和缓解期的不同表现。

1)活动期:①固有膜内有弥漫性、慢性炎症细胞及中性粒细胞、嗜酸性粒细胞浸润。②隐窝有急性炎症细胞浸润,尤其是上皮细胞间有中性粒细胞浸润,及隐窝炎,甚至形成隐窝脓肿,可有脓肿溃入固有膜。③隐窝上皮增生,杯状细胞减少。④可见黏膜表层糜烂、溃疡形成和肉芽组织增生。

2)缓解期:①中性粒细胞消失,慢性炎症细胞减少。②隐窝大小、形态不规则,排列紊乱。③腺上皮与黏膜肌层间隙增大。④潘氏细胞化生。

(6)免疫学检查：IgG、IgM 可稍有增加，抗结肠黏膜抗体阳性，T 淋巴细胞与 B 淋巴细胞比率降低，血清总补体活性增高。

024 号题

【题干】

1. 肌力、肌张力检查。
2. 股骨闭合性骨折的固定。
3. 慢性肾盂肾炎的诊断要点。

【答题要求】

根据你所抽题目的要求，边操作边口述或现场答辩，时间 20 分钟。

【答案解析】

1. 肌力、肌张力检查

（1）肌力检查

［检查方法］医师嘱被检查者做肢体伸、屈、内收、外展、旋前、旋后等动作，并从相反方向给予阻力，测试被检查者对阻力的克服力量，要注意两侧对比检查。

肌力评定：采用 0～5 级的六级分级法。0 级：完全瘫痪，无肌肉收缩。1 级：仅有肌肉收缩，但无肢体活动。2 级：肢体在床面上能水平移动，但不能抬离床面。3 级：肢体能抬离床面，但不能抗阻力。4 级：能做抗阻力动作，但较正常弱。5 级：正常肌力。

［临床意义］①单瘫：单一肢体瘫痪，多见于脊髓灰质炎。②偏瘫：为一侧肢体（上、下肢）瘫痪，常伴有同侧脑神经损害，多见于颅内病变或脑卒中。③交叉性偏瘫：为一侧肢体瘫痪及对侧脑神经损害，多见于脑干病变。④截瘫：为双侧下肢瘫痪，是脊髓横贯性损伤的表现，见于脊髓外伤、炎症等。

（2）肌张力检查

［检查方法］医师嘱被检查者肌肉放松，而后持其肢体以不同的速度、幅度进行各个关节的被动运动，根据肢体的阻力判断肌张力（可触摸肌肉，根据肌肉硬度判断），要两侧对比。

［临床意义］

1）肌张力增高：触摸肌肉，坚实感，伸屈肢体时阻力大。可表现为：①痉挛状态，被动伸屈其肢体时，起始阻力大，终末突然阻力减弱，也称折刀现象，见于锥体束损害。②铅管样强直，伸肌和屈肌的肌张力均增高，做被动运动时各个方向的阻力增加均匀一致，见于锥体外系损害。

2）肌张力降低：肌肉松软，伸屈其肢体时阻力小，关节运动范围扩大，见于周围神经炎、脊髓前角灰质炎、小脑病变等。

2. 股骨闭合性骨折的固定

（1）夹板固定法：将伤肢放置伸直固定位，取长夹板置于伤肢外侧面，夹板长及伤侧腋窝至脚踝，另一夹板放置在伤肢内侧，然后用绷带取大腿上部、膝关节上方、脚踝上方三处捆绑固定，搬运时可用绷带或三角巾将双下肢与担架固定在一起，加强固定作用。

（2）健肢固定法：无长夹板时，在膝、踝关节及两腿之间的空隙处加棉垫或折叠的衣服，用绷带或三角巾将双下肢分别在大腿上部、膝关节上方、脚踝上方三处捆绑在一起。

3. 慢性肾盂肾炎的诊断要点

反复发作的尿频、尿急、尿痛1年以上，多次尿细菌培养为阳性，影像学检查见肾外形不规则或肾盂肾盏变形，并有持续性肾小管功能损害。

025 号题

【题干】

1. 指鼻试验和快速轮替动作。
2. 开放气道。
3. 肺气肿 X 片的特征。

【答题要求】

根据你所抽题目的要求，边操作边口述或现场答辩，时间20分钟。

【答案解析】

1. 指鼻试验和快速轮替动作

[检查方法]

（1）指鼻试验：被检查者与医师相距0.5m，嘱被检查者用食指触及医师伸出的食指，再以食指触自己的鼻尖，先慢后快，先睁眼，后闭眼，反复进行，观察被检查者动作是否稳准。

（2）快速轮替动作：嘱被检查者伸直手掌，做快速旋前、旋后动作，先睁眼，后闭眼，反复进行，观察动作的协调性。

[临床意义]

（1）小脑性共济失调：共济运动不协调，与视觉无关，伴有肌张力减低。可见于小脑肿瘤、小脑炎等。

（2）感觉性共济失调：睁眼时共济失调不明显，闭眼时明显，有深感觉障碍。可见于多发性神经炎、亚急性脊髓联合变性、脊髓空洞症及脑部病变等。

（3）前庭性共济失调：共济运动不协调，以平衡障碍为主，伴有眩晕、恶心和呕吐及眼球震颤。多见于梅尼埃病、脑桥小脑角综合征等。

2. 开放气道

开放气道的方法分为仰头举颏法、仰头抬颈法，临床最常用的是仰头举颏法。开放气道后要求耳垂和下颌连线与地面成90°，同时清理口腔分泌物，有假牙予以摘除。

（1）仰头举颏法：施救者将左手小鱼际置于患者前额眉弓上方，下压使其头部后仰，另一手食指和中指置于下颏处，将下颌向前上方抬起，协助头部充分后仰，打开气道。

（2）仰头抬颈法：施救者右手置于患者颈项部并抬起颈部，左手小鱼际放在前额眉弓上方向下施压，使头部充分后仰，打开气道。

3. 肺气肿 X 片的特征

（1）两肺野透亮度增加。

（2）肺纹理分布稀疏、纤细。

（3）横膈位置低平（膈穹隆平坦，位置下降），活动度减弱。

（4）胸廓呈桶状胸，前后径增宽，肋骨横行，肋间隙增宽。

（5）心影狭长，呈垂位心。

（6）侧位胸片见胸骨后间隙增宽。

026 号题

【题干】

1. 腹壁反射。
2. 前臂出血弹性止血带止血法。
3. 再生障碍性贫血的诊断要点。

【答题要求】

根据你所抽题目的要求，边操作边口述或现场答辩，时间20分钟。

【答案解析】

1. 腹壁反射

［检查方法］患者仰卧，两下肢稍屈曲，使腹壁放松，然后用叩诊锤柄部末端钝尖部迅速从外向内分别轻划两侧上、中、下腹部皮肤。正常人在受刺激部位出现腹肌收缩。

［临床意义］上腹壁、中腹壁、下腹壁反射减弱或消失分别见于同侧胸髓7～8节、9～10节、11～12节病损；一侧上、中、下腹壁反射同时消失见于一侧锥体束病损；双侧上、中、下腹壁反射均消失见于昏迷和急性腹膜炎的患者；应注意，肥胖者、老年人、经产妇由于腹壁过松也可出现腹壁反射减弱或消失。

2. 前臂出血弹性止血带止血法

［操作方法］扎止血带之前先抬高患肢以增加静脉回心血量。将三角巾、毛巾或软布等织物包裹在扎止血带部位的皮肤上，扎止血带时左手掌心向上，手背贴紧肢体，止

血带一端用虎口夹住，留出长约10cm的一段，右手拉较长的一端，适当拉紧拉长，绕肢体2～3圈，然后用左手的食指和中指夹住止血带末端用力拉下，使之压在缠绕在肢体上的止血带的下面。精确记录扎止血带的时间并标记在垫布上。

[注意事项]

（1）首先判断伤者的生命征，如发生心脏骤停，应立即实施心肺复苏。

（2）正确选定扎止血带的部位。止血带应扎在伤口的近心端，避开可能伤及神经的部位。前臂出血宜扎在上臂上1/3处，不可扎在下1/3处，以防损伤桡神经。

（3）弹性止血带捆扎的松紧度要适宜，止血带的松紧度以出血明显减少或终止，远端动脉搏动刚好消失为适宜，过松达不到止血效果，过紧有造成局部软组织及神经损伤的风险。

（4）扎止血带部位必须加衬垫，以免损伤皮肤。

（5）精确记录并标记扎止血带的日期、时间和部位，标记在垫布上或记录在标签上并挂在伤者醒目的部位。

（6）严格控制捆扎时间，持续扎止血带的时间不宜超过3小时，并应每1小时放松止血带1次，每次放松2～3分钟。松解止血带时，如果伤口出血量大，应用指压法暂时止血。

3. 再生障碍性贫血的诊断要点

（1）典型再障的诊断标准：①全血细胞减少，网织红细胞百分数<0.01，淋巴细胞比例增高。②一般无肝、脾肿大。③骨髓多部位增生减低，造血细胞减少，非造血细胞比例增高，骨髓小粒空虚。有条件者做骨髓活检，可见造血组织均匀减少。④除外引起全血细胞减少的其他疾病，如阵发性睡眠性血红蛋白尿、骨髓增生异常综合征、急性白血病等。⑤一般抗贫血治疗无效。

（2）不典型再障的诊断依据：需要进行动态观察慎重诊断，多次和多处骨髓穿刺，结合骨髓活检及核素扫描等综合诊断。

（3）重型再障的血象诊断标准：①网织红细胞百分比<0.01，绝对值<15×10^9/L。②中性粒细胞绝对值<0.5×10^9/L。③血小板<20×10^9/L。

027号题

【题干】

1. 戈登征。

2. 小腿闭合性骨折的固定。

3. 心源性哮喘与支气管哮喘鉴别诊断。

【答题要求】

根据你所抽题目的要求，边操作边口述或现场答辩，时间20分钟。

【答案解析】

1. 戈登征

［检查方法］医师用手以适当的力量握腓肠肌，如出现拇指背伸，其他各指向下呈扇形外展称戈登征阳性。

［临床意义］见于锥体束损伤。

2. 小腿闭合性骨折的固定

伤肢取伸直固定位，取两块夹板分别放置在伤肢的内外两侧，夹板长及大腿中部至脚踝部，然后用绷带或三角巾分别在膝关节上方、膝关节下方、脚踝上方捆绑固定；亦可用三角巾以相同方法将伤肢与健侧下肢捆绑固定在一起。

3. 心源性哮喘与支气管哮喘鉴别诊断

心源性哮喘有心脏病史，多见于老年人，发作时强迫端坐位，两肺湿啰音为主，可伴有干啰音，甚至咳粉红色泡沫痰；而支气管哮喘多见于青少年，有过敏史，咳白色黏痰，肺部听诊以哮鸣音为主，支气管扩张剂有效。胸片和 BNP 或 NT-proBNP 测定有助于两者鉴别。

028 号题

【题干】

1. 巴宾斯基征和查多克征。
2. 指压止血法。
3. 甲状腺危象的临床表现。

【答题要求】

根据你所抽题目的要求，边操作边口述或现场答辩，时间 20 分钟。

【答案解析】

1. 巴宾斯基征和查多克征

（1）巴宾斯基征

［检查方法］患者仰卧，髋、膝关节伸直，医师以手持患者踝部，用叩诊锤柄部末端的钝尖部在足底外侧从后向前快速轻划至小趾根部，再转向拇趾侧。

［临床意义］正常出现足趾向跖面屈曲，称巴宾斯基征阴性。如出现拇趾背屈，其余四趾呈扇形分开，称巴宾斯基征阳性。阳性表现提示锥体束病变。

（2）查多克征

［检查方法］检查者用钝尖物在被检者足背外侧由后向前划至跖趾关节处，阳性表现同巴宾斯基征。

［临床意义］阳性表现提示锥体束病变。

2. 指压止血法

[适应证] 适用于头、面、颈部和四肢的动脉性出血，将出血部位近心端的供血血管压向对应的骨骼，以阻断血流。

[操作方法]

（1）头顶部、额部出血指压颞浅动脉，一手固定伤者头部，另一手拇指在伤侧耳前将颞浅动脉压向下颌关节。

（2）面部出血指压面动脉，左、右手拇指分别放在两侧下颌角前1cm处的凹陷处，将左、右侧面动脉压向下颌骨，其余四指置于伤者后枕部与拇指形成对应力。

（3）前臂出血指压肱动脉，一手固定伤者患肢，另一手四指并拢置于肱动脉搏动明显处，拇指放于对应部位，将肱动脉压向肱骨。

（4）手部出血指压桡、尺动脉，双手拇指与食指分别放在伤侧的桡动脉与尺动脉处，分别将桡动脉、尺动脉压向手腕部骨骼。

（5）下肢出血指压股动脉，将一手尺侧小鱼际置于伤肢股动脉搏动明显处，用力将股动脉压向股骨。

（6）脚部出血指压胫前、胫后动脉，双手拇指与食指分别放在伤侧脚踝处的胫前动脉与胫后动脉处，分别将胫前动脉、胫后动脉压向脚踝部骨骼。

3. 甲状腺危象的临床表现

常见诱因有感染、手术、创伤、精神刺激等。临床表现为高热、大汗、心动过速（140次/分以上）、烦躁、焦虑不安、谵妄、恶心、呕吐、腹泻，严重者可有心衰、休克、昏迷等。

029号题

【题干】

1. 颈强直。

2. 前臂出血弹性止血带止血法。

3. 某男，25岁，血清钾2.66mmol/L，分析临床意义。

【答题要求】

根据你所抽题目的要求，边操作边口述或现场答辩，时间20分钟。

【答案解析】

1. 颈强直

[检查方法] 患者去枕仰卧，下肢伸直，医师左手托其枕部做被动屈颈动作，正常时下颌可贴近前胸，如下颌不能贴近前胸且医师感到有抵抗感，患者感颈后疼痛时为阳性。

[临床意义] 阳性最多见于脑膜炎，也可见于蛛网膜下腔出血，脑脊液压力增高或颈部疾病，如颈椎病、颈椎结核、骨折、脱位，以及颈部肌肉损伤等。

2. 前臂出血弹性止血带止血法

［操作方法］扎止血带之前先抬高患肢以增加静脉回心血量。将三角巾、毛巾或软布等织物包裹在扎止血带部位的皮肤上，扎止血带时左手掌心向上，手背贴紧肢体，止血带一端用虎口夹住，留出长约10cm的一段，右手拉较长的一端，适当拉紧拉长，绕肢体2～3圈，然后用左手的食指和中指夹住止血带末端用力拉下，使之压在缠绕在肢体上的止血带的下面。精确记录扎止血带的时间并标记在垫布上。

［注意事项］

（1）首先判断伤者的生命征，如发生心脏骤停，应立即实施心肺复苏。

（2）正确选定扎止血带的部位。止血带应扎在伤口的近心端，避开可能伤及神经的部位。前臂出血宜扎在上臂上 1/3 处，不可扎在下 1/3 处，以防损伤桡神经。

（3）弹性止血带捆扎的松紧度要适宜，止血带的松紧度以出血明显减少或终止，远端动脉搏动刚好消失为适宜，过松达不到止血效果，过紧有造成局部软组织及神经损伤的风险。

（4）扎止血带部位必须加衬垫，以免损伤皮肤。

（5）精确记录并标记扎止血带的日期、时间和部位，标记在垫布上或记录在标签上并挂在伤者醒目的部位。

（6）严格控制捆扎时间，持续扎止血带的时间不宜超过 3 小时，并应每 1 小时放松止血带 1 次，每次放松 2～3 分钟。松解止血带时，如果伤口出血量大，应用指压法暂时止血。

3. 某男，25 岁，血清钾 2.66mmol/L，分析临床意义

［参考值］3.5～5.5mmol/L。

［临床意义］过低见于：①摄入不足：长期低钾饮食、禁食或厌食等。②丢失过多：严重呕吐、腹泻或胃肠减压，应用排钾利尿剂及肾上腺皮质激素。

030 号题

【题干】

1. 跟腱反射。

2. 男患者导尿术。

3. 有机磷农药中毒的处理。

【答题要求】

根据你所抽题目的要求，边操作边口述或现场答辩，时间 20 分钟。

【答案解析】

1. 跟腱反射

［检查方法］患者仰卧，下肢外旋外展，髋、膝关节稍屈曲，医师左手将患者足部

背屈成直角，右手用叩诊锤叩击跟腱，正常为腓肠肌收缩，出现足向跖面屈曲。反射中枢在骶髓 1～2 节。

［临床意义］深反射亢进见于锥体束的病变，如急性脑血管病、急性脊髓炎休克期过后等。

2. 男患者导尿术

（1）携带导尿物品至患者床旁，告知房间内除患者以外的其他人员暂时离开，关闭门窗，拉上隔帘（或用屏风遮挡）以保护患者隐私。

（2）协助患者退下对侧（左侧）裤腿盖在近侧（右侧）腿上，将盖被斜盖在对侧（左侧）腿上以保暖。

（3）嘱患者取仰卧位，双腿稍屈膝外展，露出外阴，将尿垫垫于臀下。

（4）打开一次性无菌导尿包，将弯盘放于患者两腿之间，取消毒棉球 1 包倒入弯盘内的右侧，左手戴手套，右手用镊子夹取消毒棉球，依次擦洗阴阜、阴茎、阴囊，左手用纱布裹住阴茎将包皮向后推暴露尿道口，自尿道口向外向后旋转擦拭尿道口、龟头及冠状沟。用过的棉球放在弯盘内左侧，每个棉球只能用一次，第一次消毒完毕，脱下手套放入弯盘内，一并移至床尾。

（5）将打开的一次性无菌导尿包移至患者两腿之间，双手戴好手套，铺洞巾（洞巾的下缘连接导尿包包布形成临时无菌区）。

（6）检查导尿管是否通畅，气囊是否漏气，撕开石蜡油棉球包，用石蜡油棉球润滑导尿管前端 18～20cm 后放于治疗盘内，撕开消毒棉球包，将消毒棉球倒入弯盘内右侧。

（7）左手取纱布扶起阴茎使之与腹壁成 60°夹角，将包皮后推露出尿道口，进行第二次消毒，由尿道口向外向后旋转擦拭尿道口、龟头及冠状沟，用过的棉球放在弯盘内左侧（禁止与尚未使用的消毒棉球接触），每个棉球只用一次。

（8）嘱患者放松并张口呼吸，将导尿管尾端置于治疗盘内，右手持卵圆钳夹住导尿管的前段轻轻插入尿道口后，缓慢向尿道内插入 20～22cm，插入过程中注意观察患者的表情，询问有无不适，见尿液流出后再插入 1～2cm，然后固定导尿管，将尿液引流入治疗盘内，仔细观察尿液外观，需要时留取尿标本，嘱患者放松。

（9）导尿结束，缓慢拔除尿管，用纱布擦净外阴。

（10）如需留置导尿管，用注射器向气囊管内注入无菌水约 10mL，牵拉一下导尿管观察是否已固定，连接一次性尿袋，尿袋引流管用别针挂于床旁，将尿管标识粘贴在引流管上。

（11）撤去导尿用物品，脱下手套后协助患者穿好裤子，盖好被子，告知患者导尿结束，询问患者有无不适、需要及疑问，拉开床间隔帘（或撤去屏风）。

（12）妥善处理导尿用物品，记录导尿量、尿液外观特征等，如留有标本及时送检。

3. 有机磷农药中毒的处理

（1）急性中毒：应立即离开中毒现场，迅速清除毒物，早期、足量、联合、重复用药，如抗毒蕈碱药、胆碱酯酶复活剂、抗胆碱药及对症处理。

（2）慢性中毒：主要为对症治疗，脱离接触有机磷杀虫药，可短程、小剂量使用阿托品，待症状、体征基本消失，胆碱酯酶活性恢复，需2～4周。

031号题

【题干】

1. 凯尔尼格征。
2. 感染区穿非一次性隔离衣。
3. 前壁心肌梗死心电图。

【答题要求】

根据你所抽题目的要求，边操作边口述或现场答辩，时间20分钟。

【答案解析】

1. 凯尔尼格征

[检查方法] 被检者去枕仰卧，一腿伸直，检查者将另一下肢先屈髋、屈膝成直角，然后抬小腿伸直其膝部，正常人膝关节可伸达135°以上，如小于135°时就出现抵抗，且伴有疼痛及屈肌痉挛为阳性，以同样的方法再检查另一侧。

[临床意义] 阳性见于脑膜炎、蛛网膜下腔出血、脑脊液压力增高等，也可见于坐骨神经痛、腰骶神经根炎等。

2. 感染区穿非一次性隔离衣

（1）戴好帽子及口罩，取下手表，卷袖过肘，洗手。

（2）手持衣领取下隔离衣，清洁面（内侧面）朝向自己；将衣领两端向外平齐对折并对齐肩缝，露出两侧袖子内口。

（3）右手抓住衣领，将左手伸入衣袖内；右手将衣领向上拉，使左手伸出袖口。

（4）换左手抓住衣领，将右手伸入衣袖内；左手将衣领向上拉，使右手伸出袖口。

（5）两手持衣领，由领子前正中顺着边缘向后将领子整理好并扣好领扣，然后分别扎好袖口或系好袖口扣子（此时手已污染）。

（6）松开收起腰带的活结，将隔离衣一边约在腰下5cm处渐向前拉，直到见边缘后捏住；同法捏住另一侧边缘的相同部位，注意手勿碰触到隔离衣的内面。然后双手在背后将边缘对齐，向一侧折叠，将后背完全包裹。一手按住折叠处，另一手将腰带拉至背后压住折叠处，将腰带在背后交叉，绕回到前面系好。

3. 前壁心肌梗死心电图

（1）病理型Q波：V_2、V_3导联可以出现坏死型Q波或者QS波，有时候还可以累

及 V_1 和 V_4 导联。

（2）损伤型 ST-T 段抬高：通常在 V_2 到 V_4 导联 ST 段会出现明显抬高，一般抬高约 10 毫伏，最高可以抬高 20 毫伏左右。

（3）冠状 T 波：T 波由直立逐渐转为倒置，T 波倒置的深度比其他部位的心肌梗死更为严重。

032 号题

【题干】

1. 脾肿大的测量方法。
2. 防污染区脱一次性隔离衣。
3. 胃溃疡 X 线征象。

【答题要求】

根据你所抽题目的要求，边操作边口述或现场答辩，时间 20 分钟。

【答案解析】

1. 脾肿大的测量方法

当轻度脾肿大时只作甲乙线测量，甲点为左锁骨中线与左肋缘交点，乙点为脾脏在左锁骨中线延长线上的最下缘，两点间的距离以厘米（cm）表示。脾脏明显肿大时，应加测甲丙线和丁戊线。甲丙线为左锁骨中线与左肋缘交点至最远脾尖（丙点）之间的距离。丁戊线为脾右缘（丁点）到前正中线的距离。如脾肿大向右未超过前正中线，测量脾右缘至前正中线的最短距离以"-"表示；超过前正中线则测量脾右缘至前正中线的最大距离，以"+"表示。

2. 防污染区脱一次性隔离衣

（1）解开腰带，在前面打一活结收起腰带。

（2）脱下一次性手套，掷于指定容器内。

（3）分别解开衣领处、后背部系带，抓起衣袖分别将衣袖拉下，然后脱下隔离衣。

（4）将脱下的隔离衣折叠打卷后，掷于指定的容器内。

3. 胃溃疡 X 线征象

胃直接征象为腔外龛影，多位于小弯侧，形状规则呈乳头状、锥状，边缘光滑整齐，密度均匀，底部平整，急性期口部黏膜水肿带（黏膜线、项圈征、狭颈征），慢性期溃疡瘢痕收缩表现为黏膜纠集。

033 号题

【题干】

1. 脊柱压痛、叩击痛检查。

2. 口对鼻人工呼吸。

3. 肝硬化的常见并发症。

【答题要求】

根据你所抽题目的要求，边操作边口述或现场答辩，时间20分钟。

【答案解析】

1. 脊柱压痛、叩击痛检查

[检查方法]检查有无脊柱压痛时，嘱被检者取端坐位，身体稍向前倾，医师以右手拇指从枕骨粗隆开始自上而下逐个按压脊椎棘突及椎旁肌肉，正常时每个棘突及椎旁肌肉均无压痛。检查叩击痛时，嘱被检查者取坐位，检查者可用中指或叩诊锤垂直叩击胸、腰椎棘突（颈椎位置深，一般不用此法）；也可采用间接叩击法，具体方法是检查者将左手掌置于被检者头部，右手半握拳，以小鱼际肌部位叩击左手背，了解检查者脊柱各部位有无疼痛。

[临床意义]胸、腰椎病变，如结核、椎间盘突出、外伤或骨折时，相应的脊椎棘突有压痛，椎旁肌肉有压痛，多为腰背肌纤维炎或劳损，叩击痛的部位即为病变部位。

2. 口对鼻人工呼吸

（1）施救者稍用力抬患者下颌，使口闭合。

（2）先深吸一口气，将口罩住患者鼻孔，将气体吹入患者鼻内，吹气时观察胸廓是否隆起。

（3）平静状态下缓慢吹气，吹气时观察胸廓是否隆起，吹气时间每次不少于1s，每次送气量500～600mL，以胸廓抬起为有效。

（4）吹气完毕，松开患者口鼻，使患者的肺和胸廓自然回缩，将气体排出。

（5）重复吹气一次，与心脏按压交替进行，按压吹气比为30∶2。

3. 肝硬化的常见并发症

①急性上消化道出血。②肝性脑病。③原发性肝癌。④感染。⑤肝肾综合征。⑥肝肺综合征。⑦其他：门脉高压性胃病、电解质和酸碱平衡紊乱、门静脉血栓形成等。

034号题

【题干】

1. 右侧腋窝和右滑车上淋巴结触诊

2. 防污染区穿一次性隔离衣。

3. 肠梗阻的X光片表现。

【答题要求】

根据你所抽题目的要求，边操作边口述或现场答辩，时间20分钟。

【答案解析】

1. 右侧腋窝和右滑车上淋巴结触诊

［检查方法］检查右腋窝淋巴结时，检查者右手握被检查者右手，向上屈肘外展抬高约45°，左手并拢，掌面贴近胸壁向上逐渐达腋窝顶部滑动触诊，然后依次触诊腋窝后壁、外侧壁、前壁和内侧壁。触诊腋窝后壁时应在腋窝后壁肌群仔细触诊，触诊腋窝外侧壁时应将患者上臂下垂，检查腋窝前壁时应在胸大肌深面仔细触诊，检查腋窝内侧壁时应在腋窝近肋骨和前锯肌处进行触诊。

检查右侧滑车上淋巴结时，检查者以右手握被检查者右手腕，屈肘90°，左手掌向上，小指抵在肱骨内上髁上，左手的食、中、无名指并拢，在肱二、三头肌间沟内滑动触诊。

［临床意义］上肢、胸壁及乳腺等部位的炎症常引起腋窝淋巴结肿大，乳腺癌常引起腋下淋巴结肿大。

2. 防污染区穿一次性隔离衣

（1）戴好帽子及口罩，取下手表，卷袖过肘，严格清洗、消毒双手。

（2）助手协助打开一次性隔离衣外包装，取出隔离衣（手不可碰触到外包装袋）。

（3）选择不会碰触到周围物品发生污染的较大的空间，将隔离衣完全抖开。

（4）抓住衣领部位分别将手插进两侧衣袖内，露出双手。

（5）根据需要戴一次性无菌手套，整理隔离衣后先系好领部系带，然后将隔离衣两侧边襟互相叠压，自上而下分别系好后背的系带。操作过程中严禁手碰触隔离衣内面及操作者自己的衣服。

（6）双手拎住两侧腰部系带在后背交叉，绕回到前面系好。

3. 肠梗阻的X光片表现

腹部卧位片显示小肠积气扩张，肠管≥3cm，空肠位于左上腹，黏膜皱襞呈弹簧状；回肠位于右下腹，黏膜皱襞较少；腹部立位片显示肠腔内多发阶梯状气液平面。

035号题

【题干】

1. 肝掌、蜘蛛痣检查
2. 卡扣式弹性止血带止血法。
3. 脑血栓形成的诊断要点。

【答题要求】

根据你所抽题目的要求，边操作边口述或现场答辩，时间20分钟。

【答案解析】

1. 肝掌、蜘蛛痣检查

［检查方法］蜘蛛痣出现部位多在上腔静脉分布区，如面、颈、手背、上臂、前胸

和肩部等处。大小可由针头大小到直径数厘米不等。检查时除观察其形态外，可用铅笔尖或火柴杆等压迫蜘蛛痣的中心，如周围辐射状的小血管随之消退，解除压迫后又复出现，则证明为蜘蛛痣。慢性肝病患者手掌大小鱼际处常发红，加压后褪色，称为肝掌。

［临床意义］常见于慢性肝炎、肝硬化，也可见于健康妊娠妇女。

2. 卡扣式弹性止血带止血法

［操作方法］扎止血带之前先抬高患肢以增加静脉回心血量。将三角巾、毛巾或软布等织物包裹在扎止血带部位的皮肤上，将卡扣式弹性止血带卡扣打开，捆扎在止血部位后将卡扣卡上，然后拉紧止血带，以出血明显减少或刚好终止出血的松紧度为宜。精确记录扎止血带的时间并标记在垫布上。

［注意事项］

（1）首先判断伤者的生命征，如发生心脏骤停，应立即实施心肺复苏。

（2）正确选定扎止血带的部位。止血带应扎在伤口的近心端，避开可能伤及神经的部位。①前臂出血：宜扎在上臂上1/3处，不可扎在下1/3处，以防损伤桡神经。②下肢出血：宜扎在大腿的下1/3处，不可扎在上1/3处，以防损伤股神经。

（3）弹性止血带捆扎的松紧度要适宜，止血带的松紧度以出血明显减少或终止，远端动脉搏动刚好消失为适宜，过松达不到止血效果，过紧有造成局部软组织及神经损伤的风险。

（4）扎止血带部位必须加衬垫，以免损伤皮肤。

（5）精确记录并标记扎止血带的日期、时间和部位，标记在垫布上或记录在标签上并挂在伤者醒目的部位。

（6）严格控制捆扎时间，持续扎止血带的时间不宜超过3小时，并应每1小时放松止血带1次，每次放松2～3分钟。松解止血带时，如果伤口出血量大，应用指压法暂时止血。

3. 脑血栓形成的诊断要点

①中年以上，有动脉硬化、高血压、糖尿病等病史，常有TIA病史。②静息状态下或睡眠中发病，迅速出现局限性神经缺失症状，并持续24小时以上。神经系统症状和体征可用某一血管综合征解释。③意识常清楚或轻度障碍，多无脑膜刺激征。④脑部CT、MRI检查可显示梗死部位和范围，并可排除脑出血、肿瘤和炎症性疾病。

036 号题

【题干】

1. 气管检查。

2. 防污染区穿非一次性隔离衣。

3. 粪隐血试验阳性的临床意义。

【答题要求】

根据你所抽题目的要求,边操作边口述或现场答辩,时间20分钟。

【答案解析】

1. 气管检查

[检查方法] 让被检查者取坐位或仰卧位,头颈部保持自然正中位置。医师分别将右手的食指和无名指置于两侧胸锁关节上,中指在胸骨上切迹部位置于气管正中,观察中指是否在食指和无名指的中间;也可将中指置于气管与两侧胸锁乳突肌之间的间隙内,根据两侧间隙是否相等来判断气管有无移位。

[临床意义] 如中指与食指、无名指的距离不等,则表示有气管移位。凡能引起纵隔移位的疾病均可导致气管移位。大量胸腔积液、气胸或纵隔肿瘤及单侧甲状腺肿大,可将气管推向健侧;肺不张、肺硬化、胸膜粘连等,可将气管拉向患侧。

2. 防污染区穿非一次性隔离衣

(1) 戴好帽子及口罩,取下手表,卷袖过肘,严格清洗、消毒双手。

(2) 手持衣领取下隔离衣,内侧面朝向自己,防止外面碰触任何物品造成污染;将衣领两端向外平齐对折并对齐肩缝,露出两侧袖子内口。

(3) 右手抓住衣领,将左手伸入衣袖内;右手将衣领向上拉,使左手伸出袖口。

(4) 换左手抓住衣领,将右手伸入衣袖内;左手将衣领向上拉,使右手伸出袖口。

(5) 两手持衣领,由领子前正中顺着边缘向后将领子整理好并扣好领扣。

(6) 根据需要戴一次性无菌手套,然后分别扎好袖口。

(7) 松开腰带的活结,将隔离衣一边约在腰下5cm处渐向前拉,直到见边缘后捏住;同法捏住另一侧边缘的相同部位,注意手勿碰触隔离衣的内面及操作者自己的衣服。然后双手在背后将边缘对齐,向一侧折叠,将后背完全包裹。一手按住折叠处,另一手将腰带拉至背后压住折叠处,将腰带在背后交叉,绕回到前面系好。

3. 粪隐血试验阳性的临床意义

[正常值] 阴性。

[临床意义] 阳性常见于消化性溃疡的活动期、胃癌、钩虫病,以及消化道炎症、出血性疾病等。消化性溃疡隐血试验呈间断阳性,消化道癌症呈持续性阳性,故本试验对消化道出血的诊断及消化道肿瘤的普查、初筛和监测均有重要意义。服用铁剂,食用动物血或肝类、瘦肉及大量绿叶蔬菜时,可出现假阳性。口腔出血或消化道出血被咽下后,可呈阳性反应。

037号题

【题干】

1. 麦氏点压痛、反跳痛检查。

2. 小腿闭合性骨折的固定。

3. AFP 450μg/L 的临床意义。

【答题要求】

根据你所抽题目的要求，边操作边口述或现场答辩，时间 20 分钟。

【答案解析】

1. 麦氏点压痛、反跳痛检查

［检查方法］麦氏点，又称阑尾点，位于右髂前上棘与脐连线外 1/3 与中 1/3 交界处。触诊时，由浅入深进行按压，如发生疼痛，称为压痛。检查到压痛后，手指稍停片刻，使压痛感趋于稳定，然后将手突然抬起，此时如患者感觉腹痛骤然加剧，并有痛苦表情，称为反跳痛。

［临床意义］正常人腹部无压痛及反跳痛。腹壁紧张，同时伴有压痛和反跳痛称为腹膜刺激征，是急性腹膜炎的重要体征。阑尾病变时此处有压痛、反跳痛。

2. 小腿闭合性骨折的固定

伤肢取伸直固定位，取两块夹板分别放置在伤肢的内外两侧，夹板长及大腿中部至脚踝部，然后用绷带或三角巾分别在膝关节上方、膝关节下方、脚踝上方捆绑固定；亦可用三角巾以相同方法将伤肢与健侧下肢捆绑固定在一起。

3. AFP 450μg/L 的临床意义

［参考值］RIA 或 ELISA 法＜ 20μg/L，450μg/L 表明增高。

［临床意义］①原发性肝癌：AFP 是目前诊断原发性肝细胞癌最特异的标志物，50% 患者 AFP ＞ 300μg/L。但也有部分病人 AFP 不增高或增高不明显。②病毒性肝炎、肝硬化：AFP 可升高（常＜ 200μg/L）。③妊娠：妊娠 3～4 个月后，AFP 上升，7～8 个月达高峰（＜ 400μg/L），分娩后约 3 周即恢复正常。孕妇血清中 AFP 异常升高，有可能为胎儿神经管畸形。④其他：生殖腺胚胎性肿瘤、胃癌、胰腺癌等血中 AFP 也可增加。

038 号题

【题干】

1. 肾区叩击痛。

2. 填塞止血法。

3. 乳酸脱氢酶升高的意义。

【答题要求】

根据你所抽题目的要求，边操作边口述或现场答辩，时间 20 分钟。

【答案解析】

1. 肾区叩击痛

［检查方法］患者取站立位、坐位或侧卧位，检查者用左手掌平放于患者的肾区，

右手握拳用由轻到中等强度的力量向左手背进行叩击。

［临床意义］正常时肾区无叩击痛。当有肾炎、肾盂肾炎、肾结石及肾周围炎时，肾区可有不同程度的叩击痛。

2. 填塞止血法

［适应证］适用于伤口较深的出血。

［操作方法］用消毒纱布、敷料（如果没有用干净的布料替代）填塞在伤口内，再用加压包扎法包扎。

3. 乳酸脱氢酶升高的意义

（1）肝胆疾病：肝癌尤其是转移性肝癌时LDH显著升高；急性肝炎、慢性肝炎等多数肝胆疾病也常有LDH的升高。

（2）急性心肌梗死。

（3）其他疾病：恶性肿瘤、白血病、骨骼肌损伤、肌营养不良、胰腺炎、肺梗死等均有LDH的升高。

039 号题

【题干】

1. 浮髌试验、髌阵挛。
2. 开放性骨折的处理。
3. 如何判断心肺复苏是否有效。

【答题要求】

根据你所抽题目的要求，边操作边口述或现场答辩，时间20分钟。

【答案解析】

1. 浮髌试验、髌阵挛

（1）浮髌试验

［检查方法］被检者取平卧位，下肢伸直放松，检查者左手拇指和其余四指分别固定在患者膝关节上方两侧，并加压压迫髌上囊，使关节液集中于髌骨底面，右手拇指和其余四指分别固定在患膝关节下方两侧，用右手食指连续垂直向下按压髌骨数次，下压时有髌骨与关节面的碰触感，松手时有髌骨随手浮起感，即为浮髌试验阳性。

［临床意义］见于风湿性关节炎、结核性关节炎等引起的膝关节腔积液。

（2）髌阵挛

［检查方法］患者仰卧，下肢伸直，医师用拇指与食指掐住髌骨上缘，用力向下快速推动数次，保持一定推力，阳性反应为股四头肌节律性收缩使髌骨上下运动。

［临床意义］是深反射极度亢进的表现。见于锥体束的病变，如急性脑血管病、急性脊髓炎休克期过后等。

2. 开放性骨折的处理

（1）应先查验伤口情况，去除污染物及异物，有效止血、包扎破损处，再固定骨折肢体。

（2）有外露的骨折端等组织时不应还纳，以免将污染物带入深层组织，应用消毒敷料或清洁布类进行严密保护性包扎。

（3）伴有血管损伤者，先行加压包扎止血后再行伤肢临时固定。加压包扎止血无效时，用弹性止血带或三角巾、绷带等代替止血。

3. 如何判断心肺复苏是否有效

评价心肺复苏成功的指标：①触摸到大动脉搏动。②有自主呼吸。③瞳孔逐渐缩小。④面色、口唇、甲床转红。⑤神志恢复，四肢有活动。

040号题

【题干】

1. 桡骨骨膜反射，霍夫曼征。
2. 颈部有损伤的气道开放。
3. 室性早搏心电图特征。

【答题要求】

根据你所抽题目的要求，边操作边口述或现场答辩，时间20分钟。

【答案解析】

1. 桡骨骨膜反射、霍夫曼征

（1）桡骨骨膜反射

[检查方法] 医师左手托住被检查者腕部，并使腕关节自然下垂，右手用叩诊锤轻叩桡骨茎突，正常反应为肱桡肌收缩，屈肘、前臂旋前。反射中枢在颈髓5～6节。

[临床意义]

1）深反射减弱或消失：一般是相应脊髓节段或所属脊神经病变，常见于末梢神经炎、神经根炎、脊髓灰质炎、脑或脊髓休克状态等。

2）深反射亢进：见于锥体束的病变，如急性脑血管病、急性脊髓炎休克期过后等。

（2）霍夫曼征

[检查方法] 检查者用左手托住被检者腕部，用右手食指和中指夹持被检者中指，稍向上提，使其腕部处于轻度过伸位，用拇指快速弹刮被检者中指指甲，引起其余四指掌屈反应为阳性。

[临床意义] 阳性代表锥体束损伤，霍夫曼征多见于颈髓病变。

2. 颈部有损伤的气道开放

采用双手托颌法。病人平卧，抢救者用双手从两侧抓紧病人的双下颌并托起，使头后仰，下颌骨前移，即可打开气道。此法适用于颈部有外伤者，以下颌上提为主，不能将病人头部后仰及左右转动。注意，颈部有外伤者只能采用双手托颌法开放气道，不宜采用仰头举颏法和仰头托颈法，以避免进一步损伤脊髓。

3. 室性早搏心电图特征

（1）提早出现的 QRS-T 波群，其前无提早出现的异位 P'波。

（2）QRS 波群形态宽大畸形，时间 ≥ 0.12s。

（3）T 波方向与 QRS 波群主波方向相反。

（4）有完全性代偿间歇（即室性早搏前、后的两个窦性 P 波的时距等于窦性 P-P 间距的两倍）。

041 号题

【题干】

1. 墨菲征检查。
2. 手术区皮肤消毒。
3. 甲状腺腺瘤的临床表现。

【答题要求】

根据你所抽题目的要求，边操作边口述或现场答辩，时间 20 分钟。

【答案解析】

1. 墨菲征检查

[检查方法]医师将左手掌平放于患者右肋下部，以左手拇指指腹用适度压力钩压右肋下部胆囊点处，然后嘱患者缓慢深吸气，此时发炎的胆囊下移时碰到用力按压的拇指引起疼痛，患者因疼痛而突然屏气，这一现象称为墨菲征（Murphy Sign）阳性，又称胆囊触痛征。

[临床意义]正常胆囊不能触及，急性胆囊炎时胆囊肿大可以触及。

2. 手术区皮肤消毒

（1）将无菌纱布或消毒大棉球用消毒剂彻底浸透，用卵圆钳夹住消毒纱布或大棉球，由手术切口中心向四周稍用力涂擦，涂擦某一部位时方向保持一致，严禁做往返涂擦动作。消毒范围应包括手术切口周围半径 15cm 的区域，并应根据手术可能发生的变化适当扩大范围。

（2）重复涂擦 3 遍，第 2、第 3 遍涂擦的范围均不能超出上一遍的范围。

（3）如为感染伤口或会阴、肛门等污染处手术，则应从外周向感染伤口或会阴、肛门处涂擦。

（4）使用过的消毒纱布或大棉球应按手术室要求处置。

3. 甲状腺腺瘤的临床表现

（1）多以颈前无痛性肿块为首发症状，常偶然发现颈部出现圆形或椭圆形结节，质韧有弹性，表面光滑，边界清楚，无压痛，多为单发，随吞咽上下移动。

（2）多数病人无任何症状。

（3）腺瘤生长缓慢。

（4）当乳头状囊性腺瘤因囊壁血管破裂，发生囊内出血时，肿瘤可在短期内迅速增大，局部出现胀痛、触痛，因张力较大，肿瘤质地较硬。

（5）肿物较大时可有压迫感，有时可压迫气管移位，但很少造成呼吸困难，罕见喉返神经受压表现。

（6）可引起甲亢及发生恶性变。

042 号题

【题干】

1. 皮肤弹性检查。

2. 屈体加垫止血法。

3. 慢性左心衰的临床表现。

【答题要求】

根据你所抽题目的要求，边操作边口述或现场答辩，时间 20 分钟。

【答案解析】

1. 皮肤弹性检查

[检查方法] 检查时，常取手背或前臂内侧部位，用拇指和食指将皮肤捏起，正常人于松手后皮肤皱褶迅速平复，弹性减弱时皱褶平复缓慢。

[临床意义] 弹性减弱时皱褶平复缓慢，见于慢性消耗性疾病或严重脱水患者。

2. 屈体加垫止血法

[适应证] 适用于肘、膝关节远端肢体受伤出血。

[操作方法] 在肘、腘窝垫以棉垫卷或绷带卷，将肘关节或膝关节尽力屈曲，借衬垫物压住动脉，并用绷带或三角巾将肢体固定于屈曲位，以阻断关节远端的血流。

[注意事项] 应用屈曲加垫止血法，必须先确定局部有无骨关节损伤，有骨关节损伤者禁用。

3. 慢性左心衰的临床表现

左心衰竭的症状与体征源于肺淤血及心排血量减少等病理生理改变。表现为：①劳力性呼吸困难：呼吸困难发生在重体力活动时，休息后可缓解。②夜间阵发性呼吸困难：与平卧睡眠后回心血量增加、副交感神经张力增加、膈肌抬高、肺活量减少有关。③端坐呼吸。④急性肺水肿（心源性哮喘）：是呼吸困难最严重的状态。另外有咳嗽、咳痰、咯血等症状。⑤心排血量不足的表现：有体能下降、乏力、疲倦、记忆力减退、焦虑、失眠、尿量减少等。⑥体征：随着病情由轻到重，肺部湿啰音可从局限于肺底部发展到全肺。病情严重出现心源性哮喘时，可闻及散在哮鸣音。心脏轻度扩大、心率加快、心音低钝，肺动脉瓣区第二心音亢进、心尖区可闻及舒张期奔马律和/或收缩期杂音，可触及交替脉等。

043号题

【题干】

1. 脊柱活动度检查。
2. 下肢弹性止血带止血法。
3. 高血压危象的临床表现。

【答题要求】

根据你所抽题目的要求，边操作边口述或现场答辩，时间20分钟。

【答案解析】

1 脊柱活动度检查

[检查方法] 让被检者做前屈、后伸、侧弯、旋转等动作，观察脊柱的活动情况及有无变形，对脊柱外伤者或可疑骨折或关节脱位者，要避免脊柱活动，防止损伤脊髓。正常活动度范围见表5。

表5 颈、胸、腰椎及全脊椎活动范围

	前屈	后伸	左右侧弯	旋转度（一侧）
颈椎	35°～45°	35°～45°	45°	60°～80°
胸椎	30°	20°	20°	35°
腰椎	90°	30°	20°～30°	30°

[临床意义] 脊柱颈段活动受限常见于颈部肌纤维组织炎及韧带受损、颈椎病、结核或肿瘤浸润、颈椎外伤、骨折或关节脱位，脊柱腰椎段活动受限常见于腰部肌纤维组织炎及韧带受损、腰椎椎管狭窄、椎间盘突出、腰椎结核或肿瘤、腰椎骨折或脱位。

2. 下肢弹性止血带止血法

[操作方法] 扎止血带之前先抬高患肢以增加静脉回心血量。将三角巾、毛巾或软布等织物包裹在扎止血带部位的皮肤上，扎止血带时左手掌心向上，手背贴紧肢体，止血带一端用虎口夹住，留出长约10cm的一段，右手拉较长的一端，适当拉紧拉长，绕肢体2～3圈，然后用左手的食指和中指夹住止血带末端用力拉下，使之压在缠绕在肢体上的止血带的下面。精确记录扎止血带的时间并标记在垫布上。

[注意事项]

（1）首先判断伤者的生命征，如发生心脏骤停，应立即实施心肺复苏。

（2）正确选定扎止血带的部位：止血带应扎在伤口的近心端，避开可能伤及神经的部位。下肢出血：宜扎在大腿的下1/3处，不可扎在上1/3处，以防损伤股神经。

（3）弹性止血带捆扎的松紧度要适宜，止血带的松紧度以出血明显减少或终止，远端动脉搏动刚好消失为适宜，过松达不到止血效果，过紧有造成局部软组织及神经损伤的风险。

（4）扎止血带部位必须加衬垫，以免损伤皮肤。

（5）精确记录并标记扎止血带的日期、时间和部位，标记在垫布上或记录在标签上并挂在伤者醒目的部位。

（6）严格控制捆扎时间，持续扎止血带的时间不宜超过3小时，并应每1小时放松止血带1次，每次放松2~3分钟。松解止血带时，如果伤口出血量大，应用指压法暂时止血。

3. 高血压危象的临床表现

由于交感神经活动亢进，在高血压病程中可发生短暂收缩压急剧升高（可达260mmHg），也可伴舒张压升高（120mmHg以上），同时出现剧烈头痛、心悸、气急、烦躁、恶心、呕吐、面色苍白或潮红、视力模糊等。控制血压后可迅速好转，但易复发。

044号题

【题干】

1. 触觉语颤。

2. 感染伤口换药。

3. 慢性肺源性心脏病急性加重期的处理。

【答题要求】

根据你所抽题目的要求，边操作边口述或现场答辩，时间20分钟。

【答案解析】

1. 触觉语颤

[检查方法] 检查者将两手掌或手掌尺侧缘平置于被检查者胸壁的对称部位，嘱其用同样强度重复拉长音发"yi"音，自上而下，从内到外，两手交叉，比较两侧相同部位语颤是否相同，注意有无增强或减弱。

[临床意义]

（1）语颤增强：①肺实变，如肺炎链球菌肺炎、肺梗死、肺结核、肺脓肿及肺癌等。②压迫性肺不张。③较浅而大的肺空洞。

（2）语颤减弱或消失：①肺气肿及支气管哮喘发作时。②阻塞性肺不张、气管内分泌物增多。③胸腔积液、气胸、胸膜高度增厚及粘连、胸壁水肿或高度肥厚、胸壁皮下气肿。④体质衰弱。

2. 感染伤口换药

［操作前准备］

（1）清洗双手，戴好帽子、口罩。

（2）核对患者信息，复习病历，明确诊断与换药的目的。

（3）与患者进行床边交流，告知操作的目的，取得患者配合。

（4）根据操作目的及前次换药记录准备换药物品，包括一次性无菌换药包1个（内含弯盘2个、垫单1块、镊子2把、纱布及棉球若干、消毒剂等），医用剪刀1把，医用胶带、医用绷带等。如换药伤口或切口面积较大，估计无菌换药包中的纱布、棉球及消毒剂数量不足时，另用无菌换药弯盘取适量干棉球、纱布及消毒剂作补充，严禁中断操作过程进行物品补充。

（5）特殊伤口在不增加患者痛苦的前提下，可事先查验伤口，以便根据需要另备无菌血管钳、无菌手术剪、生理盐水棉球、凡士林纱布及抗生素药物等。

［操作步骤与方法］

（1）根据病情及换药需要，给患者取恰当的体位，要求使患者舒适不易疲劳，不易发生意外污染事件，伤口暴露充分，采光良好，便于操作者及需要时有助手相助的操作，伤口部位尽量避开患者的视线。

（2）将一次性换药包打开，并将其他换药物品合理地放置在医用推车上，再一次查验物品是否齐全、能用且够用。

（3）操作开始，先用手取下外层敷料（勿用镊子），再用1把镊子取下内层敷料。揭除内层敷料应轻巧，一般应沿伤口长轴方向揭除；若内层敷料粘连在创面上，不可硬揭，可用生理盐水棉球浸湿后稍等片刻再揭去，以免伤及创面引起出血。

（4）双手执镊，右手镊子接触伤口，左手镊子保持无菌，从换药碗中夹取无菌物品传递给右手镊子，两镊不可碰触。

（5）感染伤口，用0.75%吡咯烷酮碘（碘伏）或2.5%碘酊消毒，由外周向感染伤口部位处消毒伤口及周围皮肤，涂擦时沿切口方向单向涂擦，范围半径距切口3～5cm，连续擦拭2～3遍。如用2.5%碘酊消毒，待碘酊干后再用70%酒精涂擦2～3遍脱碘。

（6）伤口分泌物较多且创面较深时，先用干棉球及生理盐水棉球清除分泌物，然后按感染伤口方法消毒。

（7）消毒完毕，一般创面用消毒凡士林纱布覆盖，污染伤口或易出血伤口根据需要放置引流纱条。

（8）用无菌纱布覆盖伤口，覆盖范围应超过伤口边缘3cm以上，一般8～10层纱布，医用胶带固定，贴胶带的方向应与肢体或躯干长轴垂直。

3. 慢性肺源性心脏病急性加重期的处理

（1）控制呼吸道感染：一般可首选青霉素静滴，加用链霉素，肌注。经3～5日治疗无效时，可加用或改用其他抗生素，如庆大霉素、红霉素、卡那霉素、氨苄西林、羧苄西林、头孢菌素类。根据痰培养和致病菌对药物敏感度的测定结果选用更为合理。

（2）改善呼吸功能，抢救呼吸衰竭：采取综合措施，包括缓解支气管痉挛、清除痰液、通畅呼吸道、持续低浓度（25%～35%）给氧、应用呼吸中枢兴奋剂等。必要时施行气管切开、气管插管和机械呼吸器治疗等。

（3）控制心力衰竭：在积极控制感染、改善呼吸功能后，一般患者心功能常能改善，尿量增多，水肿消退，肝大可缩小或恢复正常，不需使用利尿剂和强心剂，但较重患者或经治疗无效者可适当选用。

1）利尿剂：用药期间密切观察血气与电解质变化。使用排钾利尿剂时应适当补充钾、氯离子。对中度水肿可用氢氯噻嗪，每日1～3次，每次25mg，口服，需要时可加用保钾利尿剂，如氨苯蝶啶，每日1～3次，每次50～100mg。对重度水肿可临时用呋塞米20mg和依他尼酸25mg，稀释后静脉缓注。碳酸酐酶抑制剂可能诱发肺性脑病，不宜采用。

2）强心剂：肺心病患者由于慢性缺氧及感染对洋地黄类药物耐受性很低，疗效差，易发生心律失常，这与处理一般心衰有所不同。强心剂的剂量宜小，一般为常规剂量的1/2～2/3，同时选用作用快、排泄快的强心剂。常以毒毛花苷K或毛花苷C，静脉缓慢注射。

3）血管扩张剂的应用：使用时以10%葡萄糖液500mL加酚妥拉明10～20mg**静滴**。最近有用酚妥拉明10mg和肝素50mg加入10%葡萄糖液500mL中缓慢静滴者，每日1次，对重症血液高凝的肺心病有明显疗效。此外如硝普钠、硝苯地平等均有一定疗效。

（4）控制心律失常：未经洋地黄制剂治疗者，可在密切观察下选用小量毛花苷C或地高辛治疗；对频发室性早搏、室性心动过速者，可选用利多卡因、丙吡胺等药物。洋地黄中毒所致的心律失常，则按洋地黄中毒处理。另外，还要注意避免应用普萘洛尔等β肾上腺素能受体阻滞剂，以免引起支气管痉挛。

（5）糖皮质激素的应用：一般可用氢化可的松或地塞米松静滴，病情好转后逐渐停用。

（6）降低血黏度药物的应用：用肝素。

045号题

【题干】

1. 后位甲状腺触诊及甲状腺肿大的分度。
2. 阑尾炎手术区消毒。
3. 急性心肌梗死的诊断。

【答题要求】

根据你所抽题目的要求，边操作边口述或现场答辩，时间20分钟。

【答案解析】

1. 后位甲状腺触诊，甲状腺肿大分度

［检查方法］包括甲状腺峡部和甲状腺侧叶的检查。

（1）甲状腺峡部：甲状腺峡部位于环状软骨下方第二至第四气管环前面。站于受检者后面用食指从胸骨上切迹向上触摸，可感到气管前软组织，判断有无增厚，配合吞咽动作，判断有无增大和肿块。

（2）甲状腺侧叶：一手食、中指施压于一侧甲状软骨，将气管推向对侧，另一手拇指在对侧胸锁乳突肌后缘向前推挤甲状腺，食、中指在其前缘触诊甲状腺，配合吞咽动作重复检查，用同样方法检查另一侧甲状腺。

［甲状腺肿大分度］甲状腺肿大分为三度，不能看出肿大但能触及者为Ⅰ度，既可看出肿大又能触及，但在胸锁乳突肌以内区域者为Ⅱ度，肿大超出胸锁乳突肌外缘者为Ⅲ度。

2. 阑尾炎手术区消毒

［操作前准备］

（1）做好手术前皮肤准备，不同的手术对患者手术区域皮肤准备的要求不同。一般外科手术，如患者病情允许，要求患者在手术前一天下午洗浴。如皮肤上有较多油脂或胶布粘贴的残迹，先用松节油或75%酒精擦净，并进行手术区域除毛。

（2）基础着装符合手术室及相关操作工作间的管理要求。

（3）戴好帽子、口罩。

（4）按照操作要求已完成外科手消毒。

（5）核对手术患者信息、手术名称、手术部位及切口要求，确定消毒区域及范围。

（6）准备消毒器具及消毒剂。弯盘、卵圆钳、无菌纱布或无菌大棉球，消毒剂（0.75%吡咯烷酮碘或2.5%碘酊、70%酒精）。

［操作步骤与方法］

（1）将无菌纱布或消毒大棉球用消毒剂彻底浸透，用卵圆钳夹住消毒纱布或大棉球，由手术切口中心向四周稍用力涂擦，涂擦某一部位时方向保持一致，严禁做往返涂擦动作。消毒范围应包括手术切口周围半径15cm的区域，并应根据手术可能发生的变化适当扩大范围。

（2）重复涂擦3遍，第2、第3遍涂擦的范围均不能超出上一遍的范围。

（3）使用过的消毒纱布或大棉球应按手术室要求处置。

3. 急性心肌梗死的诊断

（1）根据有冠心病危险因素的相关病史，典型的临床表现，典型的心电图改变及血清肌钙蛋白和心肌酶的改变，一般可确立诊断。

（2）中老年人突发严重的心律失常、休克或心力衰竭，或突然出现持续而严重的胸闷，找不到合理的原因加以解释，均应立刻想到本病的可能。

046号题

【题干】

1. 膝内翻、膝外翻。
2. 防污染区脱非一次性隔离衣。
3. 高血压靶器官损害并发症。

【答题要求】

根据你所抽题目的要求，边操作边口述或现场答辩，时间20分钟。

【答案解析】

1. 膝内翻、膝外翻

[检查方法] 正常人双脚并拢站立时双膝和双踝均能靠拢。如果直立时，两踝并拢而两膝关节远离，双下肢形成"O"状，即"O"形腿，称为膝内翻；如果直立时，两膝关节并拢时，两踝分离，称为膝外翻，或"X"形腿。

[临床意义] 见于佝偻病及大骨节病。

2. 防污染区脱非一次性隔离衣

（1）解开腰带，在前面打一活结收起腰带。

（2）脱下一次性手套，掷于指定容器内。

（3）分别解开衣领处、后背部系带，抓起衣袖分别将衣袖拉下，然后脱下隔离衣。

（4）左手抓住隔离衣衣领，右手将隔离衣两边对齐内面向外翻折，确保隔离衣清洁面（正面）完全被内面包裹住，防止发生清洁面污染，用夹子夹住衣领，挂在指定的安全位置。

3. 高血压靶器官损害并发症

（1）心脏并发症：出现左心室肥大称为高血压心脏病，晚期常发生心力衰竭，是慢性左心衰竭的常见病因。并发冠心病时可出现心绞痛、心肌梗死后猝死。

（2）脑卒中：脑血管并发症是我国原发性高血压最常见的并发症。早期可有短暂性脑缺血发作（TIA），长期血压增高可并发腔隙性脑梗死、动脉硬化性脑梗死、脑出血等，短时间内血压显著升高可出现高血压脑病等，也可诱发蛛网膜下腔出血。

（3）慢性肾脏病：肾脏受累时可有蛋白尿，早期出现夜尿增多等肾小管功能异常的表现，晚期多并发慢性肾衰竭。

（4）血管并发症：

1）视网膜动脉硬化：眼底改变与病情的严重程度和预后相关，根据眼底镜检查结果，Keith-Wagener眼底分级法分为4级：①Ⅰ级，视网膜小动脉轻度狭窄、硬化、痉挛和变细。②Ⅱ级，小动脉中度硬化和狭窄，出现动脉交叉压迫征，视网膜静脉阻塞。③Ⅲ级，动脉中度以上狭窄伴局部收缩，视网膜有棉絮状渗出、出血和水肿。④Ⅳ级，视神经乳头水肿。

2）主动脉夹层：一旦发生破裂引发大血管急症，预后凶险。

047号题

【题干】

1. 肺下界移动度的叩诊。
2. 腰椎损伤现场搬运。
3. 血尿酸升高的临床意义。

【答题要求】

根据你所抽题目的要求，边操作边口述或现场答辩，时间20分钟。

【答案解析】

1. 肺下界移动度的叩诊

[检查方法] 叩出肺下界后，嘱被检者深吸气后屏住呼吸，继续向下叩诊，当由清音变为浊音时，即为该线上肺下界的最低点，进行标记。然后让被检者恢复平静呼吸，检查者手指放回肺下界位置，再嘱被检者做深呼气并屏住呼吸，检查者再由下向上一肋间叩诊，当叩诊音变为浊音时，即为该线上肺下界的最高点。最高至最低两点间的距离即为肺下界的移动范围，正常人两侧肺下界移动度为6～8cm。

[临床意义] 双侧肺下界移动度减小，见于阻塞性肺气肿及各种原因所致的腹压增高。一侧肺下界移动度减小或消失见于胸腔积液、气胸、肺不张、胸膜粘连、大叶性肺炎等。

2. 腰椎损伤现场搬运

[操作方法]

（1）在搬动时，尽可能减少不必要的活动，以免引起或加重脊髓损伤。

（2）搬运一般需要由三人或四人共同完成，可求助于现场的成年目击者。进行搬运时一人蹲在伤者的头顶侧，负责托下颌和枕部，并沿脊柱纵轴略加牵引力，使颈部保持中立位，与躯干长轴呈一条直线，其他三人分别蹲在伤者的右侧胸部、右侧腰臀部及右下肢旁，由头侧的搬运者发出口令，四人动作协调一致并保持脊柱平直，将伤者平抬平放至硬质担架（或木板）上。

（3）分别在胸部、腰部及下肢处用固定带将伤者捆绑在硬质担架（或木板）上，保持脊柱伸直位。

［注意事项］

（1）禁止用软担架、被单或一人肩抬的方式搬运。

（2）搬运过程中始终保持脊柱伸直位，严禁脊椎发生弯曲或移动。

（3）转运过程中，需密切注意观察伤者的生命体征和病情变化，一旦发生心搏呼吸骤停，立即实施心肺复苏术。操作时应严密注意对伤处的保护，防止加重损伤引起不良后果。

3. 血尿酸升高的临床意义

［参考值］男性：268～488μmol/L；女性：178～387μmol/L（磷钨酸盐法）。

［临床意义］血清尿酸增高见于：①UA 排泄障碍，如急慢性肾炎、肾结石、尿道梗阻等。②UA 生成增加，见于痛风、慢性白血病、多发性骨髓瘤等。③进食高嘌呤饮食过多。④药物影响，如吡嗪酰胺等。

048 号题

【题干】

1. 拉塞格征。

2. 脱手术衣。

3. 室性心动过速心电图特征。

【答题要求】

根据你所抽题目的要求，边操作边口述或现场答辩，时间 20 分钟。

【答案解析】

1. 拉塞格征

［检查方法］被检者取仰卧位，两下肢伸直，检查者一手压在被检者一侧膝关节上，使下肢保持伸直，另一手将该下肢抬起，正常可抬高 70°以上，如不到 30°即出现由上而下的放射性疼痛为阳性，以同样的方法再检查另一侧。

［临床意义］见于坐骨神经痛、腰椎间盘突出或腰骶神经根炎等。

2. 脱手术衣

（1）手术结束，先自行解开腰带，然后由巡回护士（或助手）协助解开领部及背部的系带，用左手抓住手术衣的右肩部自上向下拉下手术衣，使衣袖由里向外翻，以同样的方法拉下左侧衣袖，脱下手术衣，确保手术衣里面外翻。

（2）脱手术衣时要保护手臂及洗手衣裤不被手术衣正面污染，将手术衣内面向外掷于指定的污物袋内。

3 室性心动过速心电图特征

（1）连续出现3个或3个以上室性早搏，频率多在140～200次/分，R-R间期稍不规则。

（2）QRS波群形态宽大畸形，时限＞0.12s。

（3）如能发现P波，则P波频率慢于QRS波群频率，呈完全性房室分离，有助于明确诊断。

（4）可见心房激动夺获心室（心室夺获）或出现室性融合波支持室性心动过速的诊断。

049号题

【题干】

1. 结膜检查。
2. 外科手消毒。
3. 成年男性，血红蛋白、红细胞减少的临床意义。

【答题要求】

根据你所抽题目的要求，边操作边口述或现场答辩，时间20分钟。

【答案解析】

1. 结膜检查

结膜分为睑结膜、穹隆结膜和球结膜三部分。检查时应注意有无充血、水肿、乳头增生、结膜下出血、滤泡和异物等。

（1）检查球结膜时，以拇指和食指将上、下眼睑分开，嘱被检查者向上、下、左、右各方向转动眼球。

（2）检查下眼睑结膜时，用拇指将下眼睑中部边缘向下牵拉，嘱被检查者向上看，暴露下眼睑及穹隆结膜。

（3）检查上眼睑结膜时需翻转眼睑。翻转要领为检查左眼时，用右手食指（在上方）和拇指（在下方）捏住上睑的中部边缘并轻轻向前下方牵拉，嘱被检查者向下看，同时食指轻压睑板上缘，拇指向上捻转翻开上眼睑，暴露上睑结膜，然后用拇指固定上睑缘。检查后向前下方轻轻牵拉上睑，同时嘱被检查者向上看，眼睑即可复位。检查右眼时用左手，方法同。

2. 外科手消毒

（1）洗手：①用流动水冲洗双手、前臂和上臂下1/3。②取适量抗菌洗手液（约3mL）涂满双手、前臂、上臂至肘关节以上10cm处，按七步洗手法清洗双手、前臂至肘关节以上10cm处。七步洗手法：手掌相对→手掌对手背→双手十指交叉→双手互握→揉搓拇指→指尖→手腕、前臂至肘关节以上10cm处。两侧在同一水平交替上升，不得回搓。③用流动水冲洗清洗剂，水从指尖到双手、前臂、上臂，使水从肘下流走，沿一个方向冲洗，不可让水倒流，彻底冲洗干净。④再取适量抗菌洗手液（约3mL）揉搓双手，按照七步洗手法第二次清洗双手及前臂至肘关节以上10cm。⑤用流动水冲洗清洗剂，水从指尖到双手、前臂、上臂，使水从肘下流走，沿一个方向冲洗，不可让水倒流，彻底冲洗干净。⑥抓取无菌小毛巾中心部位，先擦干双手，然后将无菌小毛巾对折呈三角形，底边置于腕部，直角部位向指端，以另手拉住两侧对角，边转动边顺势向上移动至肘关节以上10cm处，擦干经过部位水迹，不得回擦；翻转毛巾，用毛巾的另一面以相同方法擦干另一手臂。操作完毕将擦手巾弃于指定容器内。⑦保持手指朝上，将双手悬空举在胸前，自然晾干手及手臂。

（2）手消毒：①取适量外科手消毒液（约3mL）于一手的掌心，将另一手指尖在消毒液内浸泡约5秒，搓揉双手，然后将消毒液环形涂抹于前臂直至肘上约10cm处，确保覆盖到所有皮肤。②以相同方法消毒另一侧手、前臂至肘关节以上10cm处。③取外科手消毒液（约3mL），涂抹双手所有皮肤，按七步洗手法揉搓双手，直至消毒剂干燥。④整个涂抹揉搓过程约3分钟。⑤保持手指朝上，将双手悬空举在胸前，待外科手消毒液自行挥发至彻底干燥。

3. 成年男性，血红蛋白、红细胞减少的临床意义

根据红细胞和血红蛋白减少程度，贫血分为四级：①轻度：男性低于120g/L，女性低于110g/L，但高于90g/L。②中度60～90g/L。③重度30～60g/L。④极重度低于30g/L。

贫血可分为三类：①红细胞生成减少，见于造血原料不足（如缺铁性贫血、巨幼细胞贫血），造血功能障碍（如再生障碍性贫血、白血病等），慢性系统性疾病（慢性感染、恶性肿瘤、慢性肾病等）。②红细胞破坏过多，见于各种溶血性贫血。③失血，如各种失血性贫血。

050号题

【题干】

1. 肱二头肌反射。

2. 防污染区脱一次性隔离衣。

3. 房室交界性早搏心电图特征。

【答题要求】

根据你所抽题目的要求，边操作边口述或现场答辩，时间20分钟。

【答案解析】

1. 肱二头肌反射

[检查方法] 医师以左手托扶被检查者屈曲的肘部，将拇指置于肱二头肌腱上，右手用叩诊锤叩击左手拇指指甲，正常时前臂快速屈曲。反射中枢在颈髓5～6节。

[临床意义]

（1）深反射减弱或消失：一般是相应脊髓节段或所属脊神经病变，常见于末梢神经炎、神经根炎、脊髓灰质炎、脑或脊髓休克状态等。

（2）深反射亢进：见于锥体束的病变，如急性脑血管病、急性脊髓炎休克期过后等。

2. 防污染区脱一次性隔离衣

（1）解开腰带，在前面打一活结收起腰带。

（2）脱下一次性手套，掷于指定容器内。

（3）分别解开衣领处、后背部系带，抓起衣袖分别将衣袖拉下，然后脱下隔离衣。

（4）将脱下的隔离衣折叠打卷后，掷于指定的容器内。

3. 房室交界性早搏心电图特征

（1）提早出现的QRS波群形态基本正常。

（2）逆行的P'波可出现在提早出现的QRS波群之前、之后、之中（见不到逆行的P'波），若逆行P'波在QRS波群之前P'–R间期＜0.12s，若逆行P'波在QRS波群之后，R–P'间期＜0.20s。

（3）常有完全性代偿间歇。

051号题

【题干】

1. 腹股沟淋巴结检查。

2. 戴无菌手套。

3. 血清尿素氮16.7mmol/L的临床意义。

【答题要求】

根据你所抽题目的要求，边操作边口述或现场答辩，时间20分钟。

【答案解析】

1. 腹股沟淋巴结检查

[检查方法] 被检查者仰卧，检查者用手指在腹股沟平行处进行触诊。检查时如发现有肿大的淋巴结，应记录其数目、大小、质地、移动度、表面是否光滑，有无红肿、压痛和波动等。

[临床意义] 下肢、会阴及臀部的炎症常引起腹股沟淋巴结肿大。

2. 戴无菌手套

［操作前准备］

（1）着装符合手术室及相关操作工作间的管理要求。

（2）戴好帽子、口罩。

（3）按照操作要求已完成外科手消毒。

（4）查看无菌手套类型、号码是否合适及无菌有效期。

［操作步骤与方法］

（1）选取合适的操作空间，确保戴无菌手套过程中不会因为手套放置不当或空间不足而发生污染事件。

（2）撕开无菌手套外包装，取出内包装平放在操作台上。

（3）一手捏住两只手套翻折部分，提出手套，适当调整使两只手套拇指相对并对齐。

（4）右手（或左手）手指并拢插入对应的手套内，然后适当张开手指伸入对应的指套内，再用戴好手套的右手（或左手）的 2～5 指插入左手（或右手）手套的翻折部内，用相同的方法将左手（或右手）插入手套内，并使各手指到位。

（5）分别将手套翻折部分翻回盖住手术衣袖口。

（6）在手术或操作开始前，应将双手举于胸前，严禁碰触任何物品而发生污染事件。

3. 血清尿素氮 16.7mmol/L 的临床意义

［参考值］3.2～7.1mmol/L。

［临床意义］增高往往见于：

（1）肾前性因素：肾血流量不足，见于脱水、心功能不全、休克、水肿、腹水等。体内蛋白质分解过盛，见于急性传染病、脓毒血症、上消化道出血、大面积烧伤、大手术后和甲亢。

（2）肾脏疾病：如慢性肾炎、肾结核和肾肿瘤等。

（3）肾后性因素：尿路结石、前列腺肥大、泌尿生殖系统肿瘤等。

（4）体内蛋白质分解过剩：见于急性传染病、脓毒血症、上消化道出血、大面积烧伤、大手术后和甲状腺功能亢进症等。

052 号题

【题干】

1. 水银血压计测血压。

2. 气囊-面罩简易呼吸器的使用。

3. 中央型肺癌的 CT 征象。

【答题要求】

根据你所抽题目的要求,边操作边口述或现场答辩,时间20分钟。

【答案解析】

1. 水银血压计测血压

(1)被检查者安静休息至少5分钟,采取坐位或仰卧位,裸露右上臂,伸直并外展45°,肘部置于与右心房同一水平(坐位平第4肋软骨,仰卧位平腋中线)。

(2)让受检者脱下该侧衣袖,露出手臂,将袖带平展地缚于上臂,袖带下缘距肘窝横纹2~3cm,松紧适宜。

(3)检查者先于肘窝处触知肱动脉搏动,将听诊器体件置于肱动脉上。

(4)轻压听诊器体件,然后用橡皮球将空气打入袖带,待动脉音消失,再将汞柱升高20~30mmHg。

(5)开始缓慢(2~6mmHg/s)放气,听到第一个声音时所示的压力值是收缩压。

(6)继续放气,声音消失时血压计上所示的压力值是舒张压(个别声音不消失者,可采用变音值作为舒张压并加以注明)。

(7)测压时双眼平视汞柱表面,根据听诊结果读出血压值。

(8)间隔1~2分钟重复测量,取两次读数的平均值。

(9)血压测量完毕后将袖带解下、排气,平整地放入血压计盒内,将血压计汞柱向右侧倾斜45°,使管中水银完全进入水银槽后,关闭汞柱开关和血压计。

2. 气囊-面罩简易呼吸器的使用

[操作前准备]检查气囊-面罩简易呼吸器各装置是否无破损,单向活瓣工作正常,管道通畅。

[操作步骤与方法]

(1)简易呼吸器连接氧气,氧流量8~10mL/min。

(2)患者取去枕仰卧位,清除口腔分泌物,摘除假牙,头后仰打开气道。

(3)施救者站在患者头顶处或头部一侧,一手托起患者下颌,使患者头后仰以打开气道,将气囊面罩尖端向上罩在患者的口鼻部。

(4)一手以"CE"手法固定面罩(C法:拇指和食指将面罩紧扣于患者口鼻部,固定面罩,保持面罩密闭无漏气;E法:中指、无名指和小指放在患者下颌角处,向前上托起下颌,保持气道通畅);另一手用拇指与其余四指的对应力挤压简易呼吸器气囊,每次挤压时间大于1秒,潮气量为8~12mL/kg,成人频率为12~16次/分,按压和放松气囊的时间比为1:(1.5~2)。

3. 中央型肺癌的CT征象

早期即有异常,表现为肺段以上支气管腔内结节、支气管壁不规则增厚、管腔狭窄,进展期表现为肺门分叶状软组织肿块、支气管腔不规则狭窄、截断,肿块远端阻塞性肺炎、肺不张，肺门或纵隔淋巴结肿大、胸腔积液、肺内及远处转移等。

053号题

【题干】

1. 鼻窦检查。
2. 胸外心脏按压。
3. 游离性胸腔积液的X线特征。

【答题要求】

根据你所抽题目的要求，边操作边口述或现场答辩，时间20分钟。

【答案解析】

1. 鼻窦检查

[检查方法]检查额窦压痛时，一手固定被检查者枕部，另一手拇指置于眼眶上缘内侧，用力向后上方按压，两侧分别进行；或双手固定于被检查者双侧耳后，双手拇指分别置于两侧眼眶上缘内侧，向后上方按压。检查上颌窦压痛时，双手拇指置于被检查者颧部，其余手指分别置于被检查者的两侧耳后，固定其头部，双手拇指向后方按压。检查筛窦压痛时，双手固定于被检查者两侧耳后，双手拇指分别置于鼻根部与眼内眦之间，向后方按压。蝶窦因位置较深，不能在体表进行检查。

[临床意义]鼻窦区压痛多为鼻窦炎。

2. 胸外心脏按压

[按压部位]胸骨中下1/3处（少年儿童及成年男性可直接取两侧乳头连线的中点）。

[按压方法]一手掌根部放置在按压点上紧贴患者的胸部皮肤，手指翘起脱离患者胸部皮肤。将另一手掌跟重叠在接触按压部位手掌根背部，手指紧扣向其掌心部，上半身稍向前倾，双侧肘关节伸直，双肩连线位于患者的正上方，保持前臂与患者胸骨垂直，用上半身的力量垂直向下用力按压，然后放松使胸廓充分弹起。放松时掌根不脱离患者胸部皮肤，按压与放松的时间比为1∶1。

[按压要求]成人按压时使胸骨下陷5～6cm，按压频率为100～120次/分。连续按压30次后给予2次人工呼吸。有多位施救者分工实施心肺复苏术时，每2分钟或5个周期后，可互换角色，保证按压质量。

3. 游离性胸腔积液的X线特征

游离性胸腔积液最先积存在后肋膈角。①少量积液时，于站位胸片正位时，仅见肋膈角变钝。②中等量积液时，胸片可见渗液曲线，液体上缘呈外高内低边缘模糊的弧线样影，此为胸腔积液的典型X线表现。③大量积液时，患侧肺野呈均匀致密阴影，纵隔向健侧移位，肋间隙增宽，膈肌下移。

054 号题

【题干】

1. 脊柱弯曲度检查。

2. 胸膜腔穿刺点的定位。

3. 心电图 P-R 间期 0.36s，P 波正常，无其他异常的临床意义。

【答题要求】

根据你所抽题目的要求，边操作边口述或现场答辩，时间 20 分钟。

【答案解析】

1. 脊柱弯曲度检查

[检查方法]

（1）脊柱前后凸：嘱被检查者取立位，侧面观察脊柱各部形态，了解有无前后凸畸形，正常人直立时，脊柱有四个生理弯曲，从侧面观察，颈段稍前凸，胸段稍后凸，腰椎明显前凸，骶椎明显后凸。

（2）脊柱侧弯度：嘱被检者取立位或坐位，从后面观察脊柱有无侧弯。轻度侧弯时，检查者用食、中指或拇指沿脊椎的棘突以适当的压力由上向下划压，致使被压处皮肤出现一条红色压痕，以此痕为标准，观察脊柱有无侧弯（正常人脊柱无侧弯）。

[临床意义]

（1）脊柱后凸：也称驼背，多发生于胸段脊柱，常见于：①佝偻病，儿童多见。②脊柱结核，青少年多见，胸段脊柱成角畸形是其特征性表现。③强直性脊柱炎，成年人多见，脊柱胸段成弧形（或弓形）后凸，常有脊柱强直性固定。④脊椎退行性变，老年人多见，主要表现为驼背。

（2）脊柱前凸：多发生在腰椎部位。可见于晚期妊娠、大量腹水、腹腔巨大肿瘤、髋关节结核及先天性髋关节脱位等。

（3）脊柱侧凸：脊柱离开后正中线向左或右偏曲称为脊柱侧凸。姿势性侧凸：无脊柱结构的异常，改变体位可使侧凸得以纠正。多见于儿童发育期坐立姿势不良、下肢长短不一、椎间盘突出及脊髓灰质炎后遗症等。器质性侧凸：改变体位不能纠正侧凸。多见于先天性脊柱发育不全、佝偻病、脊椎损伤、胸膜增厚、胸膜粘连等。

2. 胸膜腔穿刺点的定位

（1）穿刺点可行超声定位，或胸腔积液者选择叩诊为实音的最明显部位。

（2）一般常取肩胛线或腋后线第 7～8 肋间、腋中线第 6～7 肋间、腋前线第 5 肋间。

（3）气胸患者选择锁骨中线第 2 肋间或腋中线第 4～5 肋间。

（4）对于包裹性积液和局限性积气，须结合 X 线或 B 超定位穿刺点。

（5）穿刺点可用蘸龙胆紫的棉签在皮肤上进行标记。

3. 心电图 P-R 间期 0.36s，P 波正常，无其他异常的临床意义

根据患者心电图 P-R 间期＞0.36s，P 波正常，判定属于一度房室传导阻滞。其心电图特点：①窦性 P 波之后均伴随 QRS 波群。②P-R 间期延长，常 ≥ 0.21s（老年人＞0.22s）。

055 号题

【题干】

1. 肺下界叩诊。

2. 戴无菌手套。

3 气胸的 X 线表现。

【答题要求】

根据你所抽题目的要求，边操作边口述或现场答辩，时间 20 分钟。

【答案解析】

1. 肺下界叩诊

[操作方法] 通常在两侧锁骨中线、腋中线和肩胛线上叩诊肺下界。嘱病人平静呼吸，从肺野的清音区（一般前胸从第 2 或第 3 肋间隙，后胸从肩胛线第 8 肋间隙）开始叩诊，向下叩至浊音。平静呼吸时，右肺下界在右侧锁骨中线、腋中线、肩胛线分别为第 6、第 8、第 10 肋间。左肺下界除在左锁骨中线上变动较大（因有胃泡鼓音区）外，其余与右侧大致相同。矮胖体型或妊娠时，肺下界可上移一肋；消瘦体型者，肺下界可下移一肋。卧位时肺下界可比直立时升高一肋。

[临床意义] 病理情况下，肺下界下移见于肺气肿；肺下界上移见于肺不张、肺萎缩、胸腔积液、气胸、胸膜增厚粘连，以及腹压增高所致的膈肌上抬，如腹水、鼓胀、肝脾肿大、腹腔肿瘤、膈肌麻痹。胸腔积液和气胸时，肺下界上移而膈肌下移，气体位于两者之间。下叶肺实变、胸腔积液、胸膜增厚时，肺下界不易叩出。

2. 戴无菌手套

[操作前准备]

（1）着装符合手术室及相关操作工作间的管理要求。

（2）戴好帽子、口罩。

（3）按照操作要求已完成外科手消毒。

（4）查看无菌手套类型、号码是否合适及无菌有效期。

[操作步骤与方法]

（1）选取合适的操作空间，确保戴无菌手套过程中不会因为手套放置不当或空间不足而发生污染事件。

（2）撕开无菌手套外包装，取出内包装平放在操作台上。

（3）一手捏住两只手套翻折部分，提出手套，适当调整使两只手套拇指相对并对齐。

（4）右手（或左手）手指并拢插入对应的手套内，然后适当张开手指伸入对应的指套内，再用戴好手套的右手（或左手）的2～5指插入左手（或右手）手套的翻折部内，用相同的方法将左手（或右手）插入手套内，并使各手指到位。

（5）分别将手套翻折部分翻回盖住手术衣袖口。

（6）在手术或操作开始前，应将双手举于胸前，严禁碰触任何物品而发生污染事件。

3. 气胸的 X 线表现

肺组织被气体压缩，于壁层胸膜与脏层胸膜之间形成无肺纹理的气胸区。少量气胸时，气胸区呈线状或带状无肺纹理区；大量气胸时，气胸区可占据肺野中外带；张力性气胸，可将肺完全压缩在肺门区，呈均匀的软组织影，可使纵隔向健侧移位，膈肌向下移位。

056号题

【题干】

1. 心脏触诊。
2. 小腿闭合性骨折的固定。
3. 原发性支气管肺癌的实验室及辅助检查。

【答题要求】

根据你所抽题目的要求，边操作边口述或现场答辩，时间20分钟。

【答案解析】

1. 心脏触诊

［检查方法］先用右手全手掌置于心前区，然后用手掌尺侧（小鱼际）或食指和中指指腹并拢进行局部触诊，必要时也可用单指指腹触诊。

［检查内容］

（1）心尖搏动：心尖搏动一般位于第5肋间隙左锁骨中线内侧0.5～1cm处，搏动范围直径为2～2.5cm。通过触诊可以进一步确定心尖搏动的位置、范围、有无抬举性搏动等。

（2）震颤：心脏震颤（猫喘）是器质性心血管疾病的体征。

［临床意义］

（1）心尖搏动异常：左心室肥厚时，心尖搏动有抬举感。见于高血压性心脏病、肥厚性心肌病等。

（2）心脏震颤临床意义见表6。

表 6　心脏常见震颤的临床意义

时期	部位	临床意义
收缩期	胸骨右缘第 2 肋间	主动脉瓣狭窄
	胸骨左缘第 2 肋间	肺动脉瓣狭窄
	胸骨左缘第 3、4 肋间	室间隔缺损
	心尖部	重度二尖瓣关闭不全
舒张期	心尖部	二尖瓣狭窄
连续性	胸骨左缘第 2 肋间	动脉导管未闭

2. 小腿闭合性骨折的固定

伤肢取伸直固定位，取两块夹板分别放置在伤肢的内外两侧，夹板长及大腿中部至脚踝部，然后用绷带或三角巾分别在膝关节上方、膝关节下方、脚踝上方捆绑固定；亦可用三角巾以相同方法将伤肢与健侧下肢捆绑固定在一起。

3. 原发性支气管肺癌的实验室及辅助检查

（1）影像学检查：是发现肺癌的重要方法之一。包括胸部透视，正、侧位胸部平片，高电压摄片，体层摄片及计算机体层扫描（CT）。①中央型肺癌可见肺门增大及纵隔肿块，或阻塞性肺气肿、肺炎、肺不张等。②周围型肺癌早期为较淡薄、边界不清的小圆形病灶；癌瘤增大呈类圆形或分叶状，密度较高，或呈毛刺放射状阴影。

（2）痰液脱落细胞检查：可直接发现癌细胞，是简单而重要的早期诊断方法之一，其阳性率可达 70%～80%，应取新鲜标本多次送检。

（3）纤维支气管镜检查：能直接窥视生长于大支气管中的癌瘤，对中央型肺癌诊断有帮助，并可取病变组织进行病理检查或取分泌液进行脱落细胞检查。

（4）活组织病理学检查：对肺癌的确诊和组织分型具有决定性意义。

（5）其他：放射性核素肺扫描、开胸探查等。

057 号题

【题干】

1. 肝脏触诊。

2. 口对口人工呼吸。

3. B 型脑钠肽（BNP）450pg/mL 临床意义。

【答题要求】

根据你所抽题目的要求，边操作边口述或现场答辩，时间 20 分钟。

【答案解析】

1. 肝脏触诊

［检查方法］被检查者处于仰卧位，两膝关节屈曲，使腹壁放松，并做较深腹式呼

吸以使肝脏上下移动。检查者立于患者右侧，将右手四指并拢，掌指关节伸直，以食指前端的桡侧或食指与中指指端对着肋缘，自髂前上棘连线水平，分别沿右锁骨中线、前正中线自下而上触诊，随患者呼气时，手指压向腹壁深部，吸气时，手指缓慢抬起，朝肋缘向上迎触下移的肝缘。如此反复进行，手指逐渐向肋缘移动，直到触及肝缘或肋缘为止。需在右锁骨中线上及前正中线上分别触诊肝缘，并在平静呼吸时分别测量其与肋缘或剑突根部的距离，以厘米表示。

［临床意义］正常成人的肝脏一般触不到，但腹壁松弛的瘦者于深吸气时可触及肝下缘，多在肋弓下1cm以内，剑突下如能触及肝左叶，多在3cm以内。2岁以下小儿的肝脏相对较大，易触及。正常肝脏质地柔软，表面光滑，无压痛和叩击痛。触及肝脏后，应详细描述以下几点：大小、质地、表面形态及边缘、压痛。2. 口对口人工呼吸

（1）在患者口部覆盖无菌纱布或一次性屏障消毒面膜（施救者戴着一次性口罩时不需要覆盖无菌纱布，可直接吹气）。

（2）施救者用左手拇指和食指堵住患者鼻孔，右手固定患者下颏，打开患者口腔。

（3）施救者张大口将患者口唇严密包裹住，稍缓慢吹气，吹气时用眼睛的余光观察患者胸廓是否隆起。

（4）每次吹气时间不少于1秒，吹气量500～600mL，以胸廓明显起伏为有效。

（5）吹气完毕，松开患者鼻孔，使患者的胸廓自然回缩将气体排出，随后立即给予第2次吹气。

（6）吹气2次后立即实施下一周期的心脏按压，交替进行。

（7）心脏按压与吹气的比例为30∶2。

3. B型脑钠肽（BNP）450pg/mL 临床意义

［正常值］＜100pg/mL。

［临床意义］BNP水平的升高可反映左室舒张末压的升高，不论是收缩功能不全还是舒张功能减低引起的心力衰竭均有此改变，对于心力衰竭的诊断有很大的意义。同时BNP升高的水平与心力衰竭的NYHA分级存在正相关性，LVEF（左心室射血分数）降低的患者，LVEF越低，BNP水平升高越显著，对于心力衰竭的进展和近期及长期心性预后有很好的预测价值，BNP水平持续升高，心性事件发生率和心性死亡率升高，预后较差，经治疗后BNP降低的患者，预后可能会改善。

058号题

【题干】

1. 调节反射与聚合反射。

2. 卡扣式弹性止血带止血法。

3. 糖尿病的实验室检查有哪些。

【答题要求】

根据你所抽题目的要求，边操作边口述或现场答辩，时间20分钟。

【答案解析】

1. 调节反射与聚合反射

[检查方法]嘱被检查者注视1m以外的目标（通常为检查者的食指尖），然后逐渐将目标移至距被检查者眼球约10cm处，这时观察双眼瞳孔变化情况。由看远逐渐变为看近，即由不调节状态到调节状态时，正常反应是双侧瞳孔逐渐缩小（调节反射）、双眼球向内聚合（聚合反射）。

[临床意义]动眼神经功能损害时，聚合反射和调节反射均消失。

2. 卡扣式弹性止血带止血法

[操作方法]扎止血带之前先抬高患肢以增加静脉回心血量。将三角巾、毛巾或软布等织物包裹在扎止血带部位的皮肤上，将卡扣式弹性止血带卡扣打开，捆扎在止血部位后将卡扣卡上，然后拉紧止血带，以出血明显减少或刚好终止出血的松紧度为宜。精确记录扎止血带的时间并标记在垫布上。

[注意事项]

（1）首先判断伤者的生命征，如发生心脏骤停，应立即实施心肺复苏。

（2）正确选定扎止血带的部位。止血带应扎在伤口的近心端，避开可能伤及神经的部位。①前臂出血：宜扎在上臂上1/3处，不可扎在下1/3处，以防损伤桡神经。②下肢出血：宜扎在大腿的下1/3处，不可扎在上1/3处，以防损伤股神经。

（3）弹性止血带捆扎的松紧度要适宜，止血带的松紧度以出血明显减少或终止，远端动脉搏动刚好消失为适宜，过松达不到止血效果，过紧有造成局部软组织及神经损伤的风险。

（4）扎止血带部位必须加衬垫，以免损伤皮肤。

（5）精确记录并标记扎止血带的日期、时间和部位，标记在垫布上或记录在标签上并挂在伤者醒目的部位。

（6）严格控制捆扎时间，持续扎止血带的时间不宜超过3小时，并应每1小时放松止血带1次，每次放松2～3分钟。松解止血带时，如果伤口出血量大，应用指压法暂时止血。

3. 糖尿病的实验室检查有哪些

（1）尿糖测定：尿糖阳性。

（2）血葡萄糖（血糖）测定：空腹血糖>7.0mmol/L，餐后2小时血糖>11.1mmol/L。

（3）葡萄糖耐量试验（OGTT）：血糖高于正常范围而又未达到诊断糖尿病标准者，应进行（OGTT）。

（4）糖化血红蛋白和糖化血浆白蛋白测定：前者能较稳定地反映采血前2～3个月

内平均血糖控制水平。后者可反映病人近 2～3 周内血糖总的水平，为糖尿病病情监测的指标。

（5）血浆胰岛素和 C 肽测定：主要用于了解胰岛 B 细胞功能，协助判断糖尿病分型和指导治疗。胰岛素正常值为 5～20mU/L。

（6）胰岛自身抗体测定：谷氨酸脱羧酶抗体（GAD-Ab）和胰岛细胞抗体（IcA）的检测阳性，对 1 型糖尿病的诊断有意义。

059 号题

【题干】

1. 对光反射。
2. 外科洗手。
3. 血清钠的参考值和血清钠降低的临床意义。

【答题要求】

根据你所抽题目的要求，边操作边口述或现场答辩，时间 20 分钟。

【答案解析】

1. 对光反射

[检查方法] 用手电筒照射瞳孔，观察其前后的反应变化。正常人受照射光刺激后，双侧瞳孔立即缩小，移开照射光后双侧瞳孔随即复原。对光反射分为：

（1）直接对光反射，即电筒光直接照射一侧瞳孔，该侧瞳孔立即缩小，移开光线后瞳孔迅速复原。

（2）间接对光反射，即用手隔开双眼，电筒光照射一侧瞳孔后，另一侧瞳孔也立即缩小，移开光线后瞳孔迅速复原。

[临床意义] 瞳孔对光反射迟钝或消失，见于昏迷病人。

2. 外科洗手

（1）用流动水冲洗双手、前臂和上臂下 1/3。

（2）取适量抗菌洗手液（约 3mL）涂满双手、前臂、上臂至肘关节以上 10cm 处，按七步洗手法清洗双手、前臂至肘关节以上 10cm 处。七步洗手法：手掌相对→手掌对手背→双手十指交叉→双手互握→揉搓拇指→指尖→手腕、前臂至肘关节以上 10cm 处。两侧在同一水平交替上升，不得回搓。

（3）用流动水冲洗清洗剂，水从指尖到双手、前臂、上臂，使水从肘下流走，沿一个方向冲洗，不可让水倒流，彻底冲洗干净。

（4）再取适量抗菌洗手液（约 3mL）揉搓双手，按照七步洗手法第二次清洗双手及前臂至肘关节以上 10cm。

（5）用流动水冲洗清洗剂，水从指尖到双手、前臂、上臂，使水从肘下流走，沿一个方向冲洗，不可让水倒流，彻底冲洗干净。

（6）抓取无菌小毛巾中心部位，先擦干双手，然后将无菌小毛巾对折呈三角形，底边置于腕部，直角部位向指端，以另手拉住两侧对角，边转动边顺势向上移动至肘关节以上10cm处，擦干经过部位水迹，不得回擦；翻转毛巾，用毛巾的另一面以相同方法擦干另一手臂。操作完毕将擦手巾弃于指定容器内。

（7）保持手指朝上，将双手悬空举在胸前，自然晾干手及手臂。

3. 血清钠的参考值和血清钠降低的临床意义

［参考值］135～145mmol/L。

［临床意义］血清钠降低临床上较常见：①胃肠道失钠：如幽门梗阻、呕吐、腹泻，胃肠道、胆道、胰腺手术后造瘘、引流等。②尿钠排出增多：见于严重肾盂肾炎、肾小管严重损害、肾上腺皮质功能不全、糖尿病及应用利尿剂治疗等。③皮肤失钠：如大量出汗、大面积烧伤及创伤等。④抗利尿激素过多：如肾病综合征、肝硬化腹水及右心衰竭等。

060 号题

【题干】

1. 膝反射。
2. 股骨闭合性骨折简易固定。
3. 尿路感染的临床表现及血尿常规检查。

【答题要求】

根据你所抽题目的要求，边操作边口述或现场答辩，时间20分钟。

【答案解析】

1. 膝反射

［检查方法］被检查者取坐位，小腿完全松弛下垂，或让被检查者取仰卧位，医师在其腘窝处托起下肢，使髋、膝关节屈曲，右手用叩诊锤叩击髌骨下方之股四头肌腱，正常反应为股四头肌收缩，小腿伸展。反射中枢在腰髓2～4节。

［临床意义］

（1）深反射减弱或消失：一般是相应脊髓节段或所属脊神经病变，常见于末梢神经炎、神经根炎、脊髓灰质炎、脑或脊髓休克状态等。

（2）深反射亢进：见于锥体束的病变，如急性脑血管病、急性脊髓炎休克期过后等。

2. 股骨闭合性骨折简易固定

（1）夹板固定法：将伤肢放置伸直固定位，取长夹板置于伤肢外侧面，夹板长及伤侧腋窝至脚踝，另一夹板放置在伤肢内侧，然后用绷带取大腿上部、膝关节上方、脚踝上方三处捆绑固定，搬运时可用绷带或三角巾将双下肢与担架固定在一起，加强固定作用。

（2）健肢固定法：无长夹板时，在膝、踝关节及两腿之间的空隙处加棉垫或折叠的衣服，用绷带或三角巾将双下肢分别在大腿上部、膝关节上方、脚踝上方三处捆绑在一起。

3. 尿路感染的临床表现及血尿常规检查

典型的尿路感染应有尿路刺激征、感染的全身症状及输尿管压痛、肾区叩击痛等体征，结合尿液改变和尿液细菌学检查，即可确诊。上尿路感染的判断依据：有全身（发热、寒战甚至毒血症状）、局部（明显腰痛、输尿管点和/或肋脊点压痛、肾区叩击痛）症状和体征，伴有以下情况可诊断：①膀胱冲洗后尿培养阳性。②尿沉渣镜检见白细胞管型，除外间质性肾炎、狼疮性肾炎等。③尿 N-乙酰-β-D-氨基葡萄糖苷酶（NAG）、$β_2$-MG 升高。④尿渗透压降低。

血液一般检查，急性肾盂肾炎时，血白细胞及中性粒细胞可升高。

尿液检查外观多混浊，尿沉渣镜检白细胞＞5 个/高倍视野，诊断意义较大；部分患者可有红细胞，少数出现肉眼血尿。尿蛋白含量多为（±～＋）。如出现白细胞管型多提示肾盂肾炎。